运动妙治老年病

主　编　杨惠敏　何坚荣

副主编　李　莉　杨　蒙

编　委　边美英　林　苹

　　　　王玲燕　王强生

中医古籍出版社

图书在版编目（CIP）数据

运动妙治老年病／杨惠敏，何坚荣主编 . —北京：中医古籍出版社，2016.3
ISBN 978 - 7 - 5152 - 1156 - 5

Ⅰ.①运…　Ⅱ.①杨…②何…　Ⅲ.①老年病 - 运动疗法　Ⅳ.①R592.05

中国版本图书馆 CIP 数据核字（2016）第 030160 号

运动妙治老年病
杨惠敏　何坚荣　主　编
李　莉　杨　蒙　副主编

责任编辑　梅剑
封面设计　韩博玥
出版发行　中医古籍出版社
社　　址　北京东直门内南小街 16 号（100700）
印　　刷　三河市华东印刷有限公司
开　　本　710mm×1000mm　1/16
印　　张　27.375
字　　数　380 千字
版　　次　2016 年 3 月第 1 版　2016 年 3 月第 1 次印刷
印　　数　0001～2500 册
书　　号　ISBN 978 - 7 - 5152 - 1156 - 5
定　　价　48.00 元

前　言

目前，我国已经开始迈向老龄社会，老年人成为一个重要的社会群体和社会现象。据有关部门统计，2013年我国60岁以上人口已经超2亿，预计到2033年将超过4亿，届时将有四分之一以上人口是老人。不难看出，老年人的问题是未来社会的重要问题。其中，老年人的健康问题特别是老年病的防治问题更是备受关注。

从某种意义上说，老年病也多为慢性病，慢性病就等于老年病。据国家卫计委通报，当前影响我国人民群众身体健康的慢性病主要有心脑血管疾病、恶性肿瘤、糖尿病、慢性呼吸系统疾病、慢性肾疾病和眼睛视力丢失（白内障或眼底病）等。无可争议，越来越多的慢性非传染性疾病正在威胁着国人的健康。目前确诊的慢性病患者已超过2.6亿人，因慢性病死亡占我国居民总死亡的构成已上升至85%。如果不加以控制，这个数字会在不到20年当中攀升到3.8亿，预计未来30年将是中国慢性病的"井喷期"。当前我国已进入慢性病的高负担期，具有"患病人数多、医疗成本高、患病时间长、服务需求大"的特点，慢性病在疾病负担中所占比重达到了70%。慢性病已成为影响我国居民健康水平提高、阻碍社会经济发展的重大公共卫生问题和社会问题。

所谓老年病，就是人们进入老年期后，"不请自来"且最易上身的疾病。老年病的特点就是与衰老或不良生活方式密切相关，它所攻击的对象多为中老年人，可谓是中老年人健康的"第一杀手"。老年病治疗起来十分棘手，迁延难愈，有些老年病若发现或治疗不及时，还会引起一系列并发症，使中老年人的健康出现"多米诺骨牌效应"，给中老年人的健康以毁灭性的打击。目前，许多老年病还很难治愈，那么，我们如何来迎战老年病呢？《运动妙治老年病》一书给出了很好的答案。

该书共分九大部分，分别对人体生理系统中常见的、多发的老年病做了较为详细的阐述，不但分析了老年病发生、发展的病因和机理，而且介绍推荐了400多个运动疗法，并就如何预防老年病提出了具体方法和措施。书中所推荐的运动处方，有的是作者屡试屡验的经验，有的是广为流传的民间功法，还有的是著名运动医学专家的"独门绝技"，个个经典独特、新颖实用，且具有"一看就懂，一懂就用，一用就灵"的特点，非常适合社会广大民众。《运动妙治老年病》的出版，较好地解决了老年病"不住院不能治，住了院没钱治"的社会问题。它是一本集运动奇方、妙方、效方为一体的临床治验大全，可以说是中老年人的"良师益友"。

《运动妙治老年病》是一本帮助老年病患者"当自己的医生"的教科书，老年病患者可根据自己的病情"各取所需"，在家里轻轻松松地进行自我诊断、自我治疗，当一把给自己治病的医生，即使足不出户也能把病治好，从而避免了求医的奔波之苦，的的确确是一件花小钱治大病、不花钱也治病的大好事。该书面向社会，贴近民众，贴近生活，文字简明扼要，内容通俗易懂，具有很强的科学性、实用性和可操作性。我们相信，随着该书的发行，《运动妙治老年病》定会受到社会的认可和欢迎，也必将成为战胜老年病的利器。

目 录

心血管系统老年病

第一节　了解心血管系统的生理功能

心血管系统由心脏和血管组成

心血管系统的主要功能是推动和运送血液环流全身，保证血液功能的实现。血液在心脏的舒缩活动作用下，沿着心血管系统在全身周而复始地运行称为血液循环。心脏终生活动而不停息，是血液循环的动力器官。心分左、右心房和左、右心室四个腔室，左、右心房之间有房间隔，左、右心室之间有室间隔。同侧的房室之间，有房室口相通，它通过节律性的舒缩活动和瓣膜的导向作用推动血液定向流动。所以，心脏的主要功能是泵血。血管是血液流动的通道，包括动脉、静脉和毛细血管。动脉将血液由心输送到全身，动脉自心室发出，在到达全身毛细血管的行经中不断分支，其管径也随之变细，最终移行为毛细血管。静脉是将毛细血管内的血液，输送回心的血管。它在输送血液回心的过程中，小静脉渐次汇合，管径逐渐变粗，最后合成大静脉连于心房。血液由心射出，依次流经动脉、毛细血管和静脉，最后又返回心。血液沿着血管及其分支流向全身，完成运输物质、调节器官功能、分配血量等功能。

血液循环是人体的重要生理功能之一

血液循环的主要任务是运输各种物质和代谢产物，使人体新陈代谢能正常进行。有消化道吸收的营养物质和由肺吸进的氧，通过血液循环运送到各组织，同时组织内的代谢产物如二氧化碳、尿素和一部分水，分别运送到肾、肺和皮肤等器官排出体外。内分泌细胞分泌的激素和其他细胞分泌的活性物质，也通过血液循环运输到靶器官或靶细胞，参与人体调节功能。此外，人体内环境的稳定、血液的防御功能和其他功能的实现，也都依赖循环系统的活动。所以，一旦循环功能发生障碍，人体的新陈代谢就不能正常进行，体内重要器官将受到严重损害，甚至会危及生命。

血管是输送血液的管道

血管是保证全身各器官获得所需血流量的结构基础，由于各类血管结构不同，因此，在功能上也存在很大差别。结构上的主要区别在中膜，功能上则因血管所在部位的不同，而有不同的功能特点。动脉血管中的主动脉和大动脉，中膜弹力纤维多而平滑肌减少，富有弹性，能够成倍地扩张，可缓冲血管腔内的压力，使收缩期的压力不会突然升高，在心舒期，由于动脉弹性回缩可将管内贮存的血流推动前进，故称为弹性贮器血管。小动脉和微动脉口径变小，中膜弹力纤维减少，平滑肌增多，是造成血流阻力的主要部分，称为阻力血管。血管平滑肌一般受交感神经支配，当交感神经兴奋时使其收缩，血管口径缩小；反之，交感神经抑制时则口径变大，这对调节动脉血压和各器官血流量起着重要作用。毛细血管管径小、壁薄，通透性好，数量多，分布广，深入到细胞之间，彼此连接成网，有利于物质交换，故称交换血管。静脉血管的口径大、管壁薄，具扩张性，易受管外压力作用而塌陷，因其管腔容量大，故称容量血管。它安静时可以贮存 60% ~ 70% 的循环血量。

人体在正常情况下，血液循环功能保持相对稳定，但在不同生理状态下，为了适应机体需要，血液循环功能又可在一定范围内变动，以保证不同代谢情况下器官组织血流量的供应。这些都是通过神经和体液调节心脏和血管活动的结果，其调节方式主要是通过改变心收缩力和心率以调整心输出量，通过影响血管紧张性和血管口径以改变外周阻力，其结果是稳定血压和调节器官之间的血流量，即血液分配。

动脉系统关乎人的寿命

动脉血管始于心室，由大到小，逐级分支，如树枝状遍布全身，将血液输送到毛细血管。动脉血压较高，血流较快，因而管壁较厚，富有弹性，而且又可分为弹性动脉、肌性动脉和小动脉。动脉的弹性把心脏的排血动力转化为动脉压力，成为血液流向远端的力量。心脏收缩时，血液流入大动脉，大动脉就发生弹性膨胀，既容纳了血液，又缓冲了压力，并把心脏的部分动能转化成动脉的势能，这时测得的动脉压，即为收缩压；当心室舒张时，被动扩张的动脉血管发生弹性回缩，将多容纳的血液继续向外周推进，此时在肢体测得的血压即是舒张压，动脉的这种弹性功能就使得间断的心脏排血保持连续性血流。当你突然由平卧位站立起来的时候，全身的血液就要流向身体的最低部位，头部就会缺血，可是这种情况很少发生，那就是因为动脉的肌性动脉立即收缩，对抗了地心引力，阻止了血流下注，保住了身体上部的血压和头脑的血液供应。如果动脉这种功能发生障碍，人站立起来时就会突然头晕眼黑，出现脑缺血的症状，就叫"直立性虚脱"。小动脉是指直径小于0.1毫米的动脉支，管壁的弹性减少，而环形平滑肌显著增多。当小动脉平滑肌普遍收缩时，血压就会升高，就是说动脉压的高低，主要取决于小动脉平滑肌张力的程度，小动脉痉挛或硬化则产生高血压。

第二节　认识心血管系统老年病

所谓老年病，就是衰老引发的疾病。衰老对心血管系统的影响是显而易见的，每个人都不会幸免。临床常见的舒张性心力衰竭、冠心病、脑卒中等，都是心血管老化在我们身上留下的痕迹。随着年龄的增长，没有哪个人能摆脱心血管的老化，心血管的衰老必然会加速老年病的发生。

对心血管系统危害最大、发病率最高的老年病就是心脑血管疾病

心脑血管病多是临床上的常见病，在内科疾病中占较大比重，且大多较严重，常显著地影响病人的劳动力，并引起较高的死亡率。

根据国家心血管病中心发布的《中国心血管病报告2013》显示，我国心血管病（包括冠心病、脑卒中、心衰、高血压等）患者人数高达2.9亿，每5个成年中就有1人患心脑血管病。心脑血管病近年稳居我国疾病死亡第一位，每年因此死亡350万人，估计每天因心血管病死亡9590人，相当于每10秒就有1个人死于心血管病。

目前，我国心血管系统老年病防治形势严峻，已成为中老年人的健康"第一杀手"。有专家预测，从目前到2030年，仅考虑人口老龄化和人口增加的因素，我国35～84岁人群中，心血管病事件数增加将大于50%；如果考虑血压、总胆固醇、糖尿病等因素，心血管病事件数将额外增加23%，心血管病事件数增加约2130万，死亡人数增加约770万。资料显示，我国中老年人的心血管病死亡率高于日本和欧美发达国家，卒中死亡率是日本、美国和法国的4～6倍；糖尿病死亡率也高于日本和英国。如果不改善应对措施，心血管疾病、脑卒中和糖尿病将会给中国造成5500亿美元的经济损失。

在有些西方国家，人们把心血管病称为"男性疾病"，80%的心血管病都发生在男人身上。而45岁到60岁之间的中年男性是心肌梗死的高危人群。临床统计表明，男性患心肌梗死入院治疗的人数是女性的7～10倍。在临床上，65岁以下的冠心病患者以男性居多，到80岁以后，男女比例才越来越接近。这是因为，男性在社会竞争中承受的压力更大，不少男性在饮食上偏爱动物脂肪类食物，并有吸烟、喝酒的不良习惯。临床上，高血压也是男性患者居多，四五十岁大腹便便的人随处可见，这一切都会使心功能受到损害。

心功能随着年龄增长而逐年下降

对循环系统的损害首先表现在心脏功能下降上。人们20岁以后，心脏在剧烈活动时的调节能力越来越低，30岁时可减至140次/分，

以后每增加 10 岁，心跳每分钟跳动最快次数减少 10 次/分。心脏潜力在成年时最强，之后每过 1 年减少 1 个百分点，70 岁时为 40 岁时的 50%。心脏的泵血功能每年下降 0.7%，60 岁以上老年人血流量较青年人减少 40%～50%。随着供血的不足，心脏左心室就会出现代偿性的增厚，人在 80 岁时左心室比 30 岁时增厚约 30%，从而造成心脏的泵血量不足，影响全身血液供应。

年龄越大血管弹力纤维越少

衰老在循环系统突出地表现为人体血管弹力纤维减少。衰老的血管因弹力纤维逐渐收缩、断裂、消失而导致弹力减退。这样，动脉会失去缓冲功能，显著而进行性地影响了动脉血氧供应功能，最终对心脏、微循环，尤其是脑和肾的微循环造成损伤。

动脉血管内膜的病变才是引发心脑血管病的元凶

"血液中的脂肪过多，当然会阻塞血管。"许多人都会这么说。其实事情也并非这样简单，动脉血管内膜的病变才是动脉粥样硬化的始作俑者。动脉血管壁分三层，犹如一件棉袄，分面子、棉花、里子一样，这"内膜"便是这棉袄的里子。一旦血管内膜受到损伤，一些脂类的成分便可在血液的压力下被冲入内皮细胞之下。这些脂类物质一旦进入人体组织者，对人体而言，还是一种异物。于是体内的吞噬细胞出动，将其吞了进去，本意是消除异物，但大量脂类物质涌入，吞噬细胞食而不化，一个个腰圆体胖，成了一肚子脂肪的"泡沫细胞"。血管内膜的里层有一层纤维板阻挡了这些含有大量脂质的细胞进一步内移，这些细胞只好堆积在血管内膜中，形成了动脉血管壁上的"粥样斑块"，这种斑块甚至突入血管之中，阻碍血液循环。所谓"粥样"，是形容动脉中积存的脂类物质，白色且软，犹如粥一般。"粥样斑块"妨碍血液顺畅地流动，而且它并不牢固，犹如一个皮薄馅多的包子，在血流的冲击下，一旦破裂，这些脂类物质便顺流而下，突然阻塞下游的某些较细的血管，使冠心病、脑卒中突然发作。

总之，衰老对心血管系统的损害是多方面的，但对大脑、心脏的损害尤为严重。随着人体动脉硬化的进展，也必然波及心脏冠状动脉。冠状动脉因粥样硬化而口径变小，心肌血液供应减少，会出现心悸、胸闷、胸痛。动脉硬化也会使心肌ATP酶活性下降，导致心肌营养不良，致使心肌萎缩。脑动脉硬化常会出现头痛、头晕、视力降低、记忆力下降、失眠多梦等症状。下肢动脉硬化可出现下肢发凉、发麻、疼痛、跛行等临床症状。

要防治心血管病，应该把该病的元凶"坏胆固醇"管起来，才能打赢这场心血管保卫战。国内外一致认为，"坏胆固醇"偏高是导致动脉硬化的最主要原因，因此应该努力把"坏胆固醇"管起来，从源头上遏制该疾病。

第三节 运动防治心血管系统老年病的作用

有研究证明，老年人参加适当的运动锻炼可以促进新陈代谢，改善血液循环，使身体的各器官充满活力。特别是锻炼能改善心血管机能，延缓动脉血管硬化，推迟人体的衰老进程。

运动能增加心脏的重量

有科学家研究发现，野兔比家兔长寿，野狗也比家狗长寿。这个"长寿秘诀"就在于野兔、野狗经常运动，心脏发育得较重。家兔的心脏重量为2.4克/千克体重，而野兔的心脏是7.7克/千克体重。计算发现，野、家兔的心脏重量比是3.2倍，野、家兔的寿命比是3～3.8倍；野、家狗的心脏重量比是2.2倍，野、家狗的寿命比是2.1倍。这个研究告诉我们，运动与心脏的重量成正比，心脏的重量与寿命成正比。人的心肌重量增加，必然会增强心肌的收缩力，增强心血液输出量，有利于全身血液循环。

运动可减慢心肌流失速度

人衰老的一个重要特征是肌肉流失，当然也包括心肌。研究发现，心肌每过 10 年就会出现一次明显萎缩，心肌萎缩后心脏搏动逐渐无力；而如果坚持运动，就可使心肌纤维变得粗大，心脏变得强壮，心肌流失速度会减慢，跳动有力。每次挤压出更多血液供应全身，同时也改善心脏本身的血液供应，增加了心肌的营养。

运动使得心脏更强壮

人的供氧能力从 30 岁开始走下坡路，心脏的供血量与供氧量随着年龄的增长而下降。运动锻炼可以将这种衰退减少到最低限度，保证心脏和整个循环系统的功能处于良好的状态。体育锻炼可以扩张冠状血管，促进侧枝循环的形成，改善心肌供血，增强心脏泵血功能。有规律的运动锻炼，可以增加心脏功能，保持冠状动脉血流畅通，更好地供给心肌所需的营养，减少罹患心脏病的风险。

运动能使血管青春永驻

生命在于运动，循环系统也然。美国心脏学会对年轻人（平均年龄 27 岁）与老运动员（平均年龄 65 岁）进行比较研究。结果表明，长期有规律的体力活动或运动，能保持人的血管内皮，避免因年龄增长而导致的血管老化，并能使老年人的血管功能像年轻人一样好。老年运动员血中自由基的水平与年轻人一样低，而不爱运动的老年人则自由基水平较高。运动能使青春永驻的奥秘，在于运动能提高体内的高密度脂蛋白胆固醇水平，即俗称的"好胆固醇"。"好胆固醇"好就好在颗粒小、密度高，可自由进出动脉血管壁，能清除沉积在血管壁、引起动脉硬化的低密度脂蛋白胆固醇，使动脉壁免受侵蚀，故又享有"血管的清道夫"之美称。研究资料显示，每天运动半小时，都能起到减肥消脂的作用，提高血管年轻化的程度，防止变老。

有研究发现，人在不运动的时候血管只开放几十条，而在运动的时候，血管能开放上千条。血管开放的好处是使人体血流通畅，高速运转的红细胞可以冲击血管壁，起到冲刷、清洁血管壁、降血压的作用。同时，人在运动时，肌肉、骨骼可以得到足够的力的刺激，从而避免"现代文明病"的侵扰。

运动可使血液变稀

运动为何能使血液变稀？这是因为在运动过程中改变了心肺和血管功能的结果，使血管官腔变宽、增容，血液容量增加，从而出现血液稀释现象。但这现象的发生，只有长期坚持运动的人才能产生这种生理过程，才会有这种效果。这种血液变稀，实际上是降低血液黏稠度和减少血液阻力，起到改善微循环的作用。此外，长期坚持适量运动的人，还有轻度激活体内纤溶系统和降低血浆纤维蛋白原的作用。因此，运动使血液变稀，对防止中老年人心脑血管性疾病的发生起到一定的作用。此外，运动还有辅助降低血压的作用。这是因为在运动时心跳必然会加快，心脏搏出量也大大增加，高速运转的血液可以冲击血管，能起到冲刷、清洁血管壁的作用，同时也是对全身血管的"按摩"，使血管壁变软，有较好的降血压作用。

运动可促进心脑血管侧枝循环的形成，减少患病风险

体育锻炼可以扩张全身动脉血管，特别是脑动脉系统和冠状血管。血管开放的好处是使人体血流通畅，促进心脑血管侧枝循环的形成，改善心脑肌供血，增加心脏泵血功能。有规律的运动锻炼，可以增加心脏功能，保持冠状动脉血流通畅，更好地供给心脑及全身所需的营养，减少罹患心脑疾病的风险。

第四节　心血管系统老年病运动疗法

第一部分　动脉硬化

动脉粥样硬化是一种慢性退行性病变，在中老年中较为常见。目前的研究表明，脂代谢异常、高血压、糖尿病、吸烟、大量饮酒、遗传因素、年龄、肥胖症和不良饮食习惯、缺乏运动，以及高同型半胱

氨酸等 10 种危险因素均可促进动脉粥样硬化的形成。因此，当年龄大于 45 岁，并有一个或多个危险因素的，就属于脑动脉粥样硬化的高危人群。

"动脉硬化"一词早已家喻户晓，严重危害中老年人生命健康的冠心病、脑卒中（脑中风）皆与之有关。动脉硬化是一种随年龄增长而出现的血管疾病，可导致动脉壁增厚、变硬、失去弹性、管腔狭窄。动脉硬化通常在青少年时期发生，中老年时期加重或发病，男性患者较女性患者多。

动脉硬化会导致一系列疾病

动脉硬化是动脉的一种非炎症性、退行性和增生性的病变，导致管壁增厚变硬，失去弹性和管腔缩小。动脉硬化有多种类型，其中最常见的为动脉粥样硬化。动脉粥样硬化的特点是，受累动脉的内膜先后有多种病变合并存在，包括局部有脂质、复合糖类的积聚，出血和血栓的形成，纤维组织增生和钙质沉着，并有动脉中膜的逐渐退化和钙化。在动脉内膜积聚的脂质外观呈黄色粥样，因此称为动脉粥样硬化。

动脉粥样硬化是一种与脂肪代谢障碍有密切关系的疾病，常发生在大型动脉，如主动脉、冠状动脉、脑动脉等重要部位的血管，主要表现为血管内膜产生斑块，斑块发生炎症导致斑块破裂、脱落，血管内膜纤维增生，血管壁变脆、变硬，管腔变窄等等。如果脑动脉硬化，发生破裂、出血，那就叫"出血性脑中风"；如果脑动脉的官腔被堵塞，就叫"缺血性脑中风"；如果心脏的冠状动脉硬化了、变窄了，就会引起"冠心病"，造成心肌供血不足，发生"心绞痛"甚至"心肌梗死"。这些可都是致残要命的病，说动脉决定人的寿命，一点也不过分。

所以说，要想长寿就必须加倍呵护我们的动脉系统。

多留意动脉硬化的预警信号

动脉硬化症初期多呈现一种神经衰弱现象，如果你出现了一下征兆，那么最好及时筛查脑动脉粥样硬化，可借助一般的体征检查以及颈动脉超声手段。

（1）头脑不舒服。经常觉得头发沉、发闷（头部有金箍和压迫感）、头晕、头疼，常伴有耳鸣、视物不清。

（2）睡眠不好。最为常见的有入睡困难，易惊醒，醒后不易再睡，多梦且梦境清晰。有时则多眠、嗜睡、精神疲乏，或与失眠交替出现，毫无规律。

（3）近记忆减退。对人名、数字和最近发生的事情容易忘记。平时注意力涣散，动作变得迟钝，反应不灵敏，故与他人交往减少，喜独处，性情较孤僻，难亲近。

（4）综合判断能力下降。对新事物的领悟能力减退，工作效率降低，自感不能胜任工作。随着病情的加重会逐步出现表情淡漠、对周围事物缺少兴趣、对人缺乏热情。

（5）情感异常。常常因为生活中的小事激动、发脾气、忧伤，情绪波动大，性格反常，表现为热情变淡漠，慷慨变吝啬。还有些病人可出现焦虑、抑郁或恐惧等情感障碍。

（6）短暂的肢体麻木。一侧肢体或肢体的一部分麻木、无力、感觉异常。

（7）步态不稳。患者可出现走路急转身不稳，表现为步态缓慢或行走不稳，容易摔跤。

运动处方1　舌头操

舌神经是从大脑出发的，与舌头相连，所以经常活动舌头对身体大有裨益。中医认为，舌为心之苗，心开窍于舌，所以舌和心有着密切的关系。舌体的各个部位都与脏腑各部位相对应，又因为心藏神，脑也属心藏神的范围，所以心脑都跟舌密切相关。练舌可以加强内脏各部位的功能，治疗高血压、脑梗死、哮喘、老花眼、耳鸣、眩晕、头痛、肩周炎，并可预防老年痴呆。

（1）鼓漱华池　口唇轻闭，舌在口内前后蠕动，有津液生后要鼓漱有声，共33次。津液满后分3次咽下，用意念引入丹田。此法玉液灌溉五脏，润泽肢体，步履轻捷，久之身轻体健。

（2）赤龙搅海　舌在口内舔摩内侧齿龈，自左向右，由上至下共9圈，然后再用舌舔摩外侧齿龈9圈，顺序同上。此法久之可固齿，健脾胃，轻身祛病。

（3）舌舔上腭　静坐闭目，舌尖轻舔上腭，调和气息后，舌端金津玉液频生。津液满口后分三次咽下，咽时要汩汩有声，以意念送至丹田。久行此法，五脏邪火不升，气血流畅，百脉调匀，有益寿之功效。

（4）张口结舌　张大口，伸长舌，口中有津液生后仰头咽下，心口默数81个数后收功。久行此法，对面神经麻木也有疗效。

（5）赤龙吐信　口张大，舌尖向前尽量伸出，舌根有拉伸感。在舌不能再伸长时，把舌缩回口中。如此一伸一缩，面部和舌随之一紧一张，共做9次。此法利五脏，可回春驻颜。

（6）快速运舌　快数到100，可以增加舌头的灵活性。

练舌保健法每日早中晚各做一次，不仅可以减少口腔疾病的发生，还能加强舌辨别味道的功能，延缓味觉的衰老，同时起到锻炼面部肌肉的功效，使人容光焕发，青春永驻。

运动处方2　手保健操

手保健操适合各类人群日常保健，尤其适合心脑血管病患者进行保健强身。

（1）双手手掌相对合起，开始快速搓动。每次搓动，可让手指指尖从另一只手的手掌下端，一直搓到中指第二关节处，然后回头。每一个来回计一次，共搓36次。

（2）双手五指尽量分开，指尖逐个相对，指尖相合手掌分开，然后用力开始撑顶。共做36次。

（3）左手推平手掌，右手握拳，将左手中指对准右拳头上的后溪穴，中指与穴位之间保持5～10厘米的距离。然后改换为左手握拳，右手推掌。关键在于交换速度要快，交换做36次。

（4）用左手大拇指和食指捏右手合谷穴（虎口附近），用力按捏，而后换手，共做36次。

（5）将五指尽量分开伸直，然后慢慢将大拇指弯下，尽量伸向小拇指。过程中要注意，其余四指不能弯曲，一共做36次。

五节手保健操全部做完后，甩甩双手，活动一下手腕，让手部放松即可。

运动处方3　叩首法

叩首法为道家养生法，具有显著的强身健体、通经活络和养生保健作用。

顾名思义，叩首就是磕头，"学道本无门，叩首先有益。"先是头叩手背，也就是说，怕我们的额头直接磕在地板上会疼痛受伤，就用手垫着。这样额头撞在手背上，既不会因接触面太软而无效，也不会觉太硬而受伤。

之后，按拜佛叩头的样子，以额头部分（鼻根至前发际线）撞击手背，幅度和力度因人而异，本着由轻而重的原则。抬头再叩时要有一个头后仰的动作，每15次为一小节。接着从鼻根到下巴轻轻"撞揉"手背，每反复10次为一小节，"撞揉"时面部始终与手背相贴进行（"撞揉"时频率要快，如震颤一般），两节为一组。

如此可使任督二脉在头部顺接，为打通小周天功法的一种。

运动处方4　强健血管法

中老年人防治脑动脉硬化，不妨每天做些小动作来强健血管。

（1）张闭嘴　闲暇时经常做"张闭嘴"运动，即最大限度地将嘴巴张开，同时伴之深吸一口气，闭口时，将气呼出。如此一张一闭，连续做30次。可通过面部的神经反射刺激大脑，改善脑部的血液循环，增强脑血管弹性，有利于预防中风及老年痴呆症的发生。

（2）摇头晃脑　平坐，放松颈部肌肉，不停地上下点头3分钟，然后再左右旋转脖颈3分钟，每天3次，可增强头部血管的抗压力，以及颈部肌肉、韧带、血管和颈椎关节的耐力，不仅有利于预防中风，还有利于预防高血压、颈椎病。

（3）伸懒腰　两手交叉于腹前，自胸至头顶上伸似举重样，将腰带起，如此数次。伸个懒腰会引起全身大部分肌肉的较强收缩，在持续的伸懒腰动作中，淤积的血液又被赶回了心脏，可以大大增加循环血量，有利于预防心脑血管病。

（4）按摩颈部　双手摩擦发热后，按摩颈部两侧，以皮肤发热发红为宜，然后双手十指交叉置于后脑，左右来回擦至发热。而后，可以配合一些转头活动，头前俯时脖子尽量前伸，左右转时幅度不宜过大，做 30 个循环即可。或取站立姿势，两手紧贴大腿两侧，下肢不动，头转向左侧时，上身旋向右侧，头转向右侧时，上身转向左侧，共做 10 次，然后身体不动，头用力左旋并尽量后仰，上看左上方 5 秒钟，复员后，再换方向做。

（5）耸肩　将双肩上提，缓慢放松，如此一提一松，反复进行，早晚各做 5 分钟左右。耸肩运动为颈动脉血液流入大脑提供了驱动力，可减少脑血管供血不足和梗塞危险。

（6）捏腋窝　每天早晚各捏腋窝 5 分钟左右。具体方法：左右交叉于胸前，左手按捏右腋窝，右手按捏左腋窝，运用腕力带动中、食、无名指有节奏地轻轻按捏腋窝肌肉。按捏能使血液在心脏、静脉及毛细血管周而复始地回流通畅，并调节脑血流量，稳定血压。

（7）活动踝关节　活动踝关节不仅可以疏通相关经络，还可以刺激关节周围的腧穴，起到平衡阴阳、调和气血的作用。活动手脚也能舒筋活血，降低中风危险。

运动处方 5　健脑开智功

此功法可防治脑血管硬化，增强记忆力，开发大脑智力。

动作要领　端坐于椅子上，两脚分开与肩同宽，大腿与小腿呈 90 度角，躯干伸直，全身放松，下颌向内微收。两眼轻闭，两手合谷相对，手心向内置于小腹部。或者自然站立，双脚分开与肩同宽，双臂自然下垂，掌心朝内侧，中指指尖紧贴风市穴，拔顶，舌抵上腭，提肛，净除心中杂念。两眼轻闭，两手合谷相对，手心向内置于小腹部。吸气时意想头顶百会穴，呼气时意想脑后风池穴，一呼一吸为一息，共做108息。两手上抬，至头顶两侧。手掌向后向上沿两侧头顶划圆弧108次，再反向划圆弧108次，划完后两手放松垂下落至大腿两侧即收功。

运动处方6　坐旋运动

坐旋运动就是坐着慢慢旋转上体，是一种古老的健身方法，简单易做，且健身效果好。

预备动作　在床上采用自然盘坐，两手掌心朝下，轻抚在两膝上。身体要平正，左右对称，下颌内收，头微上顶，肛门、会阴稍提。眼轻闭，全身自然放松，调匀呼吸，自然静坐。

俯仰式　深吸气，呼气时上身慢慢前俯，这时收腹，放松后背，颈椎尽量向前牵引，然后由呼气变吸气，同时上体慢慢起来，恢复原姿势，动作不停，以臀部为支点向后略仰，仍慢吸气，胸腹放松，后背收缩。这样前俯后仰，配合呼吸，共做9次。

倾斜式　身体坐正，慢吸气，呼气时上体向左侧倾斜，挤压左腰肾，使右腰肾舒展，然后起身恢复原姿势。深吸气，然后慢慢呼气时上体向右倾斜，方法同左。如此左右反复，各做9次。

左右旋转式　头与上体向左侧慢慢扭转至极点，然后向左前下方倾斜不停，以头带腰身，慢慢向正前方旋转。至正前方时，颈椎放松，向前牵引，头向前顶探，后背脊椎有意放松，然后向正前方向右侧旋转，即由头带动上体做顺时针的圆周旋转运动；至正后方时，上体略向后仰，这时开始吸气，放松舒展胸腹部，重复开头的动作9次，然后换另一侧，也做9次。上体每旋转1周，呼和吸各1次，向左侧倾斜为呼的开始，不能做得太快。

运动处方7　抖空竹

抖空竹是我国民间传统的杂艺游戏活动，历史悠久。如今，这一古老的杂艺项目已经更多地从表演舞台走进了普通百姓中间，成为了一项大众喜欢的体育健身活动。抖起空竹，有动有静，刚柔并用，快如电闪雷鸣，慢如蜗牛行走，动作舒展流畅，花样繁杂多变。空竹发出的声响，时高时低，余音绕身，情趣盎然。

抖空竹技巧性、趣味性强，运动量可大可小，只要有一块场地就可抖起来，"太极盘丝""背溜""推磨""猴爬杆"等等，近百个花样。抖空竹，看上去似乎是很简单的上肢运动，其实是全身运动，靠四肢的巧妙配合完成。当双手握杆抖动空竹做各种花样技巧时，上肢的肩关节、肘关节、腕关节，下肢的胯关节、膝关节、踝关节及颈椎、腰椎，都在不同程度地运动着。

抖空竹对健身有诸多益处，中老年人用此法进行锻炼，可以加强血液循环，从而促进人体各器官的组织供血，物质代谢也得到改善，使高血压、动脉硬化等得到缓解。

运动处方8　咬牙切齿

咬牙切齿可以使头部、颈部的血管和肌肉、头皮及面部有序地处于一收一舒的动态之中，能加速脑血管血液循环，使已趋于硬化的脑血管逐渐恢复弹性。大脑组织血氧供应均充足，既能消除因血液障碍造成的眩晕，又有助于防治脑中风。

动作要领　把上下牙齿紧紧合拢，用力一紧一松地咬牙切齿，咬紧时加倍用力，放松时也互不离开。

运动处方9　"踏步"摇头

动作要领　放松仰卧于地板，两手抱于颈，好像要做仰卧起坐。此时意念想着：我站在一片空地上，抱着头，悠然自得地做着原地踏步。头略微抬起，脚跟贴着地板，两脚一收一伸踩着虚空，想象着做原地踏步的动作。动作不要大，同时头随着脚的伸缩而向左右摆动，收左脚时头向右摆，收右脚时头向左摆。动作和缓从容，用意不用力。

这个动作主要是锻炼整个脊柱，也就是督脉。督脉是阳经之海，总摄各条阳经，能够升发人体阳气。所以这个功法只要练上几下，就会让人浑身发热、气血旺盛，尤其对于肾脏有很好的强壮作用，且活血通络作用很强，可治疗虚寒症及腰腿痛病，对于脑动脉硬化所致的脑供血不足的人效果明显，对于类风湿性关节炎也有很好的治疗作用。

运动处方 10　爬行锻炼

爬行锻炼对增强中老年人体质，防治腰肌劳损、颈腰椎病、心脑血管病、痔疮、下肢静脉曲张等疾病有一定功效。人爬行时全身重量分散到四肢，大大减轻了直立状态下脊柱，特别是腰椎的承重，同时使平时锻炼机会较少的腰腹肌力量得到加强，这对腰肌劳损、腰椎病等有一定的防治作用，也有塑身的功效。爬行时，腹部器官由肠系膜悬挂在脊柱上，并有腹肌收缩从下方托住，减少了内脏的压力，对胃、肾下垂患者非常有益，胃肠功能也得到增强。爬行对心脏、头、颈位置与躯干几乎水平，有利于全身血液循环，增强心脑血管及颈部血液供应，对防治心脑血管病、颈部疾患有一定功效。爬行对血液回流障碍导致的痔疮、下肢静脉曲张等也有改善作用。爬行需四肢协同运动，对锻炼颈、肩、背、双臂等部位肌肉有益。此外，爬行可为面部骨骼、皮肤供应充足的血液和营养，有利于女性美容养颜。

爬行姿势　①跪爬（或叫手膝爬）。是以两手和两膝着地，手膝交替依次爬行的方法。姿势：头抬起，五指分开着地，两臂与肩同宽，两膝着地，与肩同宽。②手足爬。是以两手和两脚着地，手足交替依次爬行的方法。姿势：头抬起，五指分开着地，两臂与肩同宽，双足着地分开约一肩半宽，脚前掌着地，膝微屈。

动作要领　①当锻炼场所较大时，每次爬行 20～30 米（或 5 分钟），俯在地上休息 2～3 分钟，然后重复，连续 3 次为 1 组，共做 3 组。②当锻炼场所较小时，如屋内地板或床上。先向前爬一个 8 拍，然后向后爬一个 8 拍，交替进行各 4 个 8 拍。左右横爬，先向左横爬一个 8 拍，再向右横爬一个 8 拍，交替进行各 4 个 8 拍。完成后为 1 组，休息 2～3 分钟，然后重复，共做 4 组。

锻炼时跪爬和手足爬可分开练习或交替进行。每周至少锻炼 3 次。爬行姿势宜多变，方式要灵活多样。可选用直线向前爬行，也可慢速向后爬，或左右爬、曲线爬、环形爬等，以减少锻炼时的枯燥感。

刚开始练习爬行时，头可能会有胀痛感，坚持一段时间后会逐渐减轻、消失。身体适应后可选择坡地，由低处向高处爬。

注意事项 ①爬行前做好准备活动，徒手操或热身跑5～8分钟，步行40～50米，运动后要做整理好的，自我按摩或放松练习3～5分钟，慢走50米。②宜在空气流通、有地毯的室内或平坦、有草坪的室外进行（沙滩也可）。练习者衣履要轻便，应佩戴必要的护具，如爬行场地在硬质地面上要注意佩戴护膝和手套。清理好场地，注意安全。③运动量安排要因人而异，逐渐递增。做好健身监护，练习前后5～10分钟时的心率比平静状态增加10～20次/分钟为宜。④爬行速度不宜过快，想站立时，切忌不可马上站起来，要由爬式先改为坐式，慢慢站起，以免突然站起造成大脑缺氧而晕倒。⑤患有严重心脏病、高血压和眼部疾病，及手、足、膝部有炎症、坏疽、感染、化脓性疾病患者和手术后伤口未痊愈者不宜进行这项运动。⑥注意防止上肢损伤。人类上肢支撑躯体重力的功能已大为退化，若以双手爬行于地，支撑重力，会加重手腕及双臂等负担。其实是五指和腕部承重力增大，会对指关节、腕部肌腱、韧带增加额外的压力，锻炼不当会使手指和手腕等关节发生病变，引起劳损性疼痛，或是患桡骨茎突狭窄性腱鞘炎等。因此，训练应循序渐进。

运动处方11 散步

我国古代养生术特别注重步行锻炼。《紫岩隐书》中说："每晚入睡前，绕室行千步，始就枕。盖行则劳神，劳则思息，动极而返静。行千步以动求静。"唐代著名医学家孙思邈享年101岁，他曾经说过："养生之道，常欲小劳，但莫大疲，走路乃小劳也。"

中医认为，双脚是人体的健康之根，有6条经脉及众穴位在此交错汇集。人在行走时，能够给交错在双脚的经脉和穴位强烈刺激，起到强身壮骨、舒畅血管、改善呼吸的作用。散步是人们锻炼身体的最基本的方法之一，它不拘时间多少，不拘场地大小，随时随地都可以进行，因此颇受人们重视。《老老恒言》载："坐久则络脉滞。居常无所事，即于室内时时缓步，盘旋数十匝，使筋骸活动，络脉乃得流通。习之既久，步可渐至千百，兼增足力。步主筋，步则筋舒而四肢健。懒步则筋挛，筋挛日益加懒。偶展数式，便苦气乏，难免久坐伤肉之弊。"又说："散步者，散而不拘之谓。且行且立，且立且行，须得一种闲暇自如之态。"说明了散步的方法和好处。据现代医学测定，散步时人体大部分肌肉、骨骼参与活动使血液循环加速，肺通气量增加，肌肉的能量物质代谢率提高，这些都能够促进人体组织的新陈代谢，使人的肌肉发达，心肺功能改善，还能提高血液内的高密度脂蛋白量，减少患冠状动脉硬化的可能性。有人做过统计，散步时肺的呼吸活动量要比静坐时多四倍，而肺的通气量要增加一倍以上，有利于改善呼吸器官的功能。在久坐之后，缓步几圈，能够消除局部疲劳。散步能起到健身的目的，但要掌握正确的方法才能奏效。

（1）**散步速度**　①慢步：步履缓慢，行走稳健，每分钟步行60～70步，每小时走3～4公里，为轻运动量，脉搏可增至100次/分。适宜体质较弱者和老年人，以及饭后散步。②快步：步履速度稍快，每分钟120步左右，每小时步行6～7公里，为较大运动量，脉搏可增至110～120次/分。适宜体质较强的中老年人；若体质弱的老年人经过几个月的步行练习，可逐渐达到每小时步行6公里左右。体质健康的老年人，步行速度力求达每分钟90～100步，每次步行量在1000步以上，一天的总量在6000步以上，这样的运动量即可达到锻炼的目的。

（2）**散步的要领**　散步以前，应该使全身自然放松，适当地活动一下肢体，调匀呼吸，平静而和缓，然后再从容展步。散步时，步履宜轻松且从容缓和，不宜匆忙，更不宜琐事充满头脑。这样，周身气血方可调达平和，百脉流通，大脑解除疲劳益智养神，内外协调，是其他剧烈性运动所不及的。散步宜循序渐进，量力而为，要做到形劳而不倦，勿令气乏喘吁；反之则对身体有害。

（3）**散步的姿势**　在没有经过训练的人中，大部分走路的姿势是不正确的，甚至有人说不正确的比例高达90%以上。确实，步态是一种复杂的姿势，它的最主要的特征就是身体始终不完全脱离地面。走路是由一系列连续运动组成的，走路时两下肢分开，前肢向前先以脚跟触地，这时后肢刚好脚跟抬离地面，前脚掌完全触地时，后脚掌完全抬离地面，并向前运动，这时人体重心从后肢转移到前肢上。后肢迈动到前面时，变成前肢，重复上面的动作，而人体的重心就在两腿的迈进中不断地在两肢上变换。在下肢运动的同时，两臂自然协调地摆动，两肩也随之稍微晃动，头要挺直，目视前方，上身挺胸收腹，保持身体平衡，尽量使身体的各个部分都得到舒展。

（4）散步的强度　一般每次步行要在3公里以上，一星期步行不少于5次，每天早上走路半小时，晚上走路半小时，并形成规律。走路的时间比次数重要，如果时间精力许可，每次还是多走一些为佳。对于不常运动或是体力较差的人，不妨在日常生活中从短程开始，以后逐渐延长走路的时间，每星期只要能走4小时，就可以保持心脏的健康，防治心脏血管疾病。运动量的大小自己也可以衡量出来，每次的运动量以步行后身体稍感发热，头部微微见汗，又不大汗淋漓；呼吸稍有加快，胸又不闷；身体稍有疲劳，但精神不减为宜。从长期看，步行一段时间后感觉精力日盛，腿脚灵活就说明达到了运动量，如疲劳不堪，腰酸腿痛，就一定是运动量过大，要尽快做好调整，切不可操之过急。

（5）散步的种类　①普通散步法：速度以每分钟60～90步，每次20～30分钟为宜。此法适宜患冠心病、高血压、脑溢血后遗症及呼吸系统疾病的老人。②逍遥散步法：古《琅环经》曰："古之老人饭后必散步，为逍遥。"老年人饭后缓步徐行，每次5～10分钟，可舒筋骨、平血气、调节情绪、醒脑养神30～40分钟。此法适合慢性关节炎、胃肠疾病恢复期的患者。③定量散步法：按照特定的线路、速度和时间，走完规定的路程，可增强老年人的记忆力。④快速散步法：散步时昂首阔步，健步快走，每分钟90～120步，每次30～40分钟。此法对锻炼心肺功能大有益处。⑤摆臂散步法：步行时将两臂随步伐节奏做较大幅度摆动，以每分钟走60～90步为宜。此法可增强胸腔功能，防治肩周炎、肺气肿、胸闷及老年慢性支气管炎。⑥摩腹散步法：这是中医传统的运动养生法。散步时用两手旋转按摩腹部，每走一步按摩一周，正反向交替进行。每分钟走40～60步，每次5～10分钟。此法适合患有慢性胃肠疾病、肾病的老人。⑦逆向散步法：亦称倒退散步法。散步时，应将膝盖挺直，目视前方，每次可向后走100步，再向前走100步，如此反复多遍，以不觉疲劳为宜。此法可预防老年腰腿痛、胃肠功能紊乱、骨质增生等症。⑧定程散步法：一般在坡度较小的路上可散步2公里左右，体质较强者可再远一点。它适用于患有慢性心血管疾病和肥胖者，这种方法使人容易掌握运动量。

运动处方 12　健步走

健步走就是介于散步和竞走之间的一种健身运动。它比散步有效，比跑步安全。健步走可增进大脑、心脏、肺部、骨骼、肠胃等部位的健康，是一项很好的养生运动。健步走的姿势是在自然行走的基础上，躯干伸直，收腹挺胸抬头，随走步速度的加快，肘关节自然弯曲，以肩关节为轴自然前后摆臂，同时膝盖朝前，脚跟先着地，过渡到脚掌，然后推离地面。健步走时，上下肢应协调运动，并配合深而均匀的呼吸。

（1）速度　健步走的速度是决定锻炼效果的关键因素。①慢步走：为70~90步/分钟（3~4公里/小时），适合作为快步走前的热身活动（5~10分钟），或年龄大、体力差者的初期锻炼内容（20~30分钟）。②中速走：为90~120步/分钟（4~5公里/小时）。③快步走：为120~140步/分（5.5~6公里/小时）。快步走是健步走的主要内容，适合于大多数人。④极快速走：140步以上/分钟（超过6.5公里/小时）。

（2）持续时间　通常认为每天坚持30~60分钟，3~5公里，5000~8000步，可视身体情况分多次进行。研究发现，对于大多数人而言，高于120步/分钟的健步走，对身体才有明显的锻炼效果。快走还可以防中风，只要坚持每天快走30分钟，既能达到强身健体的良好效果，又可以有效提高人体的心肺功能。

（3）准备　①选一双合脚的软底运动鞋，如是专门的跑鞋更好，这样可缓冲脚底的压力，以防止平时不太运动的关节受到伤害。②选一条合适的路线，可以是公园小径、学校操场、住所附近，甚至于上下班的途经小路。在运动中人体耗氧量会增加，如空气不好，甚至有废气、病毒等污染，反而会使运动效果适得其反。所以，这条路线必须人流量少、通风、空气好，最好两侧有植树绿化，汽车道路离得越远越好。③准备一壶清茶水，可适当加些糖、盐，因为清茶能生津止渴，糖、盐可以防止流汗过多而引起体内的电解质平衡失调。

（4）注意事项　在健步走时，步幅略大，挺胸、收腹，目视前方，上半身吃力前倾，双臂自然在身体两侧摆动，注意力集中，呼吸自然均匀。一旦练习开始后，应该像上了发条一般，不能随意停下，直至练习完全结束。整个训练计划强度必须由小到大，时间由短到长，保持循序渐进。在练习完成后可做一些放松活动，如肢体的放松抖动，颈、肩、肢体的拉伸及伸展等。

通常在经过两到三周的有计划的练习后，会明显感到气色、精神状态、心肺功能等慢慢发生了变化，如走楼梯更轻松了，睡眠更好了，体内的循环系统也更顺畅了。大约在两周以后，可以加入一些身体的抗阻力练习，以平衡运动肌肉，提高骨密度，减少肌肉及体重的流失，提高新陈代谢，进一步提高身体的免疫能力。只要坚持走路一年以上，就有助于早期动脉硬化斑块消退。

运动处方 13　怪走

进行多姿势行走运动，对祛病延年、养生健身是大有裨益的。

（1）脚尖行走　提起足跟用脚尖走路，可使脚心与小腿后侧的屈肌群紧张度增强，有利于三阴经的疏通。

（2）脚跟行走　翘起脚尖用脚跟走路，两臂有节奏地前后摆动，以调节平衡。这样可以锻炼小腿前侧的伸肌群，以利于疏通三阳经。

（3）内八字行走　一般人行走多为外八字或直线前进，如改为内八字行走，可消除疲劳。

（4）倒退行走　倒行时全身放松，膝关节不屈，两臂前后自由摆动。可刺激不常活动的肌肉，促进血液循环。另外倒行还可防治脑萎缩，对于腰腿痛有显著疗效。

（5）两侧行走　先向右侧移动几十步，再向左侧移动几十步，具有预防神经失调的作用。

（6）爬行运动　徐徐下蹲，两手着地，背于地面略成平行，手爬脚蹬，缓缓前进。此运动可增加头部供血量，减少心脏负担，对颈椎病、腰腿痛、下肢静脉曲张等多种疾病有疗效。

中老年人如能将此运动灵活运用，不但能使身体气血流畅，增强体力，改善生理功能，而且能不断地提高免疫功能。

第二部分　脑卒中后遗症

脑卒中又称为脑中风，是一种突发起病的脑血液循环障碍性疾病。它因起病急、来势猛、变化快，像风一样"善行数变""变化莫测"而类比名为"中风"。据统计，我国脑卒中发病率、死亡率较高，即使没有危及生命，也有75%以上患者丧失劳动能力和生活自理能力。我国是脑卒中大国，尤其是复发性卒中发病率位于世界之首。脑卒中分为脑梗塞、脑出血、蛛网膜下腔出血等，已成为我国国民第一死因，占死亡总数的22.45%。有资料显示，60岁左右的人群是脑卒中重灾区。脑是神经系统的最高级部位，是神经调节的中枢。对于脑来说，也如同心肌一样，及时供应组织代谢活动所需的氧和能源物质极为重要。脑必须不断地接受血液供应，因它耐受血流中断的时间很短，最多只能坚持几分钟。否则，将引起不可恢复性的脑损伤。脑血流中断10秒钟左右，就有出现意识丧失的危险。

我国脑卒中（脑中风）平均发病年龄为63岁，比美国的73岁早10年。并且，我国的脑卒中的发病率正以近9%的速度上升，呈现出高发病率、高致残率、高死亡率、高复发率、高经济负担五大特点，已成为居民的第一位死亡原因。我国脑卒中的患病人群特点为男性高于女性，农村高于城市，60～64岁的人最容易患卒中。此外，现有的劳动人群，即劳动年龄人口，在卒中患者中占50%，这意味着在未来20年，中国的发病人数会成倍增长。

临床上将脑卒中分为五种类型

（1）脑血栓。是由于动脉粥样硬化、动脉内膜炎以及血液黏稠度高，导致脑血管局部形成血栓，堵塞血管引起的病症，是中风最常见的类型，好发于老年人。脑血栓形成起病较缓慢，往往在睡眠或休息时发病。部分病人症状起初较轻，以后逐渐加重，甚至有病后 2～3 天达到高峰的。患者昏迷较少见，一般症状较轻，可有偏瘫或单侧肢体瘫痪，也可能有失语症，有的病人有头或肢体麻木等症状。

（2）脑梗塞。是血管其他部位的栓子，如心脏病的附壁血栓，主动脉、颈动脉等的血栓呈动脉硬化斑块脱落，盆腔及下肢静脉血栓脱落，骨折时脂肪栓子等运行到脑部引起血管栓塞时出现的病症，多发于心脏病人。该病发病急，常引起失语症及右上肢为主的偏瘫感觉障碍，但很少有昏迷出现。

（3）腔隙性脑梗塞。其发病与高血压、脑血管痉挛有关。约80%的病人无任何不适，仅少数人可出现头痛、头晕、呕吐、精神不稳定、手部扑鼻样震颤等症状。患者预后较好，一般不留下后遗症，但约有10%的病人可复发。

（4）一过性脑缺血发作。又称"小中风"，具有发作快、时间短、恢复快的特点，好发于 50～69 岁的中老年人，高血压、动脉硬化、心脏病和糖尿病是其发生的危险因素。

（5）脑溢血。是脑血管破裂后，血液渗入脑实质所引起的病症，病情较急，一般较脑血栓、脑梗塞严重，其来势凶、病情重、死亡率高。常见的原因是高血压、脑动脉硬化等；其次是脑血管畸形、先天性动脉瘤等。脑出血常在劳累或情绪激动时发病，一般有跌倒、昏迷、偏瘫、呕吐等症状，以及不同程度的意识障碍，还可伴有面肌瘫痪、嘴歪及流口水等，出血部位不同症状不同。

脑血栓与脑溢血不能混为一谈

人们常常提到脑血管病，又称"脑卒中"，这些和"脑血栓"、"脑溢血"是什么关系呢？

脑血管病是指脑的血管出现异常，进而导致脑无法发挥正常功能的一组疾病。根据脑血管的病变不同，可分为缺血性脑卒中和出血性脑卒中，虽然它们都被称为"脑卒中"，但是发病机理是截然相反的。

所谓缺血性脑卒中，主要是指由于脑血管的狭窄或阻塞造成其供应的脑组织缺血。如果阻塞后的血管因为自身或药物的因素很快得到疏通，使脑组织的血流恢复供应，那么就会出现一过性的脑缺血症状，而不会出现脑组织的坏死，也就是临床上所说的"小中风"，医学上称为"短暂性脑缺血发作（TIA）"。但是，如果这种血管的阻塞并未及时疏通，那么相应的脑组织可能因得不到血管内血液带来的营养而出现坏死，这部分脑组织所负责支配的功能就会暂时缺失，出现如偏瘫、言语不清、头晕或者口角偏斜等症状，这也就是常说的"脑血栓"。

所谓出血性脑卒中，是由于长期的高血压、动脉瘤或脑血管先天比较脆弱等原因，导致脑血管破裂出血，这些血液在脑中无法轻易清除，压迫正常的脑组织，使大脑无法发挥正常功能，也就是常说的"脑溢血"。

对于中国人来说，缺血性脑卒中更为常见，缺血性脑卒中约为出血性脑卒中的 3 倍。近期，外国学者发现了"卒中高发带"：黑龙江、吉林、西藏、新疆、宁夏的卒中发病率较其他地区高。

据近期大样本流行病学研究结果估算，我国卒中后存活人群超过 1000 万，其中有接近 50% 的患者首次卒中发病年龄小于 65 岁。而在这些幸存者中，有将近 3/4 的患者存在不同程度的后遗症，如偏瘫、失语等。

警惕脑卒中一过性先兆症状

尽管脑卒中来势急骤，但它也是可防可治的。只要控制好脑卒中的危险因素，对脑卒中的早期信号进行早期诊断识别和筛查，就可以降低脑卒中的发生风险。一般情况下，脑卒中发生数天内出现一过性先兆症状，应特别注意：

（1）突发的一侧面部或肢体麻木无力。

（2）突发的视力模糊或失明，尤其是单侧。

（3）失语，说话或理解语言困难。

（4）突发严重的原因不明的头痛。

（5）不明原因的头晕，走路不稳或是突然跌倒。

以上症状的持续时间可能短到几秒钟，但不论时间长短，只要发生以上症状，就应该及时就医，避免严重或致命的脑卒中随后发生。对此，应更好地推进中老年人脑卒中的预防工作。

脑卒中的危险因素要及早干预

脑卒中可干预的危险因素包括高血压、糖尿病、肥胖、体力活动少、血脂异常等，而高血压是卒中最危险因素。据统计，70%～80%卒中病人都有高血压或高血压病史，即使平时没有明显症状的高血压，其发生卒中的机会也比正常人高 4 倍。除了积极治疗高血压、糖尿病等相关疾病外，及时戒烟、适当运动、保持愉悦心情等生活方式的调整也很重要。研究还发现，以多吃绿色果蔬、鱼肉，少吃红肉等为特点的地中海饮食方式，也对预防脑卒中有帮助。此外，在专业医生指导下，合理使用阿司匹林、他汀等药物也可预防脑卒中发生。

脑卒中一旦发生，关键在于抢救及时和方法正确

中风后 6 小时内是治疗的黄金期。脑梗塞发作时，因没有剧烈的疼痛等明显不适，容易被忽略。即便伴有一过性的偏盲、失明、肢体麻木、手脚无力、口眼歪斜、言语不清等，也因发作后能恢复而使大部分患者不会去看急诊。

脑梗塞发生时，脑部供血受阻，一部分脑组织会缺血缺氧。如果在发病 3 小时内进行溶栓治疗、疏通血管，这部分脑组织可完全恢复，不会留下后遗症；如果在 6 小时内疏通血管，缺血血管附近的半暗带可大部分恢复，会大大降低出现后遗症的概率。可是，很多人是在中风 6 小时后甚至第二天才被送到医院治疗，完全失去了抢救机会，因缺血而受损的脑细胞再也无法恢复，最终造成偏瘫等残疾。

脑卒中康复训练越早越好

脑卒中后遗症多为突发性的急性脑血管病所引起，不少脑出血、脑血栓、脑梗塞患者，虽经抢救存活下来，但却常留下一些运动、感觉和语言等障碍，表现为半身不遂、手足瘫痪、语言不利、口眼歪斜

等症状，不同程度地丧失了工作能力。因此，出院后的家庭康复治疗很重要，如果做得好，可以最大限度地恢复患者的生活能力。脑卒中的后遗症恢复主要是依靠功能锻炼，尽早进行瘫痪肢体的康复能够促进身体的血液循环和大脑的新陈代谢，增强代偿功能，防治肌肉萎缩和关节强直，使后遗症减少到最低程度，可降低脑卒中病人的病残率。

中风恢复期的治疗主要是以加强患侧肢体的主动性、力量性和协调控制能力的练习为主，可适当加大训练的难度和强度。另外，还要加强患侧肢体的日常生活能力训练，要有意识地运用患侧肢体完成各种日常活动，如练习用勺子或筷子吃饭、穿衣服、穿鞋、提取重物、做家务等。日常能力训练，是中风患者肢体康复的最好方法。

卧姿，1～2小时变换1次　患者出院回到家，首先要进行家庭居室的布置，室内应保持通风和适宜的温度，患者的床要尽可能大一些，这样有利于翻身、起坐的训练。

训练时，首先要仰卧位，头和前胸必须挺直。伸直胳膊，手心向上，屈腿，在髋关节下放一个软垫，然后再翻身，变为侧卧位。不管是患侧还是健侧在下，都应经常变换，一般1～2小时变换1次。

坐位，从后面扶着坐起　从卧位过渡到坐位时，家人要注意，不要用手去拉患者，否则容易造成损伤。正确的起坐训练方法是：把患者的双臂和双腿都屈起来，在家人的帮助下把身体翻过来，扶患者的腋下逐渐坐起，然后从后面扶着坐起来，而且一定要端坐，抬头挺胸。

行走，尽量抬高患肢　活动从健侧肢体开始，然后是患侧肢体。从近端到远端，都要活动到，活动不能过猛，可间歇进行，这样可促进血液循环，预防关节挛缩。

被动活动不是目的，应从被动活动过渡到用健侧手牵拉患侧手进行活动，然后过渡到患者的主动活动。在进行坐、站、走功能训练时，家属应站在病人患侧，行走时要尽量抬高患肢。

语言，与日常生活相关　语言训练和肢体康复应是同步进行的。一般中风患者都是运动性失语，自己说不出来，但可以听懂别人说话。

训练病人用喉部发出"啊、啊"的声音，由易到难，由短到长。所教的内容应让病人感兴趣，尽量与日常生活相关，如拿着杯子比划说"喝水"。另外，可对着病人大声讲话，或让病人看电视，给予听觉和视觉的刺激。

此外，要预防中风复发，除了让病人做到以上几点外，还要保证充足的睡眠，稳定情绪；宜进清淡、富含维生素的食物；保持大便通畅；注意保暖，预防感冒；定期监测血压，遵医嘱口服降压药。

运动处方1　健脑操

健脑操中的许多动作，能增加脑部的供血量和压力，从而促进脑卒中康复。

（1）双掌擦头　十指交叉置于后脑部，左右来回擦100次。

（2）左右转头　头先向左后再向右后转动，幅度宜大，以自觉酸胀为好，做30次。

（3）前后点头　点头先前再后，前俯时颈项尽量前伸拉长，做30次。

（4）旋肩舒颈　双手放两侧肩部，掌心向下，两臂先由后向前旋转20次，再由前向后旋转20次。

（5）颈项争力　两手紧贴大腿两侧，下肢不动，头转向左侧，上身转向右侧，头转向右侧时，上身旋向左侧，共10次。

（6）摇头晃脑　头按顺逆时针各旋转5次。

（7）头手相抗　双手交叉紧贴后颈部，用力向前推头颈，头颈则向后用力相抗5次。

（8）翘首望月　身体不动，头用力左旋并尽量后仰，上看左上方5秒钟，复原后，再换方向做。

运动处方2　五指梅健身益智操

五指梅健身益智操讲究呼吸，吸气时鼓小腹，小腹要凸；呼气时收小腹，小腹要凹。在呼吸的同时，手脚抓挠的方式收紧与放松交替进行。这套操可有效按摩内脏，增加对机体的供氧，对缺氧性疾病如脑中风、老慢支有很好的作用。手脚抓挠的运动增加末梢的血液循环，对改善手脚冰凉也有效。

第一式　身体直立，双脚开立与肩同宽，脚尖内扣，双臂身前下垂，手心向下，中指相对，拇指向后。意守丹田，脑子里想着脐下三寸，舌抵上腭。吸气时鼓腹，手抓握紧，同时脚趾用力抓地。呼气时收腹，脚趾放松，手指张开。注意呼吸要慢、细、深、长，一口连一口气不间断。开始的时候做7次为一组，适应后可逐渐增加。后面的保持同样的呼吸。

第二式　两臂同时向上举起，两手做钩状贴耳边。保持呼吸，吸气时鼓腹，手抓握紧，同时脚趾用力抓地。呼气时收腹，脚趾放松，手指恢复钩状。

第三式　双臂弯曲与肩平齐，掌心向下，肘部向外，中指相对。保持呼吸，其余动作同第一式。

第四式　双臂尽量平伸，双手心向上，略微向后用力。保持呼吸，余同前。

第五式　扭转身躯，左臂前伸做立掌，右臂后伸做钩状，双臂尽量伸直并水平，双腿伸直，脚不离地。抬头看后手，保持呼吸，不抓挠。两臂互换，反向重复。

第六式　两臂倒背，两拳相对放在腰间，缓慢吸气时脚跟抬起，吸满后用一口急气呼出，脚跟随之放下。

运动处方3　生活能力训练法

中风患者大多被两个综合征所困：一个是废用综合征，是指长期卧床导致的肌肉萎宿、关节活动受限等；二是误用综合征，是指患者盲目锻炼后所导致的错误姿态，如画圈步态等。中风后恢复期的治疗主要是以加强患侧肢体的主动性、力量性和协调控制能力的练习为主，可适当加大训练的难度和强度。另外，还要加强患侧肢体的日常生活能力训练，要有意识地运用患侧肢体完成各种日常活动，如练习用勺子或筷子吃饭、穿衣、穿鞋、提取重物、做家务等。日常生活能力训练，是中风患者肢体康复的最好方法。

（1）卧姿　1~2小时变换1次　患者出院回家后，首先要进行家庭居室的布置，室内应保持通风和适宜的温度，患者的床要尽可能大一些，这样有利于翻身、起坐的训练。

训练时首先是仰卧位，头和前胸必须挺直；伸直胳膊，手心向上，然后屈腿，在髋关节下放一个软垫；再翻身，变为侧卧位。不管是患侧还是健侧在下，都应经常变换，一般1~2小时变换一次。

（2）坐位，从后面扶着做起　从卧位过渡到坐位时，家人要注意，不要用手去拉患者，这样容易造成损伤。正确的起坐训练方法是：把患者的双臂都屈起来，在家人的帮助下把身体翻过来，扶患者的腋下逐渐坐起，然后从后面扶着做起来，而且一定要端坐，抬头挺胸。

（3）行走，尽量抬高患肢　活动应从健侧肢体开始，然后是患侧肢体；从近端到远端，都要活动到；活动不能过猛，可间歇进行。这样可以促进血液循环，预防关节挛缩。

被动活动不是目的，应从被动活动过渡到用健侧手牵拉患侧手进行活动，然后过渡到患者的主动活动。在进行坐、站、走功能训练时，家属要站在病人患侧，行走时要尽量抬高患肢。

（4）语言，与日常生活相关　语言训练和肢体康复应是同步进行的。一般中风患者都是运动性失语，自己说不出来，但可以听懂别人的说话。

训练病人用喉部发出"啊、啊"的声音，由易到难、由短到长。所教的内容应让病人感兴趣，尽量与日常生活有关，如拿着杯子比划说"喝水"。另外，可对着病人大声讲话，或让病人看电视等，给与听觉和视觉的刺激。

此外，要预防中风复发，除了让患者做到以上几点外，还要预防中风复发，除了让患者做到以上几点外，还要保证充足的睡眠；稳定情绪；宜进清淡、富含维生素的食物；保持大便通畅、注意保暖，预防感冒；定期监测血压，遵医嘱口服降压药等。

运动处方4　功能锻炼法

脑卒中后遗症康复可分三个阶段进行锻炼。

（1）病床上的肢体功能锻炼　一般指从发病到可以坐起这一阶

段，在脑梗死病人约为 1～2 周，脑出血病人约为 3～4 周。一旦病情稳定，就可以开始进行康复锻炼。首先让别人学会自己将健腿放在患腿上，沿患侧小腿下滑到踝部，用健侧肢体帮助患侧进行活动；其次可以在病床的另一头挂上绳带，让别人用健手拉着带动躯体活动，如翻身、抬腿、举臂等，尽自己所能活动锻炼；最后，对于肢体瘫痪严重，不能自己锻炼的病人，护理人员应帮助他们做被动运动，如肢体关节的内收、外展、旋转、屈伸。为防止畸形，可用矫形装置将患肢固定于功能位，同时给予肌肉按摩，为下床后活动打好基础。

（2）练习坐起和站立　先高抬床头，练习做起，从 30 度开始，逐渐加大角度，延长时间，让别人过渡到双足下垂，坐于床边。起床动作要慢，否则会有头晕感。然后在专人保护下学习站立，站立时先将身体重量集中在健侧下肢，然后慢慢移向患肢，站立时间逐步延长。与此同时，也不能忽视对上肢的练习。

（3）练习行走和生活自理能力　病人能够较长时间站立后，可以开始练习行走。先练习原地踏步，尽量抬高患肢，然后再两人的搀扶下练习行走。待病人已经能够较好地独立行走后，再锻炼一些日常生活的能力，如上下楼梯、自行穿衣、吃饭、梳洗等等，以促进瘫痪肢体功能的全面恢复。上述三个阶段是一个循序渐进的过程，不能操之过急，使人过于疲劳。康复阶段需要病人和家属投入很大的耐心和毅力。

运动处方5　中速散步法

中速散步一般为每分钟 70～90 步，脑卒中康复期的患者，最好选用中速的散步形式。

脑卒中患者在发病前，肌肉力量已开始下降，健康状况不佳，脑卒中则雪上加霜，留下偏瘫等后遗症。每周坚持散步 3 次以上，可有效改善运动功能，促进脑卒中的后期康复。脑卒中患者散步速度不宜过快，时间不宜过长，每次 20～30 分钟最好。有呼吸系统疾病的老年人也可以选择中速散步，锻炼心肺功能。

运动处方6　好肢帮坏肢康复法

一般来说，缺血性脑卒中患者，只要神志清楚，生命体征平稳，病情不再发展，48小时后即可进行康复治疗。由于病情的影响，脑卒中的患者一般都会出现半身的瘫痪，此时，就应该发挥"好肢帮坏肢，训练动全身"的作用。为此，向脑卒中患者介绍几个随时都能做的康复运动。

四肢训练：

（1）提拉患肢　假设右手是患肢，左手握着右手手腕，缓缓向上提起，然后慢慢放下，如此反复。

（2）五指拉伸　假设右手是患肢，左手握住右手手背，五指紧握手掌。用左手缓缓提拉右手，途中要有反掌拉伸的感觉。

（3）翻手拉伸　将双手反手交握在胸前，双手用力拉伸肌肉。每次维持5秒钟。

（4）卧位抬腿　仰卧位，假设右脚为患肢，左脚置于右脚跟处，随后缓缓抬起双脚。

全身训练：

（1）坐立运动　取坐位，双手扶着支撑物，缓缓站起，此为一次动作。随着日后运动的加强，由坐位换成蹲位，扶着支撑物站起。

（2）卧起运动　取卧位，扶着床沿缓缓坐起，锻炼腰部肌肉恢复机能。

（3）扶着走　双手扶着支撑物，缓缓迈步走。支撑物可以是床沿、桌沿、椅背。

上述动作以10次为1组，早晚分别做1组，每组用时3~5分钟，随后可以增加到早晚各3组训练，每组用时10~15分钟。患者在进行康复训练的时候，要保持心情平稳，避免急躁。训练的强度以自己能承受即可。

运动处方7　仰卧康复法

（1）伸懒腰　两臂伸直举过头顶，两腿夹紧形成"一"字形。用力伸展四肢打挺，使全身关节特别是腰椎舒展开。做五六次直挺动作后，两臂再次拉开，两腿叉开使身体形成"大"字形，四肢向两侧伸挺五六次。

（2）滚动腰　两腿弯曲，两手抱双膝，上身尽量放平，两腿先向左倾斜，再向右倾斜，使腰部在床上左右滚动。可以逐步加大倾斜度和滚动力度，做七八次。

（3）高抬腿　先缓缓抬起左腿与腰成直角后缓缓放下，再抬右腿放下，然后双腿同时抬起同时放下，各做五次左右。

（4）颤抖四肢　将四肢同时抬起与腹部形成直角，形成四肢同时向上的姿势，而后颤抖四肢，以促进血液循环。

（5）缩腿缩肩　四肢紧贴床面，身体形成"一"字形仰卧。向上提缩左腿，同时向下缩左肩，向上提缩右腿的同时向下缩右肩。提缩腿时应以缩胯带动腿动作的完成。

运动处方 8　卧姿运动法

高龄脑中风患者，往往恢复较慢，卧床时间较长，为给后期恢复创造条件，可以及早进行卧姿锻炼。

（1）仰卧牵伸　仰卧位平躺，放松，双手交叉上举过头翻掌向上，脚尖绷直，尽量将身体用力伸展开来，保持 10 秒再放松，同时配合缓慢深呼吸，重复 5 次。

（2）桥式运动　仰卧位平躺，放松，双手自然放于身体两侧，双腿屈膝并拢，向上抬臀挺腰，保持 10 秒钟再放松，重复 5 次。

（3）仰卧抱膝　仰卧、屈膝，双手抱膝，将双膝尽量拉向胸部，保持 5 秒钟，恢复原位，重复 5 次。

（4）侧卧抬腿　左侧卧位，左上肢屈曲支撑身体，脚尖绷直，右腿尽量上抬并保持 10 秒，重复 5 次，换右侧卧位，动作要领同左侧，重复 5 次。

（5）俯卧伸展　平展俯卧，放松，抬起上身，维持 10 秒钟，再由俯卧位双手撑地、抬起上身，骨盆、臀、腰放松，腰下垂，保持 10 秒钟，恢复俯卧，重复 5 次。

最后结束前再重复做 5 次仰卧牵伸放松运动。

运动处方 9　床上运动

中风长期卧床时，如不注意活动就容易导致肌肉萎缩、关节粘连、骨质疏松等多种并发症，甚至造成残疾或发生生命危险。其实，卧床患者可以适当地在床上做一些简单的运动。

（1）深呼吸运动及咳嗽　做深呼吸运动及咳嗽的目的旨在增加肺活量，增进肺血液循环以利于排痰，防治肺部感染。其方法是尽量深吸气，使胸廓充分扩张，然后再将气体呼尽，使胸廓容积变小。如此反复 1～2 分钟，然后轻轻咳嗽 2～3 声。

（3）上臂伸展运动　开始时呈仰卧位，双手放在身体两侧，两腿伸直。然后向上伸直两臂，上半身向右旋转，复原，再换方向，向左旋转。以上动作可以左右交替进行数次。上臂伸展运动可以维持肩、肘、脊柱的活动度，对增加上肢和腰背部的肌肉力量很有好处。

（4）挺腹与收腹运动　将腹部尽量隆起，使腹腔容积扩大，然后再缓慢收腹，使腹腔容积变小，从而增进腹腔血液循环，促进肠蠕动及腹腔脏器的功能，以增进食欲，促进排泄。

（5）立膝骨盆扭动　仰卧，双膝屈起并拢，然后向左右侧轮流倒下，使骨盆之转动。下肢力量差，不能自己弯膝盖的，可以由他人予以辅助。随着锻炼次数的增多，他人可逐渐减少助力，直到能够全部依靠自己完成。立膝骨盆扭动运动可以增强下肢力量，维持膝、髋关节的活动量，增加骨盆的灵活度。

（6）骨盆上举运动　屈膝并将两膝立起，尽力使臀部上举。如果因为身体虚弱不能完成，也可以求助家人帮忙。一段时间后，老人的下肢力量增强，此时可增加难度，将一腿叠放在另一条腿上，轮流做臀部上举动作。骨盆上举运动可以提高下肢和腰背肌的力量。

（7）关节的伸屈运动　将四肢诸关节做有规律的伸、屈等活动，以舒筋活血，防止关节强直。

（8）梳理头发　用梳子或手指自前额向后至枕部或后颈部，给以一定的压力梳理头发，以促进头部的血液循环，达到醒脑明目之目的。

运动处方10　坐式八段锦

坐式八段锦动作简单易学，无需器械辅助，行动不便的老年人学会后可随时、随地进行锻炼，不仅有助于减少头颈部和四肢肌肉发生僵硬、萎缩的几率，还能适当增加胸部活动度，增强心肺功能。

第一式：激奋元阳　动作要领：自身体力侧抬起双臂，掌心向下，随后交叉至腹部前面。下降至腹部时，交叠前臂，然后反掌，重新向上举双臂至最高处，重心向内，最后将双臂放回到身体两侧。

功效：激奋元阳以放松思想、颈部、肩部、四肢等为主，调整全身机能，为进一步功能锻炼热身。

第二式：醒脑明目　动作要领：侧平举双臂，然后按摩攒竹穴、太阳穴等头面部重要穴位。再将双手掌交叠在颈后，以稳固颈椎。后仰颈部，颈部与手掌相互用力。

功效：此式能清利头目，疏通经络，活血化瘀，并增强颈部肌肉强度。

第三式：双手托天　动作要领：侧平举双臂，掌心向下，双手缓慢置于腹部前，十指交叉，掌心向上。然后在十指交叉的基础上反掌向上，双臂伸到最高处。

功效：本动作能整理三焦，具有调理上焦肺气、中焦脾气、下焦肾气之功效，使气血通畅，能强身健体。

第四式：回头望月　动作要领：将头部转向左侧，同时配合上肢作扩展运动2次。再将头部转向右侧，手部动作同前。

功效：回头望月结合了颈部肌肉"等长收缩"的功能锻炼思想，以上肢动作配合颈部轻度后伸、后仰活动，可增强颈部肌肉群力量，减少颈椎病的发生率，延缓颈部衰老。

第五式：通络理筋　动作要领：横举双臂平肩，掌心向下。然后将双臂置于腹部前，做环抱状。再上举左臂，下伸右臂，两臂同时伸展，掌心向外，头部上仰。接着恢复至怀抱状，再上举右臂，下伸左臂，两臂同时伸展，掌心向外，头部上仰。

功效：本运动以活动肩关节、肘关节、腕关节为主，增大关节活动度,可有效避免肩周炎、网球肘、腕关节劳损发生。

第六式:扩胸守气 动作要领:横举双臂平肩,然后双手握拳做扩胸运动。在双手握拳的基础上,左臂向左侧平举,右臂屈曲,同时拉伸,头部转向左侧。再双手握拳作扩胸运动,右臂向右侧平举,左臂屈曲,同时拉伸,头部转向右侧。

功效:本运动以扩大胸廓为主,增强肋间肌肌力,扩大呼吸力度,可有效增强肺活量,减少肺系疾病如咳嗽、上呼吸道感染、肺气肿、肺炎等的发病率。

第七式:补肾固腰 动作要领:横举双臂平肩,掌心向下。向左侧扭转腰部,同时上举双臂做拉伸运动;右侧反之。

功效:本运动可增强腰部肌肉的协调性,增加腰部肌肉力量,可减少长期坐位导致的腰部肌肉劳损、僵硬,以及减少活动不利导致的腰椎间盘突出症、腰椎管狭窄症等疾病。

第八式:气归丹田 动作要领:轮流空掌拍打双臂肌肉,最后气收丹田。

功效:能放松运动过的肌肉,同时气归丹田,减少疲劳感。

运动处方11 步行锻炼法

偏瘫是脑中风发生最多的并发症,患病者步行康复是独立生活的重要步骤。步行锻炼不可急躁,应循序渐进,一步一步进行。

(1) 平衡训练 开始扶病人坐在床边上,双腿下垂,再下地坐椅子,每次坚持30分钟。然后,练习站立平衡,扶杖站立,身体左右转动,左右侧弯和前后侧斜。

(2) 迈步练习 先练习扶墙,每天扶墙行走3次,每次10分钟左右。

(3) 台阶练习 走平路练习平稳后,开始上下台阶练习。在步行锻炼的同时,让患者进行瘫痪上肢锻炼。上肢活动慢于下肢,顺序是先活动手指,后持生活用品,再叫病人运用健身球,练习手指的灵活性。

运动处方 12　空抓

挺胸抬头（站姿和坐姿均可），伸直双臂呈水平状，目视前方似看一景，然后双手以每秒一次的节奏反复抓捏，像抓捏极有弹性的东西那样。同时，双臂慢慢上抬，双手不断往上抓，直到超过头顶。空抓时要保持呼吸均匀，捏时用力但不要太大，即自然地用力，自然地抓捏。手一捏一松时，其速度最好像钟"嘀——嗒"一样有节奏，既不要太快太慢，也不要时快时慢，而且手捏和手松时十指都要到位。手捏时，双手像拉扯什么东西那样向胸前轻拉一下，以活动肘关节和肩关节，扩展胸腔，增加肺活量。空抓在直角范围内反复进行，以不疲劳为度。肩周炎和颈椎病患者则以能忍耐为度。

也可以单练左手空抓。在脑溢血患者中，近70%的人是右脑半球的微血管破裂出血。专家认为这与患者的生活习惯、运动行为方式有关。人的大脑左半球控制右半身，在生活中人们右手的使用明显多于左手，大脑左半球得到的锻炼也就多于右脑半球，所以缺少锻炼的右脑半球的脑血管壁就显得脆弱，容易发生破裂。因此，平时应多活动左手，可采用空抓手的方法，每天早、中、晚各做几百次，以达到锻炼右脑半球血管的目的。

运动处方 13　两脚画圈

两脚划圈主要是踝关节的运动。中医认为，踝关节为足三阳经、足三阴经和阴阳二脉的通过之处，经常活动踝关节，不仅可以疏通相关经络，还可以刺激关节周围的俞穴，起到平衡阴阳、调和气血、开窍醒神、补益肝肾的作用，使得肝阳上亢之气下降，从而达到防治中风的目的。

现代医学研究发现，大部分中风病患者大都有高血压病史，足部距离内脏位置相对较远，经常活动足踝部，能够促进全身的血液循环，增加回心血量，从而起到防治中风的作用。

动作要领　两脚划圈时要自然站立，旋踝时，其中一脚站立，另一只脚旋转，双脚交替进行，也可取坐立或仰卧位进行，最好是站立旋踝。一般每天早晚各做 1 次，每次 15 分钟左右为宜。

运动处方 14　睡功

这个功法对老年人、体弱多病者、长期卧床不起的患者，特别是中风偏瘫患者，只要坚持则有显著功效。对于长期工作紧张的脑力劳动者和过于疲劳的体力劳动者，练此功亦能很快恢复体力、精力、神力，达到有病治病、无病强身、延年益寿功效。

（1）养丹聚气　①练法：平身仰卧于床上，枕高适度，全身放松，心平体正，两手掌心向下，自然放于身体两侧，两脚自然分开与肩同宽，足尖外展呈"八"字形。两眼向上平视片刻，把光收回眼底，闭目合齿，舌抵上腭，开始作深长缓慢呼吸，吸气时，想气从小腹处，通过四肢、全身毛细孔向外发射，把病气射到天边。反复作深长缓慢呼吸 24 次后，转入自然呼吸，放弃吸射的意念，一切顺其自然地在床上静养一会，这时会出现全身膨胀或身体要腾起的一种飘浮感，这是气功态的自然反应，不要紧张，这是好现象。如果在练功中有睡意，那就睡，睡醒时不要急于起床，可在床上继续练功，待全身有了气感后再坐起、收功。②收功：慢慢睁开双眼，坐于床上，两手搓热摩面，干梳头、擦双耳、叩齿、咽津、揉小腹、搓涌泉，逐步由静转变为动。

（2）乾坤负抱　练法：头朝南，脚朝北平身仰卧于床上，枕高适度。全身放松，心平体正，两掌心向内紧贴于两大腿外侧，两腿伸直，两脚并拢，两眼向上平视片刻，把神光收回两眉中间，闭目合齿，舌平放于口腔内，开始做缓慢深长呼吸，先呼后吸。呼气时意想全身的骨头、肌肉随着呼气沿地平线展铺到天边，这时你会感觉自己的身体像一层白雾平铺在大地上，有一种暖融融、轻飘飘的舒适美感；吸气时意想自己的骨头、肌肉，沿地平线从天边慢慢缩回。这样一呼一吸为一次，共做 36 次。静养一会儿，按第一式养丹聚气收功法收功。

（3）周天运转　练法：头朝南、脚朝北，平身仰卧于床上，枕高适度，全身放松，心平体正，两手掌心向下，自然放于身体两侧，两脚自然分开与肩同宽，两眼向上平视片刻，把神光收回两眉中间闭目合齿，舌抵上腭，开始做深长缓慢呼吸。吸气时意想宇宙真气通过双足涌泉穴沿双腿直达两肩肩井穴，过颈项直上头顶百会穴；呼气时意想真气从百会穴过颈项，经肩井穴沿两臂直达双手劳宫穴，再从双手劳宫穴吸气经两臂、两肩肩井穴过颈项直上头顶进百会穴。呼气时意想真气从头顶百会穴，经两肩肩井穴沿双腿直达两足涌泉穴。两吸两呼为一次，共做 36 次。静养一会儿，按第一式养丹聚气收功法收功（涌泉穴在两足掌心前三分之一处，肩井穴在两肩凹陷中）。

此功易学易练，不出偏，可拆开练习，只要有决心，一定会达到有病治病，无病强身的目的。

运动处方 15　打通络脉

中医认为"通则不痛，痛则不通"，络脉不通，会引发头疼、腹痛、腰背痛、腿脚痛、心力衰竭、脑缺血、恶性肿瘤等。中老年人如果能打通闭塞的络脉，能减少疼痛，延年益寿。

（1）揉腹通气络　气络位于腹部前正中线上，肚脐上下 5 厘米的位置。晚上上床后，双手掌心互相摩擦，待掌心感觉发烫后覆盖在肚脐上下，然后双手掌上下交替摩擦肚脐处，掌心热感减退后要再次摩擦至发烫。每天晚上 1 次，每次 15 分钟。

（2）刷腿通血络　血络位于两小腿内侧，脚踝骨上方 5 厘米范围。每天早上用软毛刷先刷左腿 5 分钟，后刷右腿 5 分钟。

（3）捶腰通命络　命络位于后腰两肾之间，第二腰椎棘突下，即与肚脐平对的区域。每天早上太阳升起后，后背对着太阳，深吸一口气，然后屏住气，双手握拳，双臂后甩，用拳眼捶打后腰命络区域。捶打 6 下后吐气，反复 10 分钟。

（4）弹指（趾）通动络　早上起床后，盘膝端坐，双手心朝上分别搁在两膝盖上，双手大拇指分别转圈捻摩其余手指。捻摩时发力宜大，直到手指头有火热感，再换一个手指。晚上睡觉前，仰卧在床上，两脚伸直，将双脚的第一趾和第二趾反复相弹，每侧弹 99 下。

（5）推胸腹通食络　每天饭后半小时开始，顺时针在上腹部轮流向左右直推，力量稍大能带动皮下的肌肉活动。每次推 5 分钟。

（6）挠头通神络　晚上睡觉前，双手十指分开放在头部，十指抓挠头皮，先左右再前后，每次 10 分钟。

（7）伸懒腰通髓络　坐在沙发上，双臂向前上方伸直，同时低头、拱起后背，使后背的络脉网充分舒展 5 秒钟后再抬头，双手叉腰，将胸脯尽力抬起，使后背凹陷。反复练习 5 分钟，每天 1 次。

运动处方 16　健身球

用手掌旋球健身，在我国已有 500 多年的历史，据传是由明朝"神弹子"韩林发明的，后称为"健身球"。健身球有核桃球、木球、大理石球、空心铁球、实心铁球。在手掌旋球一般是一对的，也有 3 个的。常玩健身球有以下好处：

（1）通经活血　祖国医学认为，养生、抗衰老之道重在"通其经络、调其气血"。老年人平时携带一对健身球在手中转动把玩，既锻炼了手指的灵活性，又可对手掌的经络、穴位进行良好的刺激、按摩。据中医研究，人手掌各有三条阴经和阳经，通过头、胸、腹部牵连到内脏。如拇指内的手太阴肺经，牵连肺、喉、肾；中指内的手厥阴心包经，牵连心、肝；小指内的手少阴心经，牵连心、肝等。三条经络上还布有若干行气活血的穴位，如掌心中央的"劳宫穴"，主治心绞痛、中风、过劳症；中指指尖的"中冲穴"，主治头晕、中暑、心绞痛；第一掌骨内缘中点的"鱼际穴"，主治喉痛、失音等。所以，健身球在掌内旋转可不断刺激其经络和穴位，提高受牵连的内脏器官功能，防治头痛、失眠、高血压、脑血栓后遗症、上肢关节炎、失眠、冻疮、便秘、更年期综合征、冠心病、消化不良、颈椎病、肩周炎、末梢神经炎、手部麻木痉挛、指腕部关节炎等老年人常见病。

（2）保护心脏　俗话说"十指连心"，平时有意识地加强双手十指的运动，有助于增强心肌收缩力和改善心脏冠状动脉血流量。据观察，老年人常玩健身球者，很少患心脏病。而已患有心脏病的老年人，若能及早进行健身球锻炼，不失为一项好的康复措施。

（3）养生怡情　空心健身铁球内装有音义，每对音响一高一低（俗称一公一母），转动时发出"当"的声音。听着温柔悦耳的高低响声，悠然自得，可使人心境稳定，并能驱散孤独、烦闷和杂念。倘若带球于绿化区散步，既可观赏美景，陶冶性情，又能呼吸到新鲜空气，其锻炼效果更佳。

（4）健脑益智　手的 5 个指尖属于额窦区，手掌旋球要靠 5 指拨弄，5 指尖不断使力接触球的摩擦，减少了血液滞流现象，对头部的神经中枢和血液循环有好处，还可刺激头脑，使其功能发达，健脑益智。

先练习时用轻球，开始 5 指拨弄不灵活，只要坚持练，球在掌心就能越转越快，5 指变得越来越灵活。灵活后，要根据自己手掌的大小，选能覆盖手掌的双球，这样能接触更多的穴位，神经、关节、血管、经络。重量要逐渐增加，在手掌旋转球时，除了 5 指不停地运动外，手臂也跟着运动。旋转重球能增加臂力。

旋球时，站着、走着、坐着都可以，两手交换旋转，只要坚持不懈，不仅能强身健脑，还能防治疾病。

第三部分　冠心病

冠心病是现代医学常见病，是冠状动脉粥样硬化性心脏病的简称，是冠状动脉粥样硬化、管腔狭窄、堵塞后导致的心脏缺血性疾病，中医学属于"胸痹"、心痛范围。冠状动脉粥样硬化、血管狭窄、堵塞是冠心病的始动因素，心脏缺血坏死是最后结果。

冠心病已经成为一种严重危害我国居民健康的重大疾病，根据国家心血管病中心编制的《中国心血管病报告——2011》中统计数据显示，我国每年约有 350 万人死于心血管病，每小时死亡 400 多人，如何更有效地防治心血管病已成为社会普遍关心的健康问题。

动脉粥样硬化斑块是冠心病元凶

粥样硬化的形成使血液中的脂质成分，主要是氧化后的低密度脂蛋白胆固醇被细胞吞噬后，转运到动脉壁内沉积下来，逐渐增多后形成脂质斑块，随着斑块的长大，管腔变窄。当管腔直径狭窄程度达到50% 以上时，可能出现临床症状，管腔直径狭窄 70% 以上则多有临床症状。不难理解，预防冠状动脉粥样硬化是预防冠心病的基础，将血脂主要是胆固醇降低到正常甚至更低的水平，则是预防动脉粥样硬化的关键。

动脉粥样硬化斑块，它是高血压、高血脂、高血糖等危险因素长期损伤血管内皮，在血管内壁形成了斑块，斑块不断增长，体积越来越大引起血管腔狭窄堵塞，心脏在不能得到充足的血液和氧气供应，临床上就出现胸闷胸痛等症状，这就是常说的冠心病心绞痛。有了冠心病心绞痛后，如果不采取积极有效的防治措施，病变会进一步发展，导致更为严重的病变，如急性心肌梗死、心律失常、心力衰竭等。

冠心病在临床上分为三型

（1）心绞痛：是冠状动脉严重狭窄，心脏血液供不应求时心肌缺血的症状。心绞痛是一个翻译过来的名词。实际上，绝大多数的患者发病时的感觉不是痛的感觉，而是一种心前区压迫、颈部紧缩、胸骨后烧灼感，甚至下颌牙齿酸胀、剑突下腹痛感。症状的部位模糊，是一片而不是一点。它有两个特点，一是发病时间不会少于 5 秒，不会长于 30 分钟，症状超过 30 分钟要么是心肌梗死，要么与心脏无关。二是与体力活动、情绪激动相关，实际上是与心脏负担增加，如心跳加快、血压升高相关。掌握这两个特点，判断是不是心绞痛不是太大问题。

（2）心肌梗死：是冠状动脉斑块破裂、血栓形成，完全堵塞血管，其分布区域内无血流供应导致心肌坏死。其症状是程度超过心绞痛，持续时间超过 30 分钟的心前区压榨性疼痛和濒死感。

（3）猝死：病人未及时就诊或未来得及就诊，因心律紊乱而死亡，这是最遗憾的结局。

心绞痛与心肌梗死疼痛有区别

心绞痛的疼痛和心肌梗死的疼痛，虽然都是由于心肌缺血缺氧引起的，其疼痛部位和性质有相似的地方，但也有不同之处。

（1）造成的危害不同　心绞痛时心肌缺血缺氧是暂时的，并未引起心肌坏死。心肌梗死时的缺血缺氧是持久的。

（2）疼痛时间长短不同　心绞痛疼痛较轻，持续时间较短，一般不超过20分钟。心肌梗死的疼痛剧烈，持续时间较长，一般都超过20分钟，有的可达数小时或数天。

（3）含化硝酸甘油后效果不同　心绞痛时含化硝酸甘油的效果较好。心肌梗死的疼痛，含化硝酸甘油的效果较差，不能立即缓解疼痛，应加用消心痛或哌替啶治疗。

（4）血压反应不同　心绞痛时血压正常或轻度升高。心肌梗死疼痛时，常伴有血压下降，甚至发生休克，常伴有气喘、咳嗽、呼吸困难等。

（5）多项检查结果不同　心绞痛发作时，体温、白细胞、血沉、血清酶、心电图等变化不大，而心肌梗死发生后，体温、白细胞、血沉、血清酶、心电图有明显变化。

心绞痛时要学会判断严重程度

如何判断心绞痛的严重程度呢？目前国际上根据症状严重分为四级：

一级　一般日常活动，比如平时走路，步行速度上下楼梯不会引起症状，但加快速度或紧张情况下持续用力可以引起症状。

二级　日常生活轻度受限，例如步行200米以上或上2层楼梯可诱发症状。此外，快步行走、上楼、爬坡、饱食后受寒冷刺激，风正行走、生气后发生心绞痛也属于这一级。有些患者只有晨起一段时间内出现心绞痛症状，也属于这一级。

三级　日常生活明显受影响，例如平地行走200米以上或上1层楼梯，即可出现心绞痛症状。

四级　最严重的心绞痛，即使轻微的活动或不活动的情况下也出现心绞痛症状。

目前，运动平板试验可以更具体客观地评价心绞痛严重程度，也是诊断和判断治疗效果的一种方法。

控制血脂是冠心病患者治疗的重点

降脂治疗是冠心病治疗的根本，但不少病人的血脂却在正常范围。如何看待这个问题？实际上，血脂的正常范围属于统计学的概念，这就不难理解，正常范围内有假正常，异常范围内有假异常。只要明确诊断冠心病，造影发现有粥样斑块，即使血脂在正常范围，也要将低密度脂蛋白降到2.6mmol/dl以下，或在原基础上降低20%~40%。同时，要避免从心绞痛发展成心肌梗死。粥样斑块的形成是个相对缓慢的过程，短时间内其大小不会有明显变化，因此，由狭窄引起的症状也相对稳定，若心绞痛的情况在短时间内恶化时，提示狭窄程度在短时间内明显加重，急剧的改变提示炎症和血栓的形成，不加控制的话，血栓增大堵塞血管，就会导致心肌梗死。因此，一旦心绞痛频繁发作，程度加重，一定要及时住院治疗，这是防止心肌梗死、猝死的关键。

冠心病发作有先兆，可及早发现

冠心病发作是有一些先兆的：劳累或紧张时突然出现胸骨后或左胸部疼痛，伴有出汗或放射到肩、手臂或颈部；体力活动时有心慌、气短、疲劳和呼吸困难感；饱餐、寒冷时感到心悸、胸痛；上楼或爬山时，比以前感到胸闷、心悸、呼吸不畅；晚间睡眠枕头低时，感到憋气；熟睡或恶梦过程中突然清醒，感到心悸、胸闷、呼吸不畅，需要坐起来后才好转；反复出现脉搏不齐，过速或过缓等。只要出现以上先兆症状，就应该及时就医并采取相应的治疗措施。

防治冠心病要"未病先防"＋"既病防变"双管齐下

针对冠心病发病率逐年增高，致死致残率居高不下的严峻情况，医学上提出了一级预防和二级预防的策略。所谓一级预防即在临床症状出现之前进行早期干预，控制危险因素，减轻动脉粥样硬化斑块的生长，进而降低冠心病心绞痛的发生率。二级预防则是在已经出现了心绞痛症状后进行积极干预，预防急性心肌梗死的发生。

冠心病的"治未病"尤其强调在疾病的早期萌芽阶段进行积极干

预，没有斑块的不让它形成，有了斑块的让他缩小、稳定，不让它破裂。中医学的"络"包括了西医学的血管，特别是一些微小血管在内，通络可以疏通血管，一方面可以清除血液中的垃圾，包括增高的血脂，改善血液的黏稠聚集状态，另一方面可以显著保护血管，让血管的内壁光滑，控制斑块生长。这两方面都可以通过服用通络药物实现，这样血管就不容易形成斑块，也就不会发生心绞痛、心肌梗死等，也就实现了心血管病的"治未病"。当然，也不偏废"既病防变"，也就是在有了临床症状之后积极用药干预，这也可以阻止急性心血管病事件的发生，应该说"治未病"与一、二级预防的策略是相吻合的。

冠心病患者要学会自我检查，时时监测病情

这里向冠心病患者推荐两种自我检查方法，虽然简单，但可以保全性命，中老年朋友不妨一试。

（1）原地踏步走。测试者将手指放在手腕或颈部的动脉处，探测自己的脉搏，双脚跟随脉搏的频率踏步一分钟。大量科学研究显示，原地踏步走，可以较好地反映心脏状态。这样一个简单的测试，可以预知高达90％的房颤。如果步伐仍难跟上心跳节奏，最好及时去医院检查。

（2）是鞠躬测心脏功能。测试前先静坐 5 分钟，测得每分钟脉搏数 a，然后身体直立，上体微向前屈，再还原，其实就是鞠躬的姿势，连续做 20 个（频率适中），测得脉搏 b。休息 1 分钟，再测脉搏数 c。将三次脉搏数相加，减 200，再除以 10，得出的结果在 0 至 3 之间，说明心脏强壮；在 3 至 6 之间，说明心脏良好；在 6 至 9 之间，状态一般；9 至 12 之间，恐怕你要时刻关注心脏的问题了；若在 12 以上，还是尽快去看医生吧。

冠心病患者别把如厕当小事

在生活中，患有冠心病的老年人排便时突然猝死的事件时有发生，为何他们解大便时会发生猝死呢？冠心病患者排便时又该注意什么？

如厕排便，对于很多人来说是件平常轻松的事，但对于部分患有

心血管疾病的老年人，却是一个不小的负担，而且还潜伏着危险。

冠心病人排便为何会发生猝死呢？原来，当人用力屏气排便时，腹壁肌和膈肌强烈收缩，使腹压升高，而腹压的增高会使心脏排血阻力增加，动脉血压和心肌耗氧量也因而增加。据研究，排便时脑动脉压力可增加20毫米汞柱以上，血压骤升可致脑溢血，心肌耗氧量的增加可诱发心绞痛、心肌梗塞及严重的心律失常，两者都可能造成猝死。另外，老年人血管调节反应差，久蹲后站起易发生一过性脑缺血，从而导致晕倒甚至发生脑血管意外。而在血压容易出现异常的清晨，这种危险便成倍增加。

因此，患有心脑血管病的老年人，排便时不要太使劲，最好采取坐位排便，以减少身体屈折度。这样就能减轻心脏负担，防止上半身血管压力骤升，降低发生心血管意外的危险。如厕坐起动作要缓慢，慢慢坐下去，再站起来。家里还可以考虑在马桶周围安装把手，便于老人起坐。

排便前先做"热身动作" 为了避免排便时意外的发生，除了要养成定时排便的习惯外，冠心病患者应该避免突然发力。上厕所前，最好提前做热身远动。

起床练练蹲马步 起床后，先仰面平躺，双腿自然分开伸下懒腰，做几下深呼吸，让腹部做个"热身"。起床后，先喝点水，然后做蹲状，在屋里头转几个来回。蹲着走的时候能对腹部起到按摩作用，再加上深呼吸动作，锻炼腹部弹性。

空暇活动髋关节 坐在地上，腿伸直，双脚并拢，然后用双手抓住双脚，尽力使身体贴近地面。然后放下大腿，吸气，收缩肛门，再慢慢放松，反复做10次就可以了。在这个过程中，腹部受到挤压，再加上收缩肛门动作，不仅能使腹肌得到锻炼，还能形成排便反射。

俯卧抬腿缓解腹胀 俯卧的时候，用双臂轻轻垫在肚子下，轻抬下巴深吸气，并抬高一条腿，另一条腿保持水平。保持此姿势几秒钟，然后呼气放下腿。换条腿重复做一遍。这个姿势可以促进坐骨神经的血液循环，对腹胀、消化不良、便秘都很有帮助。

冠心病患者要学会安全锻炼，严防意外

医学专家强调，冠心病患者应该有章法地多活动，而不是"静养"。因为，运动是心脏病患者的一种"治疗药物"，只要注意以下几种事项，锻炼是安全的。

(1) 每次锻炼至少应包括运动前 5 分钟热身和运动后 5 分钟放松。此举可以有效降低由于身体突然用力或运动突然停止所导致的心脏缺氧危险。

(2) 每次运动要择时。冠心病患者应在 16～18 时活动。清晨起床后，人体心率加快、血液升高、血小板活性增强。7～11 时正是心血管病、脑血管病的高发时间，又称"魔鬼时间"，此时运动易猝发意外。而 16～18 时是人体精神、体力、心肺功能的最佳时间，适宜运动。

(3) 每次运动要定量，避免运动强度过小、过大。一般情况下，心脏病患者开始运动时，也许仅能坚持 5～10 分钟，随着心功能的恢复，运动时间慢慢延长到 30 分钟或更久。每周活动 3～5 天，随后可增加至每天都活动。

(4) 密切监控运动强度，使其保持在安全心率范围内。对于高强度运动应谨慎行事，务必与医生一起商量进行高强度运动的可行性。

(5) 运动前、中、后出现任何异常感觉或症状，都应该告诉医生。这些症状包括：胸闷、极度疲劳、消化不良、烧心、呼吸困难、耳痛或脖子痛、上呼吸道感染、头晕、心跳过快以及严重头疼等。

(6) 如果患者正服用硝酸甘油，那么运动过程中，务必携带该药。尽量避免发生胸痛、胸闷，一旦有异常，应及时拨打急救电话。

急性心肌梗死患者，一般在 2～3 个月内不宜进行锻炼，随后可从卧床休息到逐步增加活动范围，锻炼方法以散步方式较好。

运动处方1　发作期间的医疗体操

冠心病症状明显的发作期间，适宜于做一些运动量较小的医疗体操。开始时应卧床进行，随着病情好转逐渐坐式或站式进行。

第 1 节：擦面　先将两手心搓热，用两手掌擦面，由前额经鼻两侧往下擦至下颌部，再向上擦，一上一下为 1 次，擦 32 次。

第 2 节：叩齿、转舌、吞津　①叩齿：集中精神、上下排牙齿相互轻叩 32 次，不可过分用力相碰。②转舌（搅海）：自然腹式呼吸（吸气时，腹部波形自然向外，肛门肌收缩；呼气时，腹部波形自然向内，肛门肌放松。一吸一呼为 1 次）。③将口内津液在呼气完毕时分 3 次咽下。

第 3 节：卧床腹式呼吸运动　仰卧或右侧卧位，目露一丝之光，排除杂念，做自然柔和腹式呼吸，吸气与呼气时间大致相同，呼吸 32 次以上。

第 4 节：加强吸气呼吸法　全身放松，排除杂念，鼻吸鼻呼，亦可鼻吸口呼。每次呼吸时，吸气稍延长，吸气与呼气的时间比例最初为 3：2，以后逐渐增至 2：1。呼吸气的出入，尽量做到如同鸿毛放在鼻孔前也不会吹动那样轻柔。用口呼气时须上下齿轻轻靠拢，口微闭。加强吸气须在自然基础上循序渐进，以自感舒适为宜，吸气不宜过深、过长，切不可硬练和憋气。每次呼吸 32 次，根据体力也可酌情多做。加强吸气呼吸由于通过调整自主神经系统的机能，而有助于加强心率，可试用于窦性心动过缓的患者。

第 5 节：加强呼气呼吸法　预备姿势与上节同。呼吸要领是加强呼气自然的腹式呼吸，鼻吸鼻呼，亦可鼻吸口呼，呼气时头抬起（约 15°角）。每次呼吸时，呼气稍延长，吸气与呼气的时间比例最初为 2：3，逐渐过渡到 1：2。呼吸要力求静、细、柔、缓。呼气的加强要在自然基础上进行，切忌过长过深的呼气，也不要硬练和憋气。每次可呼吸 32 次，亦可酌情多做。加强呼气呼吸法由于通过调整自主神经的机能，而有助于减少心率，可试用于窦性心动过速的患者。

第 6 节：肢体按摩　急性心肌梗死进入恢复期后，要根据患者具体病情，在卧床休息情况下做主动或被动的肢体按摩。①被动（由医务人员进行）或主动（自我进行）按摩两脚足心（涌泉穴）32 次。②被动或主动按摩四肢。如果是自我按摩，可用左手按摩右上肢，右手按摩左上肢，两手按摩两下肢各 32 次。

第7节：上肢运动（急性心肌梗死进入恢复期后，可做简单的上肢运动）　预备姿势：仰卧，上臂靠床面，屈肘，两手手指自然张开，指尖向上。①两手握拳，然后松拳还原成预备姿势。连做16次。②腕肘微屈，手和前臂从外向内做逆时针运动，使手绕环16次。

第8节：下肢运动（急性心肌梗死进入恢复期后，可酌情做简单的下肢运动）　预备姿势：仰卧，两腿伸直，两手自然放在床上，掌心向下，腹部放松。

第一个八拍：①一腿屈伸。屈腿时膝关节全屈，髋关节屈至90度角（大腿与床面垂直），踝关节做绕环运动1次，然后腿伸直还原。②换另一只腿做，可做1个八拍。

第二个八拍：①一腿抬高，小腿半屈，踝关节做绕环运动1次，然后回复预备姿势。做一个八拍。②如此两腿交替进行。

运动处方2　强心保健操

（1）按压　用手指压肩井穴（在颈后凸起的高骨与肩峰连线的中点），以酸胀感向手臂部及后背部放射时为度，每次做5～10秒，每天两次。

（2）推擦　用双手的拇指分推每个肋缝，方向是由中间向两侧推，做10～15次。

（3）叩打　用手掌轻叩胸部心前区20～30次。

（4）揉按　用手掌大鱼际（在拇指根部，手掌的肌肉丰厚处）揉按胸大肌部位20～30次。

（5）搓揉　每天早起和睡前，用一只手的拇指和食指，来回搓揉另一只手的中指（手厥阴心包经所过）和小指（手少阴心经所过），将两手掌互搓发热之后，用手掌心来回摩擦两脚足心，使之发热。

运动处方3　四步养心操

此操通过肢体运动配合呼吸运动，能改善心肌细胞供氧状况，从而增加心肌营养，提高心脏功能，还能增加组织细胞的氧利用率，降低血液胆固醇含量。明显改善胸闷、心慌、气短、乏力等症状，防治冠心病、肺心病、心脏神经官能症，效果良好。

第一节 双脚开立，双臂自然下垂，掌心相向。吸气，双臂外旋向前伸，双掌向上捧，缓缓抬起脚后跟。呼气，双脚并拢，放下脚后跟，缓慢下蹲，轻轻握拳，拳心向下，拳眼相对。再吸气，双脚缓缓伸直，抬起脚后跟，双臂外旋平举，松拳变掌，向上托，目视左手中指尖。呼气，放下脚后跟下蹲，双臂内旋，双掌下翻，轻握拳。

第二节 吸气，双臂外旋前平举，松拳变掌，掌心向上，重心向后方移至右腿，右腿微屈，左腿向前上一步，脚尖翘起成虚步，同时双臂内旋屈肘，掌心相对，收于肩前。呼气重心左前移至左腿上，左腿微屈，右腿上提至膝盖处，脚尖自然下垂，同时双臂外旋前伸，掌心向上。再吸气，右脚向右后方回收一步，右腿微屈，重心移至右腿，左脚尖翘起成虚步。同时，双臂向两侧前上方伸展，翻腕，掌心向上，目视左手中指尖。呼气，重心前移成左弓步，同时双臂内旋微屈肘，翻掌，双手至左膝盖处握拳，拳眼相对。左右交替重复上述动作。

第三节 吸气，左脚左移一步，双臂内旋前平举，松拳变掌，掌心向下。呼气，半蹲成马步，双臂内旋屈肘，肘尖相靠，双手变成勾手点在肩窝处。吸气，双肘外展，双臂外旋，双手旋腕变掌从耳部上托，双腿缓缓开立。呼气，左腿向右并拢，双腿开立，双臂由体侧下按，恢复原位。换右腿按上法再做一遍。

第四节 双腿开立，双手松握掌于腰际，掌心向上。吸气，左腿向左移一大步，双脚开立。双臂侧平举，旋腕翻掌上托，目视左手中指尖。呼气，下蹲成马步，双臂屈肘，双掌托于肩前，以腕为轴向前摇摆数次，屈指从腋下向背后行掌。吸气，双臂外旋向前侧划弧前平举，双肘微屈，掌心向外，以腕为轴，双肘水平摆动数次。呼气，重心右移，双肘内旋微屈肘，抱拳于腰际。换右腿再做一次。

运动处方4 沙发操

冠心病人可利用家庭简易健身法进行运动锻炼，将沙发变成运动场，边看电视边进行健身，仅20分钟就能做1遍，每个动作可重复3次，动作之间休息2分钟，能收到不错的健身效果。

（1）坐姿抬腿　右腿绷直，尽量向上抬，再放下，共做20下，换左腿进行。

（2）踢腿　右腿抬起，脚向上踢20下，然后换左腿进行。

（3）前冲拳　双手握拳，肘部呈90度，前臂垂直立于面前，左右手依次向前冲拳40下。

（4）上冲拳　动作与上一步相似，但向上冲拳40下。

（5）绷腿　左脚先架在右腿膝盖上，然后再向前绷直左腿，做20下后换右腿进行。

（6）蹬自行车　两腿抬离地面，悬空做蹬自行车动作，左右各20下。

（7）抬腿　保持坐姿，双手抓住沙发沿，双腿并拢，尽量向上抬高10次。

（8）后撑下蹲　双手在身后撑住沙发沿，身体绷直，然后身体自然下落，稍作停留后再撑起，共做10下。

（9）屈腿　保持坐姿，双手抓住沙发沿，双腿并拢，然后双腿弯曲伸直10次。

（10）剪刀腿　斜倚在沙发上，前臂支撑身体，双腿绷直抬离地面，像剪刀一样做上下交叉开合的动作10下。

（11）马步蹲　站直，两臂前伸，下蹲呈马步样，然后站直，重复20次。

（12）登山步　面朝沙发，双手支撑，身体半俯卧，两腿交叉蹬地，重复20次。

运动处方4　手疗操

高血压、冠心病患者，常有心绞痛、心悸、心律不齐等症状者，均可试用下面这套手疗操。

（1）屈伸五指　双手掌相对，十指伸直，从双拇指开始弯曲，依次弯曲食指、中指、无名指、小指。当拇指由弯曲恢复直立时，食指再弯曲，依此类推。每次可做10～20次，多做不限。

（2）按压手指上的穴位　如按压中指指甲边上的中冲穴，或按压中指第一节。按压小指指甲边上的少冲和少泽穴，或按压小指第一节。每次休憩 1 至 2 分钟，有酸、沉感为度。

（3）按压中指根部　双手交替以拇指和食指掐住左、右手拇指根部，做旋转式揉按约 2 分钟，稍感疼痛即可。

（4）按压手掌　双手手掌相对，互相上下揉搓，使手掌中心的"心脏区"得到刺激，有灼热感为度。每次可搓 60 ~ 100 次。

（5）双手腕叩击　两手腕部相对，稍用力互相叩击，使位于该部的大陵穴、内关穴都得到良性刺激。每次叩击 60 ~ 100 次。

（6）按摩十指尖　用拇指及食指分别按压拇指的少商、食指的商阳、中指的中冲，小指的少冲及少泽。依次轻缓按压揉搓，使之微感酸疼。每日 1 ~ 2 次，每次 3 分钟。

以上进行的"手疗操"，是根据经络原理多采用心经、心包经的经络通路，或穴位所在处，而加以按摩、揉搓、击打等方法，给以轻缓、柔和的良性刺激，促进血液循环，加速新陈代谢，故而可防治冠心病。

运动处方5　舒颈操

颈源性冠心病发作时间可出现左前胸部区域一阵阵疼痛，伴胸闷、心悸等。这些症状多在劳累后或情绪激动时发作，易被误诊为冠心病。对于颈性冠心病的防治，可做五步舒颈操。

（1）提拿颈项　把手掌放在颈后，从上到下抓拿颈部肌肉，左右手各做两分钟。

（2）双掌挤颈　双手交叉，放在颈后。用掌跟挤压颈部肌肉，从上到下做 5 遍。然后双手交叉颈后不动，头用力向后仰。这个动作能减轻颈椎神经受压状况。

（3）点揉肩井　肩井穴舒颈操对颈源性冠心病有一定的防治作用。肩井穴在大椎穴（颈部最高处下缘）至肩部最高点连线的中点上，点揉时有酸胀感。

（4）抬头望月　头慢慢转向一侧，往上看，再转向另一侧。反复 6 次。

（5）旋肩扩胸　耸起肩头，向前转 5 下，再向后转 10 下。然后做扩胸动作 15 下。

运动处方 6　静神调心法

冠心病患者最忌讳情绪波动大。冠心病患者日常保健可试试静神调心两法。

三步冥想法　每天 15 分钟左右，配合个人喜欢的节奏柔缓的音乐。

第一步　选择舒适的姿势（可以是站姿、坐姿或躺着）。

第二步　调整呼吸（控制呼吸频率）。

第三步　专注于某物（可以是音乐或是某种形象，吸引你的注意力长达 15～30 分钟）。

专家认为，冥想有助于心脏健康。适当的冥想可以使人一天都身心愉快，轻松舒畅，并可以调节专注能力。研究表明，经常性的冥想可以明显帮助高血压患者降低血压。冠心病患者每天可冥想两次，每次 15 分钟，连续这样 4 个月，血压会有所下降，有助于对冠心病的治疗。

三步静神调息法　该法有助于冠心病的治疗。具体的做法分三步走。

第一步　端坐，挺胸收腹，下颌内收，将右手放于左胸的心前区。

第二步　闭合双目，使精神进入宁静状态。慢慢地调节呼吸，使呼吸速度缓慢而深沉。

第三步　右手顺时针轻摩心脏，一呼一吸为一息，一息按摩一圈，按摩 36 圈。

调心神当"心身合一"，集中精力。除上述方法外，诗词歌赋、音乐、舞蹈、戏剧、乐器、棋艺、种花、垂钓等，都有怡情养心的效果。

运动处方 7　每日多走两千步

英国一项最新研究结果显示，活动量最大的人群患心脑血管疾病的风险最低，其中那些一年中步行量大的人患病风险更低。在正常活动量之外，每天多走2000步，一年下来，可以把心脏病发作或中风几率降低8%。

走2000步的活动量相当于每天进行约20分钟的适度步行运动，而每天额外步行40分钟，即走4000步则可将心血管疾病风险降低至20%。每天走4000步可将心脑血管疾病风险降低16%～20%，其效果等同于服用他汀类药物。不过，他汀类药物只具有降胆固醇的功效，而走路对健康的益处要大得多。他汀类药物是一种降低胆固醇的常用药物，通过竞争性抑制内源性胆固醇合成限速酶还原酶，阻断细胞内羟甲戊酸代谢途径，使细胞内胆固醇合成减少，从而反馈性刺激细胞膜表面低密度脂蛋白受体数量和活性增加，使血清胆固醇清除增加、水平降低。

运动处方8　上下蹲起

上下蹲起运动对心脏有较好的强健保护作用。养生专家研究发现，经常上下蹲起，腹部、胸部、腿部的肌肉都得到了最大限度的挤压。通过双腿肌肉对血管的挤压作用，能加快静脉血液回流，站起来时，双腿肌肉放松，动脉血又快速流入原来被挤压的下肢血管里，这样一蹲一起、肌肉一紧一松，相当于为血液循环增加了一股动力，可以减轻心脏的负担。

练习上下蹲起时，先做下肢屈伸动作，放松腿部及脚踝，以防损伤。然后，两脚分开，与肩同宽，两臂前伸，松腰屈膝慢慢下蹲，上身尽量保持平直，停留10秒钟左右，两手收回，叉腰缓慢起身（若体力较弱，可将双手按于膝盖上，借助手臂力量缓慢起身）。同时，配合适当的呼气吸气，重复下蹲10～20次，休息片刻。每天可以进行1～2遍。

运动处方9　十指功

每天练练十指功，对患有各种心脏病或植物神经功能紊乱引起的头晕、胸闷、心慌等有一定的疗效，同时还能改善和刺激手脚末梢神经的血液循环，是一个很好的保健方法。

动作要领　用一只手的食指、中指紧夹另一只手的小拇指两侧，由手指根部拉拔，感到手指尖有温热、胀、麻的感觉。再从无名指到拇指，各做 1 次拉拔，两手交替进行。

人的四肢末梢经络分布较多，手足都是十二经密集区，手足末梢的神经分布也很丰富，这样拉拔手指对经络和神经的刺激可以调气行血、宽胸理气，还可改善血液循环。特别是小拇指上有手少阴心经，中指上有厥阴心包经，这两个经络的按摩对心脏很有好处。最好再配合用拇指指尖按劳宫穴（半握拳，中指、无名指之间近掌心处即是）和内关穴（在前臂掌侧，腕横纹上 2 寸处），效果更好。心脏不好的人最好能坚持早晚各做 1 次，每次约 5 分钟。

坚持做十指功可以扩张冠状动脉，增强心肌供氧量，调节心肌代谢及心脏功能，缓解冠状动脉痉挛，增加冠脉血流量，从而改善心肌供血，对心血管病具有一定的辅助治疗作用。如果突发胸闷、前胸痛、心悸等症状，可随时做十指功及时缓解不适症状。

运动处方 10　按揉内关穴

心肌梗死是冠状动脉急性、持续性缺血、缺氧所引起的心肌坏死，近几年呈明显上升趋势，是中老年人的常见疾病。平时经常按揉内关穴，能对心脏起到保健作用，紧急状况时若没有随身携带硝酸甘油，按压内关穴能缓解轻度心绞痛。

俗话说："一夫当关，万夫莫开。"在地势险峻的地方，若是一个人把守着关口，就算上万人也打不进去，内关穴就是这样一个保护人体健康的重要关口。内关穴在前臂内侧之冲要，可以同胸膈关塞诸病，与外关穴相对。内关穴是一个防治疾病功能多、效用高、适应范围广的重要腧穴，它的主要功能一是调节心律。"心胸取内关"，即是说凡是心胸的疾病都可以使用内关进行治疗，如心律不齐、冠心病、心绞痛等。针灸内关穴能够改善心律失常症状，且这种调节呈双向、良性调整。即当心动过速时，可以通过刺激内关穴抑制；心动过缓时，可以通过刺激内关穴缓解；二是疏通经络止痛。内关穴是八脉交会穴之一，主治胃心胸疾病。针灸内关穴治疗胃痛，有较好的止痛效果，尤其对急性胃痉挛效果更佳。心绞痛发作时，如一时无法找到硝酸甘油缓解疼痛，可用拇指指端按压内关穴，症轻者一般 3~5 分钟后心绞痛便可缓解。

取穴方法　内关穴位于前臂掌侧，稍微握拳用力时手腕有两条大筋，从腕横纹向上约两横指宽的中央便是此穴。按压此穴可出现酸、胀、麻、痛感。

动作要领　首先，用一侧手拇指指端按压另一手的内关穴，其手食指压在同侧外关穴上（与内关穴相对应，在手的背侧），垂直用力向下按压，然后伸屈活动手腕关节，让刺激充分达到肌肉组织的深层，产生酸、麻、胀、痛、热等感觉。持续 20~30 秒钟后，渐渐放松，再轻揉按压，如此反复操作，左右交替进行，每次每穴按压 5~10 分钟，每日 2~3 次。

心脏不好的人，日常保健则可每次轻揉内关穴 15~20 分钟，每日 1~2 次。

运动处方 11　揉大鱼际

如果突然发生心悸、心绞痛、胸口憋闷，特别不舒服，请马上按揉大鱼际穴来缓解。

动作要领　用一只手的大拇指指尖掐揉另一只手的大鱼际穴（大拇指根部内侧肌肉最高处），用重力狠狠地掐 9 下，最好是把大拇指倒立过来，利用这样一个强力刺激来缓解心脏的疼痛或不适症状，其功效不亚于吃救心丸。心脏不好的人每天按揉大鱼际十几分钟，效果非常好。也可在按揉大鱼际穴的同时，让家人帮助做一下按揉动作。

家人的一手掌搁在胸前的膻中穴（两乳头连线的 1/2 处，即胸骨的下 2/3 处），另一手掌置于背后的至阳穴（与膻中穴相对应），两手掌心相对，然后双手一起很平稳地顺时针转动 100 下。在使用这个方法的过程中，两人都要保持安静，双手的抚慰也是最好的补心药。

如果家人不在现场，也可以自己按揉膻中穴，仰卧于床上，后背躺实，保持平静，一只手的手掌按在膻中穴，平衡地、有节律地顺时针转动 100 下，边做边数数，很快就会见到效果。

运动处方 12　捶胸踏足法

捶胸踏足法有活血和护心的作用，可增强心脏功能。足下涌泉穴是人的第二心脏，踏足运动可以刺激、按摩涌泉穴，暖足护心，促进第二心脏的血液循环。每日抽出 10 ~ 15 分钟进行练习，就能收到很好的效果。

捶胸或扩胸　两脚分开与肩同宽，全身放松，两手半握拳，掌心向里，左拳捶右胸，反复 30 ~ 50 次．或两手展开平举，胸向前挺扩胸，双肘回收，胸部回缩，反复运动 30 ~ 50 次。

踏足　两脚并拢，立正姿势，左足站立时，右腿先抬起，再向下踏足。右足站立时，左腿先抬起，再向下顿足，成走路姿势，左右摆手，反复 20 ~ 30 次。或身体放松，左右摆手，先缓缓使足前掌下落一半，而后轻震地面。

运动处方 13　拍手臂

冠心病患者常会出现心慌、胸闷的症状，若在早晚锻炼时，拍打拍打手臂，打通经络，气血畅通了，这些症状就会慢慢消失或缓解。行走于手臂内侧的两条经络，主管着心脏的气血运行。这两条经络从腋下出发，分别止于中指和小指内侧，共有 18 个穴位，常用来治疗冠心病、风心病、心肌炎、心律不齐等各种心脏病。

拍打时，五指并拢，掌心凹成"虚掌"，从手腕上的腕横纹开始，沿着手臂内侧慢慢向上，拍到腋下、前胸。再由前胸拍到手腕，如此反复，左臂、右臂各拍 10 分钟。心包经上有三个穴位，可以重点拍打。位于肘横纹中间的曲泽穴，可以改善心肌供血。腕横纹上两寸的内关穴，有调整心率的作用。腕横纹上 5 寸、两筋之间的郄门穴（从腕横纹到肘横纹是 12 寸），配合内关穴，对心绞痛者有急救作用。

拍打结束后，还可再点揉 4 个穴位，即腕横纹内侧凹陷处的神门穴，神门穴上 0.5 寸的阴郄穴、1 寸的通里穴、1.5 寸的灵道穴。经常点按这 4 个穴，对于减慢心率，防止心脏早搏很有效。按摩时，贴着手腕内侧的骨头边缘，由下往上点、揉、按，有酸酸、沉沉的感觉。每个手腕按摩5分钟。

运动处方 14　搓筷子

中医认为穴位按摩有通经养生的功效，但除了双手，很多日用品也是绝佳的穴位按摩器，筷子就是其中之一。

手部有很多反射区，不断地刺激手部穴位，就能使内脏受到良性刺激，从而逐渐强化其功能。具体方法是：取两双有方棱的筷子，做搓洗筷子的动作，两双反复搓擦，除了手心外，还应注意搓擦拇指根的大鱼际。临床上有"常搓大鱼际，胜吃救心丸"之说，每次搓擦5分钟，每天2次。

对于老年人常见的下肢水肿，筷子按摩也有快速效果。双腿用热毛巾热敷15分钟，取筷子1双，用橡皮筋把两端缠起。跪在地上，两膝张开，两脚也打开，把筷子放在后脚筋处，由下往上推，5分钟后，换脚再做。此法主要是按摩承山穴（小腿后侧浮起肌肉的尾端）。

按摩前，建议先涂些按摩膏或油脂类护肤品，增加润滑。另外，按摩忌在饭前或饭后半小时内进行，患处炎症、骨折、发烧者切勿按摩。

运动处方 15　叩击阴阳穴

叩击阴阳穴，能促进气血和经络畅通，可预防和缓解冠心病症状。

动作要领　身体站直两脚分开与肩同宽，眼往前看，两手半握拳，右手叩击神阙穴（肚脐眼），左手叩击命门穴（正对肚脐），双手交替叩击360下，用力由轻到重，循序渐进。每天早中晚各1次，每天叩击越多见效越快。

命门是督脉要穴，为元气之根，称水火之宫，经常刺激可强肾固体，温肾壮阳，强腰膝，固肾，延缓身体衰老。神阙穴是任脉要穴，经常叩击可使人体真气充盈，精神饱满，体力充沛，面色红润，延年益寿。

两穴前后同时叩击形成阴阳和合，更有力助推全身气血畅通。这种疗法简单易行，收效大，随时随地可做。长期坚持，对冠心病、尿急、尿频、失眠、便秘等有较好的治疗作用。

运动处方16　弹拨腋窝

腋窝处的一个重要穴位——极泉穴，是手少阴心经第一个要穴，位于腋窝顶点，腋动脉搏动处。经常弹拨极泉穴具有使气血流通的作用，因此可以宽胸理气，养护心肺。心绞痛发作时弹拨腋窝，有一定的缓解作用。

极泉穴最好的按摩方式是弹拨，但弹拨时并不是越用力越好，弹拨的力度应柔和，动作应连贯，忌用暴力。每次弹拨的量应因人而异，根据自己目前的身体状况，适当弹拨即可。

动作要领　以弹拨左侧极泉穴为例，左上臂稍外展，暴露腋下极泉穴，之后用右手食指、中指并拢摸至极泉穴，并在穴位附近找到条索状物。此时，固定食指、中指并使指尖轻轻上扣，一前一后地来回弹拨此处，弹拨时会有全手点麻感，每次弹拨10次左右即可。

最好在食指、中指和穴位之间隔一层布，一方面可以减少患者的刺痒感，另一方面也会增加食指与穴位处皮肤的摩擦，便于操作。弹拨时，使电麻感至手，边弹拨边进行深呼吸。

第四部分　高血压

人的正常血压为120/80mmHg，一旦收缩压≥140 mmHg或舒张压≥90 mmHg者，可诊断为高血压。

高血压的诊断主要根据医院测量的血压值，采用经核准的水银柱或电子血压计，测量安静休息坐位时上臂肱动脉部位血压，必要时还应测量平卧位和站立位血压。高血压的诊断必须以未服用降压药物情况下，2次或2次以上非同日多次血压测定，所得的平均值高于140/90mmHg为依据。一旦诊断为高血压，必须鉴别是原发性还是继发性。原发性高血压患者需做有关实验室检查，评估靶器官损害和相关危险因素。对于偶然血压超出正常范围者，宜定期复查测量以确诊。

高血压被称为"无声杀手"

高血压是影响我国人口总死亡率的第一因素，目前我国大约有1.7亿高血压病人。高血压是中风、冠心病、心肌梗死发病的危险因素，血压升高常诱发心绞痛，是引起急性心肌梗死或突然死亡的"元凶"。高血压的知晓率很低，仅为30%，所以，高血压被称为"无声杀手"。

作为一个"无声杀手"，高血压就像一颗隐藏在体内的炸弹，虽然看不见，摸不着，但随时都可能爆破危害身体重要器官。有资料显示，60%以上的冠心病人，80%以上的脑血栓病人，90%的脑出血病人合并有高血压病。一般来说，高血压病人发展到冠心病平均年限为5～10年，发展成脑卒中平均年限为10～15年。有资料显示，高血压病人心脑血管发病率是血压正常者的4～8倍。高血压发生的年龄越早，血压升高的程度越高，持续的时间越长，发生心脑血管病的机会越多。有研究表明，血压升高可以在无临床症状，或仅偏高但尚未达到临床高血压标准时，即可使心脑血管病的发病率成倍增高。高血压就是这样慢慢下毒手，悄无声响地置人于死地。

高血压是脑血管病的首要危险因素，尤其是血压控制不理想，波动较大者，极易出现脑卒中。高血压患者发生脑梗死的几率是正常人的4～7倍，这是因为高血压会损害脑动脉，加速小动脉出现动脉瘤。当血压急剧升高时，小动脉瘤会突然破裂，导致脑卒中。研究发现，收缩压每升高10毫米汞柱，脑卒中的发病风险就会增加49%；舒张压每增加5毫米汞柱，相对危险则增加46%。

高血压不同病程有不同表现

高血压发病后，早期高血压病人可表现头痛、头晕、耳鸣、心悸、眼花、注意力不集中、记忆力减退、手脚麻木、疲乏无力、易烦躁等症状，这些症状多为高级神经功能失调所致，其轻重与血压增高程度可不一致。后期高血压持续在较高水平，并伴有脑、心、肾等靶器官受损的表现。这些器官受损可以是高血压直接造成的，也可以是间接地通过加速动脉粥样硬化性疾病产生而造成的。这些靶器官受损的早期可无症状，最后导致功能障碍，甚至发生衰竭。如高血压引起脑损害后，可引起短暂性脑血管痉挛、一过性失明、半侧肢体活动失灵等，持续数分钟或数小时可以恢复，也可发生脑出血。对心脏的损害先是心脏扩大，最后发生左心衰竭，可出现胸闷、气急、咳嗽等症状。当肾脏受损害后，可见夜间尿量增多或小便次数增加，严重时发生肾功能衰竭，可有尿少、无尿、食欲不振、恶心等症状。

高血压患者要特别警惕"危险信号"

高血压总是在悄无声息地损害我们的健康，早期患者并无明显的不适感，不过，头痛、耳鸣这些小细节很可能就是身体在报警。掌握这些危险信号，及时监测血压有助于病情控制。

（1）眩晕。眩晕是高血压患者出现最多的症状，可能的原因：①血压降得太低或长期高血压导致脑供血不足，产生头晕。血压波动会造成血管抑制性头晕，女性患者出现较多，可能会在突然蹲下或起立时发作。②高血压可以增强脑动脉的搏动感，进而对脑组织形成冲击和震荡。

（2）失眠。持续升高的血压可导致大脑皮层和自主神经出现功能失调，从而间接引起入睡困难、易醒、睡眠不踏实、易做恶梦、易惊醒等失眠症状。血压升高，自主神经活性增强，引起心跳加快，呼吸急促，思绪万千，也会导致入睡困难。

（3）耳鸣。高血压可导致内耳动脉硬化和痉挛，因供血不足使听神经功能发生退化。高血压引起的耳鸣主要表现为耳朵里会出现断断续续的嗡嗡作响，就像水车来回转那样低沉的声音。它的特点是双耳耳鸣多为间断性的，持续时间较长。

（4）头痛。高血压常见的症状之一，可表现为持续性钝痛或搏动性胀痛。血压过高时，内脏及四肢小动脉显著收缩，因脑部血管收缩力差，于是流入脑部的血流就相应增多，引起动脉充血、扩张，产生头痛，甚至有时引发恶心、呕吐，多因血压突然升高使头部血管反射性强烈收缩所致，可能是恶性高血压转化的信号。

（5）肢体麻木。血压波动或升高时，全身小动脉出现痉挛，造成血管舒缩功能紊乱或动脉硬化，引起肢体局部供血不足，出现四肢发麻，特别是长期患高血压得不到良好的控制时，症状更明显。

高血压患者要学会自我监测

在日常生活中，常常有高血压患者咨询如何监测血压问题，由此可见，很多患者对如何在平时监测血压并不清楚。因此，给高血压患者介绍如何在日常生活中监测血压。

掌握好测量血压的时间　通常而言，一天中有 5 个关键的时间点监测血压变化：第一个时间点是清晨刚刚醒来，未起床时，这个时间点可以反映一天血压的峰值；第二个时间点是上午十点钟左右，这个时间点可以反映服药后的血压变化；第三个时间点是下午 2 ~ 3 点左右，这个时间点可以反映血压的反跳，因为很多高血压病患者服用药物后，上午血压控制还可以，到下午血压就开始升高，而血压升高的时间多在下午 2 ~ 3 点；第四个时间点是晚饭前后，具体时间就是下午 6 点钟左右，这个时间点可以反映服用降压药后血压的控制情况；第五个时间点是睡觉前，具体时间是晚上 10 至 11 点，这个时间点可以大致反映血压在夜间的变化。

掌握好测量血压的次数　前面提到的一天中测量血压的关键时间点，并不是要求每一位患者都要严格按照上面的时间点来进行测量。每天测血压的次数可以因人而异。一般来说，每天按照上面的时间点测量 2 次左右就可以了。在服降压药的初期，可以增加测量的次数，等到血压控制正常，可以减少血压测量的次数。如果实在没有时间测量血压，可以考虑在医院进行 24 小时动态血压测定，这样可以更准确、客观地评估血压波动情况。

掌握了以上两点，大家应该知道如何在日常生活中监测血压了。只要将日常测量的血压做好记录，就可以发现自己血压波动的规律，这样才能更好地控制血压，减少因为血压骤升所致的心脑血疾病的发生，提高生活质量，延长寿命。

高血压治疗要调整饮食和生活行为方式

（1）低盐。高血压患者首先要讲究饮食清淡。食盐摄入量应该控制在每天5克左右。

（2）低脂。饮食中应该控制胆固醇、饱和脂肪酸的含量。

（3）低糖。糖类摄入过多的危害在于可以转化为脂肪，增加体重，引起糖耐量异常、胰岛素抵抗，这两项均为冠心病的危险因素。

（4）控制蛋白质。研究表明，某些鱼类蛋白质有一定的降压作用，其余动物蛋白质有一定的升压作用。一般情况下，素食者的血压较低。

（5）严格控烟。吸烟可导致血管痉挛、血管内皮细胞损伤，加速动脉硬化进程、血脂代谢紊乱、血压升高，而且吸烟会减弱降压药物的疗效。

（6）控制体重。肥胖也是心脑血管病和糖尿病的重要危险因素。体重减少1公斤，血压下降约1毫米汞柱。

（7）体育锻炼。有氧运动对于人来说，就像阳光、空气和水一样重要，科学的运动可以增强心肺功能，增加骨密度，促进血液循环，减少体内多余脂肪，预防和控制高血压。高血压病人应该每周至少锻炼5次，每次40分钟，以快步行走最宜，或者运动至自觉劳累为上限。

（8）减轻心理压力。要学会给自己减压，当有不顺心的事或遇到麻烦时，要想办法调整自己的心态。

高血压患者要做到运动降压"两适宜"

高血压是老年人群最常见的慢性病，患者在注意日常调养的同时，适当运动和自我保健有助于保持血压的平稳。老年人究竟怎样做才是科学运动呢？关键是"两适宜"。

运动项目要适宜。不同程度的高血压患者应有不同的运动方式及运动量，最好针对自身情况制订个体化的锻炼计划。高血压患者不适合强度大的锻炼方式，循序渐进的有氧运动则更能够保持心率，让运动之后的血压更趋于平稳。科学研究发现，对于高血压的老年患者来说，最好的运动是有氧运动，如步行、慢跑、游泳、骑车、跳健身操等。

运动强度要适宜。测量运动强度有一个简单的方法，即算心跳的数，220 - 年龄 = 运动的最大强度，170 - 年龄 = 最适宜的强度，但这不是绝对的公式，有时要灵活变通。比如，一个 60 岁的高血压患者，按照公式计算，最适宜的运动强度是每分钟心跳 110 次，可是部分高血压患者心跳较慢，也许每分钟只有 60 多次，如果运动时一定要达到110 次，就不算合适。

因此，再用公式判断运动强度的同时，还应该结合自我感受来判断运动是否过度。具体方法是运动时微微出汗，不要大汗，运动后假如旁边有人跟你说话，只要你每分钟能讲出 70 个字就不算过头。休息10 分钟以后心跳恢复，不感到疲劳，吃得好，睡得香，这就是适宜的运动强度，且每天要坚持锻炼 30 分钟左右，每周 5 天以上。

运动处方 1　降压保健操

高血压是中老年人最常见的疾病，根据中医"平肝熄风"的理论，针对太阳、百会、风池等相关经络穴位，加以按摩，可以调整微血管缩舒作用，解除小动脉痉挛，疏通气血，调和阴阳，对于高血压病的预防和治疗有明显作用。

预备动作　坐在椅子或沙发上，姿势要自然，端正，正视前方，两臂自然下垂，双手手掌放于大腿上。膝关节呈 90 度角，两足分开与肩同宽，全身肌肉放松，呼吸均匀。

（1）按揉太阳穴　按揉太阳穴，顺时针旋转，一周为 1 拍，约做32 拍。此"按揉法"的功效可疏风解表，清脑明目，止头痛。

（2）按摩百会穴　百会穴位于头顶正中央，用左手掌或右手掌紧贴百会穴旋转，一周为 1 拍，共做 32 拍。此法可降血压，宁神清脑。

（3）按揉风池穴　以双手拇指按揉双侧风池穴，顺时针旋转，一周为 1 拍，约做 32 拍。

（4）按揉内关穴　先用右手大拇指按揉左手内关穴，然后用左手按揉右手内关穴，以顺时针方向按揉一周为一拍，共做 32 拍。功效为舒心开胸。

（5）按揉曲池穴　先用右手再换左手先后按揉肘关节处曲池穴，旋转一周为 1 拍，共做 32 拍。此法功效可清热，降血压。

（6）摩头　两手五指自然分开，以小鱼际从前额向耳后分别按摩，从前至后弧线行走一次为一拍，约做 32 拍。此法能疏筋通络，平肝熄风，降压清脑。

（7）擦颈　先用左手大鱼际擦抹右颈部胸锁乳突肌，再换右手大鱼际擦抹左颈部胸锁乳突肌，一次为 1 拍，共做 32 拍。此法可解除胸锁乳突肌痉挛，降低血压。

（8）引血下行　分别用左右手拇指按揉左右小腿足三里穴，旋转一周为一拍，共做 32 拍。此法可健脾和胃，引血下行。

（9）扩胸调气　两手放松下垂，然后握空拳，屈肘抬起，提肩向后扩胸，最后放松还原。

降压保健操做一遍大约需时 10 分钟，简单易学，效果明显。按摩时穴位要准确，以局部酸胀、皮肤微红为度。第一、二期高血压者每天要持续做 2～3 遍，有降压、清脑、镇痛、宽胸、安神等功效，使血压保持稳定。

运动处方 2　六式健身降压操

第一式：振耳　把双手扣在耳朵上，同时按压耳朵，做八个八拍，可使人保持较好的听力，还可以疏通经络。中医认为耳朵的形状像一个头下脚上的倒置胎儿，其穴位于全身五脏六腑都有对应，振耳也可以说是全身调养。

第二式：梳头　中医认为，头为"诸阳之会""清阳之府"，又为髓海所在。凡五脏精华之血，六腑清阳之气，皆可上注于头。每天十指分开代替梳子，八个八拍从前往后梳头，可以起到降压散风、健脑提神、防治头痛的作用。

第三式：叩齿　叩齿就是空口咬牙，每天早晨轻叩牙齿，可使牙齿更牢固，每天八个八拍即可。很多老年人牙齿脱落后都不在意，其实一口好牙对老年人非常重要。中医认为，脾胃为后天之本，老人牙齿脱落后，饮食受影响，出现偏食等现象导致营养不良，最终影响身体健康。

第四式：转颈　每天顺时针、逆时针转颈各八周即可，速度不要过快，幅度不要过大，以缓慢为宜。颈动脉是心脏通向大脑和头部其他主要血管的重要通道，很多老年人出现了颈动脉狭窄，易导致中风等疾病。转颈即可以活动颈动脉血管，还可以活动颈椎，对颈椎病也有一定预防作用。

第五式：压腿　压腿热身，还可以舒展筋骨，左右两侧压腿还可加强全身协调。每天压腿左右各四个八拍共计 32 次，对预防摔伤扭伤有明显作用。

第六式：蹲跳　人老腿先老，蹲跳可强健下体，促进下肢血液循环。每天在室内蹲跳 15 ~ 20 分钟，对下肢力量有很大提高。高龄老人，可以把蹲跳改为下蹲或半下蹲。

运动处方 3　降压操

降压操共分 5 节，每天仅需 5 分钟，可随时随地进行锻炼。

（1）双手掌相对合起，快速搓动。每次搓动时，可让手指指尖从另一只手的手掌下端一直搓到中指第二关节处。每个来回计 1 次，共搓动 36 次。

（2）双手五指尽量分开，指尖逐个相对，指、尖相合手掌分开，然后用力开始顶，共做 30 次。

（3）左手摊平手掌，右手握拳，将左手中指对准右手拳头上的后溪穴，中指与穴位保持 5 ~ 10 厘米的距离。然后换左手握拳，右手摊掌。关键是交换速度要快，共做 36 次。

（4）用左手大拇指和食指捏右手合谷穴，用力按捏，然后换手，共做 36 次。

（5）五指尽量分开伸直，然后慢慢将大拇指弯下，尽量伸向小指，操作过程中要注意，其余四指不能弯曲，共做 36 次。

五节操全部做完后，再甩甩双手，活动一下全身，如涌动脊柱、四肢等，即可达到一定的降压作用。

运动处方4　医疗气功操

（1）吐故纳新　自然站立，两脚平行与肩同宽，脚踏着地，头正项直，下颌微收，直腰收胯，两膝微屈与脚尖成直线，两臂自然下垂放在身体两侧，小指放在裤逢前，手背斜向前。

（2）心平气和　吸气时，两臂均缓上升，动作要柔软，动作不要僵硬，呼气时要以意领气，自上而下，逐渐下沉。

（3）太极开合　吸气时，两手臂呈弧形向两旁拉开，匀缓上升，动作要柔软，不要僵硬，呼气时要以意领气，向内合拢，恢复原位。

（4）舒筋活络　吸气时，两臂向正前方平举与肩同宽。呼气时，翻掌，屈肘，两手从腰部两侧至腰椎两旁，自上而下轻轻按摩至尾骶关节交叉分开，同时两腿屈膝下蹲。

（5）舒展沐浴　吸气时，两臂向左右两侧平举微屈。呼气时，向两侧推开，再吸气时，两臂向中间靠拢，呼气时，两手下按。再吸气时，两手呈捧水状，由下至头顶百会穴，再呼气时，随意念引导从头顶至喉部、胸部、腹部、复位。意念再直达大腿、小腿、两足涌泉穴，至腰椎两旁，自上而下轻轻按摩至尾骶关节交叉分开，同时两腿屈膝下蹲。

（6）双轮还丹　按练功要求摆好姿势，两手交叉相叠置于小腹，吸气时，自小腹经胸前至头顶部；吸气时，两手分开由外及里划弧至小腹，同时，两腿屈膝下蹲；再吸气时，两手分开由外及里划弧至头顶部；再吸气时，两手交叉相合，自上而下经胸前至小腹，再回丹田。

运动处方5　脚踝操

活动脚踝有显著的健身作用，特别是能保持血压稳定。

（1）拉伸踝部　取跪姿，脚背朝下，上身缓缓向后仰，以拉伸脚踝前端肌肉和踝骨周围组织，促进血液循环，运动约1分钟。

（2）踮脚运动　身体站直，双臂下垂，先将右脚尖踮起，身体顺势向上顶，踮起、放下，来回运动，右脚与左脚互相交替进行，以防下肢血管僵硬，强化脚踝力量，每只脚运动10次。

（3）活动脚掌　坐在椅子上或床沿上，一只脚垂直着地，另一脚慢慢抬起伸直，并伴随着自己的呼吸，活动脚踝和脚掌。呼气时脚尖尽量朝脸的方向勾，这样使小腿肌肉和脚踝血管得以舒松伸展，两脚各运动10次。

（4）旋转踝部　以跷二郎腿姿势坐在凳上，将左脚抬起，置于右侧大腿上右手握住左脚掌，左手握住左脚踝上方，脚掌从右至左、从左至右慢慢转，然后右脚与左脚交换，以活动踝关节及其周围经络，每只脚旋转10次。

（5）强化脚踝　手扶楼梯扶手，双脚的前脚掌1/3位置站在台阶上；脚掌其余部分悬空，踮起脚放下，再踮起脚跟再放下，共10次。

运动处方6　降压功

降压功对高血压病有特效，对阴虚阳亢或阴阳两虚，如头痛、眩晕、心悸、失眠、烦躁不安等疗效显著。

（1）开脚站立，两脚距离与肩同宽，两臂松垂，掌心贴近股骨外侧，手中指尖紧贴风市穴。头顶正直，舌顶上腭，体重平均分在两脚，摒除杂念，使身心达到虚静和松空。两眼轻轻闭起来，两臂松垂，手心向上，两中指相接触，置于小腹前，意想此时正下牛毛细雨，雨水由头顶、脸部、前胸、后背慢慢下流，此时应感到全身凉爽舒适。每次站10~20分钟，意念一想到雨停，两手自然下落于两腿旁即收功。

（2）并腿站立，两臂自然下垂，掌心贴近股骨外侧，手中指尖紧贴风市穴。头顶正直，舌顶上腭，体重平均分在两脚，摒除杂念，使身心达到虚静和松空。两手放在大腿外侧，臂微屈，手心向下，手指朝前，两手在大腿外距离10厘米左右。两眼轻闭，意想两手心劳宫穴、两脚心涌泉穴相合，每次做20分钟。

运动处方7　站桩功

站桩练功除对神经系统具有镇静作用外，还能使全身大量毛细血管扩张，小血管口径变粗，血流阻力大大减小，致使血压下降。根据实验表明，站桩功练1小时，收缩压可较站桩前降低10~30毫米汞柱，舒张压的变化不大。

动作要领 面向南方站好，两脚分开距离以感觉舒适为宜，两手放在大腿两侧或前面，眼微闭，舌抵上颚。思想上尽量什么都不想，每次站 20～40 分钟。

站桩疗法对高血压病主要有三个作用：一是站桩疗法可调节血压，既具有逐步降低血压的作用，也可调整低血压逐步恢复正常。二是长期服用降压药而效果不明显时，通过站桩练功，可使血压逐步下降。三是经过站桩练功，可消除患者头痛、头晕、头胀等自觉症状，血压也会同时下降，恢复正常。练功的日期越长，效果越巩固。

有时也会出现例外情况，如有的患者经过 1～3 个月的站桩练功，仍无显著变化，此时不能丧失信心，应继续练习。站桩功贵在坚持，半年至一年以上的远期疗效会更好。

运动处方 8　老骥伏枥功

高血压患者可以练习老骥伏枥功法，该功法是健身气功，导引养生功十二法中的动作。

（1）端坐在椅子上，脚趾上翘，同时两臂前摆到胸前，掌心向上。随后，两手握拳屈肘于胸前，中指点按掌心的劳宫穴，掌面与下颌齐平，脚趾放松。

（2）两拳变掌随两臂向上方伸出，掌心朝前，两臂间距稍宽于肩，跷脚趾。随后，两掌变勾手，从体侧向身后勾挂，指尖朝上，两臂伸直，脚趾放松。

（3）两勾手变掌在腹前相靠，手指朝下。随后，相靠的两掌上提，胸前弹指，再向下落于体侧。

点按劳宫穴是以指代针，有助于清心火、泻肝火，对肝阳上亢造成的高血压有良好的保健作用。跷脚趾、变勾手、弹指等刺激肢端末梢，有助于保健经脉穴位，同时减轻小动脉痉挛和外周阻力。注意练习时要心静体松，呼吸自然。

运动处方9　按摩降压法

按摩可以调节大脑皮层功能，改善大脑血液循环，使微血管扩张，血压降低。采用按摩的方法防治高血压，效果明显。

（1）浴腰法　两掌手指并拢，紧按腰背脊柱两侧，从上往下挤压至臀部尾骨处。做20遍。

（2）顺气法　双手平放在胸前，掌心贴胸部，用鼻子深吸一口气，接着用口呼气，双手慢慢向下抚到小腹部。反复做10次。

（3）抹前额　取坐位，双手食指弯曲，用食指的侧面从两眉间印堂穴沿眉抹到太阳穴处。至少做10遍。

（4）按摩涌泉穴　取坐位于床上，用两手拇指指腹自涌泉穴推至足跟部，局部出现热感后终止操作。每日1～2次，最好于足浴后按摩涌泉穴，效果更好。

（5）按摩指甲根部　以大拇指与食指夹住另一只手的大拇指的指甲根部，转动揉搓。然后，自指甲边缘朝甲根部慢慢地揉搓下去，勿用力过度。于早、中、晚各做1次。

运动处方10　挠头皮法

高血压患者除了让降压药帮忙，平时锻炼一个小动作，也能起到辅助降压的作用，就是用手挠挠头皮。头顶上又掌管着血压的穴位，例如位于头顶正中央的百会穴等，用手轻轻地挠头皮，可进一步降低血压，同时还可以防治神经衰弱、神经性头痛等。

挠挠头皮的方法十分简单：平心静气，手心向内，手指张开如抓痒一样，想象手指是一把大木梳，自前额抓起，由前向后，经头顶至后发际；再由后向前，循环往复。呼气时抓，吸气时停，每天早起、午休及晚睡前各做一次，每次10分钟，平时有空的时候也可以做做。需要注意的是，抓挠头顶时指甲要剪得短些，抓挠时力度要轻，以头皮刚有感觉为主。同时，两手五指自然分开，也可以用小鱼际从前额向耳后分别按摩，从前至后弧线行走一次为一拍，约做20拍。配合抓挠头顶，也可舒筋通络、降压醒脑。

此外，按摩太阳穴顺时针旋转，一周为一拍，约做 32 拍。按摩此穴可疏风解表，清脑醒目，止头痛。以双手拇指螺纹面按摩双侧风池穴，顺时针旋转，一周为一拍，约做 32 拍。以上方法都可以在一定程度上辅助降压。

运动处方 11 搓绳法

长期高血压会诱发手麻无力，不仅痛苦，还给生活造成很大不便。"搓绳法"可缓解高血压引起的手麻。

搓绳，简便易行，不占用时间，随时随地均可做，看电视、听广播、聊天时都可以进行。搓绳前，用水将布制带子浸湿，搓时全身放松，两掌心相对，动作宜慢，用力地搓，搓至两手掌心发热。每天两次，一次搓绳 3 米左右。坚持搓绳，可以使手指微血管扩张，加强血液循环，使手指逐渐灵活起来，从而达到防治手麻无力的目的。

运动处方 12 穴位敲打法

依据中医理论，高血压就是人体精气循行失常造成的。所以，只要处理好穴位，把循行失常的精气重新纳入正轨，就有明显的降压效果。

三阴交（内踝上 3 横指）和悬钟（外踝上 3 横指）是上天送给我们的两味降压大药，血压高的朋友每次敲两侧三阴交半小时左右，敲击时注意力度，不紧不慢，平缓适中，每天至少 3 次，时间越长越好。低压高的朋友每天敲两侧悬钟穴半小时左右，每天至少 3 次。坚持 3 个月以上，血压就能渐渐恢复正常。如果高压、低压都高，当然要同时敲三阴交和悬钟穴，每天至少 3 次，每次持续半小时，时间短效果不明显。

运动处方 13 床上颤抖法

一种非常简单的床上颤抖法，对头痛、高血压、心脏病、消化不良及腰酸、肩痛等均有一定的防治作用。老年人可以经常练习，对防病治病大有好处。

先慢慢喝一杯白开水，仰卧于床上，头下垫一个 3～5 厘米的薄垫，全身放松，双手放在体侧，掌心向下，双脚跟靠拢，双腿伸直。首先，双手各手指慢慢分开，接着双腿向上抬起，速度尽量慢，并尽量与身体垂直。然后，双手和双脚同时轻轻颤抖 2～3 分钟。每天早晚和起床前各练 1 次。

运动处方 14　八字按摩法

推、擦、抹、梳、滚、揉、压八字按摩降压法，有很好的降压作用，高血压患者不妨一试。

（1）推　用双手大拇指交替推颈部桥弓穴（在脖子两侧的大筋上），具有降压作用。这里有个颈动脉窦，通过颈动脉窦的刺激，可以反射引起血压降低。

（2）擦　用两手掌摩擦头部两侧各 36 次。

（3）抹　用双手的食指、中指和无名指的指腹，从前额正中向两侧抹到太阳穴，各抹 36 次。

（4）梳　双手食指微屈，从前额发际开始，经过头顶，梳至后发际 36 次。

（5）滚　双手握拳，拳眼对着相应的腰背部，上下稍稍用力滚动 36 次，滚动幅度尽可能大些。

（6）揉　两手掌交叉重叠，贴于腹部，以脐为中心，顺时针、逆时针各按摩 36 次。

（7）摩　按摩劳宫穴（手心中央）、合谷穴（手背面第 1、2 掌骨之间，近第二掌骨中点）、内关穴（前臂内侧，腕上两寸）各 36 次。

（8）压　每天睡前用温水泡脚，按压脚心涌泉穴 36 次，有降压、安神作用。

运动处方 15　简易按摩降压法

按摩可调节大脑皮层功能，改善大脑血液循环，使微血管扩张，血压降低，防止动脉硬化。采用自我按摩或由他人辅助按摩的方法防治高血压，手法简单，效果明显。

（1）按摩指甲根　以大拇指与食指夹住另一只手的大拇指的指甲根部，转动按搓。然后，自指甲边缘朝指甲根部慢慢地揉搓下去，勿用力过度，吸气时放松，呼气时施压。尽可能于早起、午间、就寝前做3次。

（2）按摩涌泉穴　取坐位于床上，用两手拇指指腹自涌泉穴推至足跟部，局部出现热感后再终止操作，每日1~2次。最好于足浴后按摩涌泉穴，效果更好。

（3）抹前额　取坐位，双手食指弯曲，用食指的侧面从两眉间印堂穴沿眉抹到太阳穴处，至少做10遍。

（4）顺气法　双手平放在胸前，掌心贴胸前部，用鼻子深吸一口气，接着用口呼气，双手慢慢向下抚到小腹部。反复做10遍。

（5）浴腰法　两掌手指并拢，紧按腰背脊柱两侧，从上往下挤压至臀部尾骨处。重复做20遍。

运动处方16　佛家静坐健身术

佛家认为人的烦恼均在于自我主观意识太强，执着于贪、嗔、痴、怒等诸念，这些不良情绪常常引发头痛、头晕、失眠、胸痛、心悸、胃痛、腹胀等各种病症。养生不仅要养身，更贵在养心。因此，他们非常注重一种内心自省的"调心"功夫，主张"去物欲以养形，致虚静以养神"，只有形神合一，心胸开阔，才能延年益寿，这种功夫就是佛家的静坐术。

静坐不仅要求身体的入静，还要求精神思维活动的入静，从而使大脑皮层在一定时间内达到休息放松的状态，能让左侧大脑从语言活动中解脱，处于休息状态，让右脑充分发挥其直观的形象思维能力，从而消除善于语言思维和右手劳动者容易出现的左脑疲劳。在自然放松的情况下静坐，身体的各部分机能得到充分调节与整合，改善各器官的功能，增强机体的免疫功能，达到祛病延年的功效。通过调息入静，使肾中之精益固，元气自充，气血经络通畅，并能排除杂念，达到静心止虑之效。

　　静坐前最好做一些简单的运动，如四肢的屈伸，腰背的俯仰，颈部的旋转等，使血脉通畅，肌肉神经放松，头脑安定，更助于静坐。初学静坐的人不必勉强自己双盘腿，可采用盘腿或双腿自然下垂等姿势，重要的是背脊要挺直，身体端直，小腹回缩，下腭内收，两肩微向左右张开，两手心向上，左手掌放在右掌上，两手拇指轻轻相触，放在丹田之下，或手结莲花印。舌抵上腭，口微闭，以鼻呼吸，两眼微闭。此时开始静坐调息，以眼观鼻，以鼻观心，深深地吸入新鲜空气，使横膈膜下压，腹部向外突出。呼气时，腹部尽量收缩，横膈膜上抬，把浊气排出。同时，意念感觉到鼻子细微的呼吸，想象每次吸气时把宇宙的宁静祥和及无限的能量吸入自己体内，呼气时尽量把身体中不舒服及病痛释放出来，把郁闷、恐惧、不安用力呼出体外。如此多做几次这种有意识的深呼吸后，呼吸渐渐细长到达小腹，身体会有轻松的感觉，心境逐渐地安静下来，达到身心统一，享受安静的精神生活。

　　如果静坐时杂念纷飞，气息不调，也可以用以下方法帮助入静。①数息法。默数自己的呼吸，一般数"出息"，即呼出时才数，从1数到10，再反复从头数起。如果中途生出杂念，必须从头数起。如果是低血压、神经衰弱的人或昏昏欲睡时，就要数"入息"，即当吸气时才数，一样从1数到10，如此反复。如果心念转静，就不再计数，把心专注于呼气与吸气，以此达到身心宁静。②制心一处法。即把心专注于某处，如肚脐间、鼻端、眉心。如果是昏昏欲睡，则要把心念往上提，专注于鼻端或眉心。如果是高血压患者，则心念专注于肚脐间或脚底涌泉穴。当心念专注于一处时，气血运行加快，可起治病和安神调气之效。

运动处方17　大声朗读

　　朗读首先是一种心理调节的良好手段。有研究表明，人在大声朗读的过程中，大脑皮层的抑制和兴奋过程达到相对平衡，血流量与神经功能调节会处于良好状态，心情也会感到愉快；而愉悦的情绪会对血压产生正向调节作用。

　　同时，大声朗读还有锻炼肺功能的作用，这与临床医生让患者吹气球来锻炼肺活量的方法类似，是一种很好的保健方法。朗读时我们常常会不自觉地做腹式呼吸，使膈肌的活动范围增加，调节肺通气量，使胸廓得到最大的扩张，让更多的氧气进入肺部，改善心肺功能。

朗读最好选千字以上、长句较多的文章，比如抒情散文、叙事诗等。朗读时稍稍束紧腰部，松紧程度以能顺畅发声为宜。如果声情并茂，更有利于腹式呼吸。时间以20分钟左右为宜，相当于一次有益的有氧运动。

运动处方18　健身球

健身球练法虽简单，强体效果却非常突出。它通过手指的活动，疏通经络，调和气血，强健五脏。通过对经络上的穴位以及手心劳宫穴的刺激，调节大脑中枢神经，具有促进食欲、降低血压、健脑、改善睡眠、增强体力的作用。长期坚持可强身健体，祛病延年。

健身球对治疗和预防高血压、神经衰弱、颈椎病等许多慢性疾病有显著疗效，益于手部、臂部神经系统疾病的防治。因为双手掌和十指与肌体内外器官紧密相连，身体各器官在手上都有相应反射点（或叫投影区），十指拨转球就要造成球面对手掌多个部位按摩刺激，十指的活动牵涉手上的几个经络和十指相关的一些器官。所以，健身球表面看来是局部运动，实际上是一项全身性的健身活动。选用健身球时，主要根据手掌大小，一般初练者以中、小号为宜，待技术熟练后，可加大型号或增加球的数量。常用练习方法如下：

（1）单球旋转和抛接　单手拿一个健身球，在手中进行转动，做向左或右方向的转动，也可做上、下转动。单手拿球做向上抛动作，使球离开手掌后再接着，增加空间和时间的感觉。单手旋转和抛接是初练时的基础动作，两手可以各拿一个球同时进行练习。

（2）双球旋转　单手平托两个球，用手指拨动球向左或向右方向转动，也可以上、下进行转动。双手可以各拿两个球进行练习，这是最常用的方法。

（3）三球转动　单手平托三个球，只能做向左或右方向转动，两手交替进行练习。

（4）四球转动　单手平托三个球，为了增加重量，上面再放一个球，做向左或向右方向转动，两手交替进行练习。

（5）双手滚球　单手托三个球或四个球成一串，两手要有适当距离和高度，由一手向另一手滚落。

（6）单手双球抛接　单手托两个球，向上抛起 1 个，当球下落时再抛起另一个球，把先抛的球接在手，手中只留 1 个球，另一个球在手上方空中反复抛接，重复进行练习。

每天早晨练习半小时，每次练习时两空心球、两实心球交替并用，让球在手掌里或缓或急或顺或逆转动着。球转动时产生的那种美妙悦耳的声音，伴随着公园的鸟语花香，令人心旷神怡。练到一定时候，手掌会发热，铁球刺激掌心穴位，只觉得气脉贯通，通体舒畅，治病强身的效果十分明显。

运动处方 19　靠壁站立

背部的脊髓是重要中枢神经，国外医学家通过研究发现，从脊髓中出来的脊髓神经，可将来自大脑的信号传达到身体各部分，并同植物神经联系。如果背部受到刺激，不仅脊髓神经与植物神经会活跃，同脊髓神经相连接的大脑神经也会因此激发活力。而简单的靠墙站立姿势可以有效刺激背部，从而起到健身的作用，有助于防治高血压、头痛、耳鸣、失眠等。

（1）头部与背部紧贴墙壁，双手自然下垂于体侧，脚后跟距离墙壁 20 ~ 30 厘米。

（2）接着，脚后跟向墙壁靠拢。

（3）这时，脑后部、背部、臀部与脚后跟都要紧贴墙壁。

（4）下巴尽量向前伸展，头部轻轻地向上抬起。

（5）进行腹式呼吸，即吸气时腹部下陷。

（6）初练时每次站立 15 秒钟，几天后逐渐增加到一分钟，每天早晚各一次，养成习惯后，每天可站立多次。

运动处方 20　慢速散步

对于老年人来说，散步也是有讲究的。从速度上来说，散步可分为慢速（每分钟60～70步）、中速（每分钟70～90部）、快速（每分钟90步以上）。老年人散步时，可根据自身情况，选择最适合的散步形式。

对于冠心病、高血压患者来说，每分钟60～70步的慢速行走较适合。速度过快会使血液循环加快，血压升高，容易发生危险。这类老人最好的状态是散步30分钟左右，细汗微出，心率不快不慢，并且没有头晕、恶心、过度疲劳的感觉。患有下肢动脉硬化的老年人，也不宜快速行走，否则容易导致血管顺应性降低，弹性下降，而慢速行走就能在一定程度上避免这个问题。

运动处方 21　脚踩小球

脚心的涌泉穴是人体长寿大穴，位于足底前部凹陷处，第2、3趾趾缝纹头端与足跟连线的前三分之一处，为全身俞穴的最下部，乃是足少阴肾经的首穴。按摩涌泉穴有多种多样的方法。

通常涌泉穴保健手法有揉、搓、摩、敲、踩，其中最简单最容易操作的方法是踩。也可坐在椅子上，用脚底转动小球，按摩脚底穴位。或穿一双根据人体脚步穴位设计的按摩鞋、拖鞋，可在行走、办公、做家务的同时起到按摩和保健的作用。

根据临床统计，揉搓涌泉穴疗法有助于防治哮喘、腰膝酸软、失眠多梦、头晕头痛、高血压、耳聋耳鸣、大便秘结等五十多种疾病。

运动处方 22　挤压小腿肚

动作要领　坐于小物体上，高度为30厘米左右，坐其三分之一。两足与肩同宽，两小腿与地面垂直，小腿与大腿夹角小于90°。站立练习时，一只脚立于地面，另一只脚翘于物体上，其他与坐练相同。双目微闭，口亦轻合，上下牙齿均不接触，采用自然呼吸。先挤压左腿小腿肚，双手拇指推挤左腿背面小腿肚，左右手的四指齐压左腿侧面肌肉边缘，双掌成抱球状。练习时身体要放松，动作协调自然，一挤一压，要挤压到底，待手指反弹后再接着练，节奏要慢，挤压108次为宜。然后换右腿再练，方法同上。挤压一遍后，双手搓热按摩左右

腿部足三里，再用双手交替拍打左右小腿肚，做完以后站立将手搓热，搓脸、拉耳、轻揉太阳穴，各做9遍。

从生理角度看，腿部经络有足阳明胃经、足太阴脾经、足太阳膀胱经、足少阴肾经、足少阳胆经、足厥阴肝经。通过这种特殊的锻炼方法，使经腿部的6条经络气血高速运行，促使下肢的血液回流到心脏和大脑，缓解身体供血不足的状况。对高血压、低血压、偏头痛、神经衰弱、失眠、面神经麻痹、冠心病、早搏、心律不齐、气管炎、胃炎、肠炎、妇科病、关节炎等有一定的防治作用。

高血压患者挤压腿肚时最好以自练为好，边练边体会。若请别人代劳，宜反卧挤压，稍用力并增加次数。每天早中晚各练一次，循序渐进，逐步增加。练习过程中若出现腿部有麻胀感，属正常现象，不可因此少练。

运动处方 23　擦颈甩臂

在日常锻炼中，把擦颈、甩臂与摆腿有机结合起来，久做可防治高血压病，减轻高血压病人头晕头痛、心烦失眠等症状。

（1）擦颈　预备姿势：自然站立，两腿分开与肩同宽，两臂自然下垂于两侧。做法：两臂屈肘，上移于肩部，首先用两手掌轻轻拍打颈部1分钟，再两手掌贴后颈部，两手形成"八"形，并沿着"八"字的延长线来回擦颈，共擦100个来回。

（2）甩臂　预备姿势：自然站立，全身放松，两脚分开与肩同宽，两臂自然下垂于体侧，掌心向内。做法：两膝微屈（注意膝关节不宜超出脚趾），身体重心下移，两臂伸直前后用力来回摆动，前摆时两臂和身体纵轴的夹角不超过60度，后摆时超过30度，一般每次摆200～500次，以身体发热、温暖、出汗为佳。

（3）摆腿　预备姿势：面墙而立，两手扶墙。做法：以髋关节为轴，左腿前后摆动150次（前后摆动至45度），右腿前后摆动150次。

呼吸系统老年病

第一节　了解呼吸系统的生理功能

呼吸系统由呼吸道和肺组成，呼吸道是传送气体的管道，肺是气体交换的器官。

在呼吸过程中，人体通过呼吸系统不断地由外界吸入新的空气，呼出体内在新陈代谢过程中所产生的二氧化碳。

呼吸道包括鼻、咽、喉、气管和左右支气管等器官。临床上通常以喉为界，将鼻、咽、喉三部分称为上呼吸道，而将气管、左右主支气管及其在肺内的分支称为下呼吸道。

肺是呼吸系统最重要的器官

肺位于胸廓内，通过呼吸道与外界相通。胸廓扩大与缩小，肺也随之张缩。肺扩张则肺容量增大而内压下降，肺缩小则肺容积减小而内压升高，形成了肺内压与大气压之间的压力差，从而驱动气体进（吸入）、出（呼出）肺。胸廓的扩大与缩小，是由呼吸肌的舒缩所造成。因此，肺泡气与大气之间的压力差，是推动气体流动的直接动力，而呼吸肌的舒缩则是实现肺通气的原动力。

肺与外界大气的气体交换过程，称为肺通气。肺通气是气体进出肺的过程，气体的流动像液体一样，有赖于压力差的推动，是为气流的动力。气体流动还需克服阻力，因此，肺通气功能是由通气的动力克服通气阻力来实现的。

呼吸道是气体进出肺的通道

呼吸道又称气道，它包括鼻、咽、喉、气管、各级小支气管直至终末细支气管。临床上将喉以上部分称为上呼吸道，其以下部分称为下呼吸道。下呼吸道分支成倍增加，管道口径逐级减小，而总横断面积则愈亦增大。一般将直径小于 2 毫米的细支气管称为小气道，是呼吸系统常见的患病部位。自呼吸性细支气管以下，包括呼吸性细支气管、肺泡管、肺泡囊及肺泡，具有与血液进行气体交换的功能是换气区。一般认为呼吸性细支气管所支配的区域，包括它以下的肺泡管、肺泡囊及肺泡，成为一个肺功能单位。

呼吸系统的主要功能是气体交换

呼吸道将吸入的氧气弥散到血液，保证组织的氧需要，同时将代谢产物——二氧化碳排出。呼吸系统与外界的沟通，外界有害物质，包括微生物、过敏原、粉尘、有害气体等可以直接侵入，可能造成病害。全身其他器官的病原体也可通过淋巴、血液播散到肺部。呼吸系统具备完整的物理、生物、免疫的防御机制，保证身体的健康。肺脏又与心脏血液动力学的关系至为密切，两者相互影响。

呼吸道对吸入气体有加温、加湿、清洁等作用

呼吸道黏膜有丰富的血管网，并含有黏液腺和杯状细胞，可分泌黏液，故能使吸入的空气升温到最接近的体温，还能被水蒸气所饱和。黏膜上丰富的绒毛，能向鼻端做麦浪形的协同运动。吸入气中的灰尘、微生物及其他微小异物，可被黏膜粘附，通过绒毛运动向上推送到咽喉，吞咽入胃或咳嗽排出。因此，呼吸道黏膜对肺组织有重要的保护功能。过冷、过热或过于干燥的空气，可损害呼吸道黏膜，破坏黏液细胞和纤毛运动，使呼吸道防御功能降低，而引发呼吸道疾病。此外，呼吸道黏膜上还具有感受器，受到机械性或化学性刺激时，能引起喷嚏反射和咳嗽反射，这些反射都具有保护性意义。

呼吸运动包括胸廓运动和膈肌运动，以胸廓运动为主的呼吸，胸

廓张缩较大，称胸式呼吸。以膈肌运动为主的呼吸，腹壁起伏明显，称腹式呼吸。正常人的呼吸大多是胸式呼吸和腹式呼吸混合式的。

第二节　认识呼吸系统老年病

随着人体的衰老，呼吸系统的"老化"现象也开始显现，呼吸系统老年病和呼吸系统"老化"是一对孪生兄弟。

鼻黏膜及咽腔淋巴组织随着老年逐渐趋向萎缩

鼻子是呼吸系统的大门，起着对吸入空气过滤和加温、加湿的作用，对呼吸系统的健康有着重要作用。随着年龄的增长，鼻黏膜逐渐出现萎缩，表现为经常打喷嚏。在45~65岁人群中，至少有1/3的人是过敏性鼻炎、鼻窦炎患者，一遇到冷空气就喷嚏连连，鼻涕滴答不断，过敏原是一大原因，衰老是另一大原因，同时还表现为经常清嗓子。老年人嗓子分泌黏液的腺体功能开始下降，常有口干咽燥的感觉，总会干咳，嗓子润滑更差，容易发生刺激，导致更频繁地清嗓子。

同时，鼻孔也会逐年下垂，鼻型发生改变。鼻子最美的时间是20~40岁，40岁以后，鼻孔出现下垂，鼻型改变，鼻梁也稍有下陷，甚至能感觉到鼻子比以前大了很多。这是因为，鼻子也像其他软组织（如皮肤、脂肪、肌肉等）一样萎缩。随着时间的推移，骨骼也会萎缩，没有了骨骼的支持，这些软组织就少了可供支撑的基架，鼻腔也稍有缩小，对呼吸道有一定影响。

肺为"娇脏"，"肺防线"最易失守

大量临床数据发现，肺是人体最"娇嫩"的器官，它容易受内外因素损害，是人体最容易失守的一道防线。皮肤、胃肠黏膜和呼吸道黏膜，在这三者中，呼吸道这道防线，特别是肺这个要塞，更容易跟外界接触，容易受细菌感染，因此是最脆弱最容易失守的。中医称，肺为华盖，也就是形容肺像雨伞一样，是给五脏六腑"挡风遮雨"

的。肺开窍于鼻，指它通过口鼻直接与外界相连。肺泡展开的总面积约有 70 平方米，它通过呼吸，随时与大气接触并进行交换，把氧吸入血液，把二氧化碳呼出体外，是人体与外界交流的最大关口。呼吸道黏膜和肺泡有防卫细菌入侵的屏障作用，但与皮肤、胃肠相比，肺这道防卫屏障脆弱得多。

好多传染性疾病，首先会侵犯肺。从西医角度来说，肺部感染是老年人死亡很重要的原因之一。在我国，50 岁以上的中老年人肺炎病死亡率高达 28.6%，美国老年肺炎并发全血感染的病死率高达 51%，并且年龄越大，死亡率越高。而在多器官衰竭的"多米诺效应"中，肺衰竭往往是倒下的第一块骨牌，是多器官衰竭的启动因素。呼吸衰竭后，很快出现心脏功能衰竭、循环衰竭、多器官衰竭，最终导致死亡。

肺活量会随着年龄增长而下降

人老肺先衰，肺的衰老是一渐进过程，20 岁肺刚刚开始老化时，只是轻微影响身体供氧。30 岁时，男性的肺活量会比 20 岁时降低 100 毫升以上。40 岁时，肺活量进一步减弱，似乎呼气不尽，肺气残留量增多，70~80 岁时肺活量仅为 17 岁时的 25%。80 岁老人与 30 岁年轻人相比，肺活量减少约 50%。有的人时而有喘不过气的感觉，有意无意地深吸一口"大透气"，体形肥胖的人就会开始感到气短，或者气不够用，人体的五脏六腑会出现"缺氧"状态，从而加速机体的衰老。

肺功能减退，呼吸道疾病增多

呼吸肌萎缩，胸廓变硬，气管纤毛脱落，功能减弱，黏液和分泌物排出功能减弱，常有支气管炎、肺炎发生。肺组织萎缩，肺泡变大，弹力减退，胸廓前后径扩大，形成老年性肺气肿。25 岁青年每分钟可向体内组织输氧 4 升，而 70 岁老人只能输氧 2 升，肺功能明显减退，呼吸道疾病会逐渐增多。

中老年人要学会呵护娇弱的肺

（1）接种疫苗。建议 60 岁以上的老年人打肺炎疫苗，有效保护率可达到85%以上。此外，每年还应接种一次流感疫苗，尤其是身体差、免疫功能低下的人，都有必要接种。

（2）感冒及时治。许多人的肺炎是感冒未及时治疗引起的，所以，感冒后一定要休息，咳嗽厉害者一定要就医。

（3）多做扩胸运动。伸开双臂，尽量扩张胸部，然后用腹部带动来呼吸，能增加肺容量，尤其有利于慢阻肺和肺气肿病人病情的恢复。

（4）减少刺激。在大风、阴霾天等空气污染的情况下，尽量少出门。沙尘、汽车尾气、厂矿周围的烟雾等对呼吸道极为有害，即使出门也应尽量戴口罩。

（5）笑能宣肺。在众多的养肺方法中，"笑"是最便宜且有效的一种。尤其对呼吸系统来说，大笑能使肺扩张。

（6）主动咳嗽。想提升肺的质量，可以在空气良好的环境里做深呼吸，并主动咳嗽，这样可以排出沉积在肺中的杂质。

另外，一天中养肺的最佳时间是早7~9点，这时肺功能最强，最好此时进行慢跑等有氧运动，能强健肺功能。肺脏最弱的时间是晚9点~11点。晚饭后含一片梨，到睡前刷牙时吐掉，可以滋润肺脏。

第三节　运动防治呼吸系统老年病的作用

运动能使肺脏年轻　肺功能的强弱和衰老过程密切相关，运动能大大增加肺部健康，延缓肺组织的衰老，提高肺泡张开率，使肺功能增强。

运动可提高肺活量　随着运动强度的增大，机体为适应代谢的需求，需要消耗更多的氧气和排出更多的二氧化碳，使得呼吸加深、加快，保持肺组织的弹性，提高了呼吸肌的收缩力，也增加了肺活量。

从医学意义上讲，肺活量的大小是衡量一个人健康状况和精力的重要标志之一。体育锻炼能保持肺组织的弹性和呼吸肌力量，推迟肋软骨的钙化，加强胸廓的活动幅度，预防老年人肺气肿。肺脏的通气功能得到保证，呼吸系统便可更加健全。有调查显示，坚持进行体育锻炼的老人，肺活量均比一般老年人大，因而有利于保持身体供氧能力。

能够预防多种肺部疾病的发生　人体在运动时，需要有大量的肌肉参与，呼吸肌的参加必然加大膈肌上下活动范围，胸腔容积达到最大范围的扩展和回缩。呼吸一次为 10～15 秒钟，能吸入 1000～1500 毫升空气，最大限度地利用了肺组织，使中下肺叶的肺泡在换气中得到健康的锻炼，改善了肺部的血液循环，从而防止肺的纤维化，延缓了老化，保持良好的弹性，提高了肺活量，可使机体获得充足的氧，随血液循环而布散到周身，并能满足大脑对氧的需求，使人精力充沛。由于肺功能增强，无形中增强了肺部免疫细胞对尘埃和病菌的吞噬和清除能力，有效地预防了肺部多种疾病的发生。

第四节　运动治疗老年病

第一部分　老年性慢性支气管炎

老年性慢性支气管炎是中老年人常见的多发病，多由急性支气管炎演变而来。其特点是多在秋冬等寒冷季节发作，春夏季温暖后又会缓解。症状是咳嗽痰多，反复发作，迁延难愈。"老慢支"是一种消耗性疾病，治疗起来也非常棘手，一般每年连续咳嗽在 3 个月以上，发作时多呈急性支气管炎症状。若病情得不到控制，病变进展可并发阻塞性肺气肿，影响肺功能，或进而发生肺源性心脏病，导致呼吸功能衰竭和心功能衰竭，不仅影响健康，严重者还可危及生命。

由于"老慢支"发病时间长，病程易迁延，故治疗难度较大。中医认为，肺病皆有"痰"作祟，"痰"为主要致病因素，而肺为贮痰之器，脾为生痰之源，肾为气之根，只有以整体观念为本，辨证论治，清肺、理气、健脾化痰、纳肾才能将脏腑功能调理平衡，促进肺功能的恢复。

运动处方1　健肺操

健肺操既可提高正常人的肺功能，又能促进支气管炎、肺气肿等慢性肺部疾病的康复，并有利于呼吸道疾病的预防。

（1）伸展胸廓　站立，双臂下垂，两脚间距同肩宽。吸气，两手经体侧缓慢向上方伸展，尽量扩展胸廓，同时抬头挺胸。呼气时还原。

（2）转体压胸　站姿同前。吸气，上身缓慢地向右后方转动，右臂随之侧平举并向右后方伸展。然后，左手平放于左侧胸前向右推动胸部，同时呼气。向左侧转动时，动作相同，方向相反。

（3）交叉抱胸　坐位，两脚自然踏地。深吸气，然后缓缓呼气，同时两臂交叉抱手于胸前，上身稍前倾。呼气末还原。

（4）双手挤压胸　坐位，两手放于胸部两侧。深吸气，然后缓缓呼气，同时，两手挤压胸部，上身前倾。呼气末还原。

（5）抱单膝挤压胸　坐位，深吸气，然后缓缓呼气，同时抬起一侧下肢，两手抱住小腿，共向胸部挤压，呼气末还原。两侧交替进行。

（6）抱双膝压胸　直立，两脚并拢，深吸气，然后缓缓呼气，同时屈膝下蹲，两手抱膝，大腿尽量挤压腹部及胸廓，以协助排出肺中存留的气体。呼气末还原。

此操以腹式呼吸为主，要求吸气深长，呼气缓慢。每一个动作应保持数秒后再做下一个动作。老年体弱者可单选某一节做。

运动处方2　强肺操

强肺操能调节控制肺部的植物神经功能，对于排除异常刺激，加强肺部的免疫功能大有益处。

（1）仰卧，全身放松，两手分别放于小腹部和胃部，缓慢进行深呼吸，呼气时轻压腹部。做2分钟。

（2）仰卧，两臂放在身旁，吸气时，手心向下，脚尖向内；呼气时翻掌，手心向上，同时两脚尖外展；再吸气时，手心翻向下，脚尖向内收。反复做8次。

（3）仰卧，吸气时两臂侧平伸，手心向上。呼气时下肢不动，一手臂随上体向一侧转体，与另一手臂合拢，再吸气还原。左右转体交替8次。

（4）仰卧，吸气时下肢不动，两手叉腰；呼气时，两腿慢慢屈膝，两手抱膝轻压腹部，再吸气时还原，反复8次。

（5）仰卧，吸气时下肢不动，两臂上举过头；呼气时，两手随身体坐起而触及脚尖，胸触膝；再吸气时，两手随上体卧倒而回到头上，同时吸气，反复8次。

（6）仰卧，吸气时不动，呼气时两臂抱胸。

运动处方3 呼吸操

呼吸操最基础的动作是缩唇呼吸，方法是用鼻吸气，然后像吹口哨一样缩唇，通过嘴唇将气尽量全部呼出，吸、呼时间比为1：2~1：3。在此基础上，可做一套需全身配合的呼吸动作，分为卧、立、坐3种姿势。

（1）卧式呼吸操 仰卧于床，双手握拳，肘关节屈伸4~8次，屈肘时吸气，伸肘时呼气，平静深呼吸4~8次调整一下。两臂交替平伸4~8次，伸举时吸气，复原时呼气。双腿屈膝，双臂上举外展并深吸气，复原时呼气，重复4~8次。缩唇深呼吸4~8次。

（2）坐式呼吸操 坐于椅子上或床边，双手握拳，肘关节屈伸4~8次，屈吸伸呼，平静深呼吸4~8次。展臂吸气，抱胸呼气4~8次。双膝交替屈伸4~8次，伸吸屈呼。双手抱单膝时吸气，压胸时呼气，左右交替4~8次。双手搭同侧肩，上身左右旋转4~8次，旋吸复呼。

（3）立式呼吸操 两脚分开与肩同宽，双手叉腰呼吸4~8次。一手搭同肩，一手平伸旋转上身，左右交替进行4~8次，旋呼复呼。双手放于肋缘吸气，压胸时呼气4~8次。双手叉腰，交替单腿抬高4~8次，抬吸复呼，缩唇腹式呼吸4~8次。双手搭肩，旋转上身4~8次，旋呼复吸。展臂吸气，抱胸呼气4~8次。双腿交替外展4~8次，展吸复呼。隆腹深吸气，弯腰缩腹呼气4~8次。

这套操每天练习 1～2 次。对于肺功能极差的患者，不要急于求成，可先从缩唇呼吸开始，再逐渐进行呼吸操的锻炼。

运动处方 4　止咳操

人仰卧在床上，两手与两脚伸直，两手伸直高过头部，全身成一条直线。

慢慢地吸气至下腹部（丹田穴），同时把头尽量抬起来朝天花板看，除腰部贴在床上外，两腿也尽量绷直朝上抬起，全身成弓形。

这时停止呼吸，身体尽量伸展，维持这一姿势，直到气憋不住再松动，每天早、晚各做 3～5 次。一旦咳嗽，马上做也有效，因为脊柱充分伸展，喉头肌处于高度伸展状态，加之憋气的效应，咳嗽可被阻断。

运动处方 5　清肺强身功

肺是人体主要的呼吸器官，要想让它保持清洁，日常生活中只要进行深呼吸和主动咳嗽，就能达到洗肺的效果。

（1）**胸腹联合呼吸**　选择空气新鲜的地方，每日进行 2～3 次。胸腹式联合的深呼吸，类似瑜伽运动中的呼吸操。深吸气时，先使腹部膨胀，然后使胸部膨胀，达到极限后，屏气几秒钟，逐渐呼出气体。呼气时，先收缩胸部，再收缩腹部，尽量排出肺内气体。反复进行吸气、呼气，每次 3～5 分钟。

深呼吸的好处很多人都知道，但容易被忽视的是，不生病的时候主动咳嗽几下，也是积极的保健动作，可促使肺部清洁，增强免疫力，保护呼吸道不受损伤。咳嗽是一种保护性反射动作，能清除呼吸道内的异物或分泌物，而这些物质是引起肺部疾病的原因之一。

（2）**主动咳嗽**　每天起床后、午休或临睡前，在空气清新处做深呼吸运动。深吸气时缓慢抬起双臂，然后主动咳嗽，使气流从口、鼻中喷出，再双臂下垂。如此反复 8～10 遍，尽量将呼吸道内的分泌物排出。

深呼吸加咳嗽等于洗肺，每天 2～3 次，能排出呼吸道分泌物，增强免疫力。

运动处方6　健肺气功

（1）呼吸练习　晚餐1~2小时后，先慢走10~15分钟，然后找一处环境安静、平坦开阔的地方，站定后全身放松，两眼徐徐向前平视，双足迈开与肩同宽，双掌相搭掌心向上，放于肚脐下3厘米左右的位置，吸气时收腹，再缓缓呼气放松。如此练习半小时，对健肺很有帮助。

（2）吹气球　用嘴吹气球这一连串的深呼吸运动，不仅增加肺活量和肺通气的功能，久之还会使胸肌丰满。吹气球时采用腹式呼吸利于刺激肠胃蠕动，改善腹部血液循环。

（3）缩唇呼吸法　快速吸满一口气，呼气时像吹口哨一样慢慢"吹"出，目的是让空气在肺里停留的时间长一些，让肺部气体交换更充分，支气管炎病人可常做。

运动处方7　八式健身法

八式健身法是我国民间流传的一种定步动功法，全套共8个动作，每个动作都尽量把身体牵引到最大限度。每次配合5息（呼和吸各5次）完成，不仅对筋骨关节有良好的强健作用，对防治呼吸、消化、心血管系统疾患也都有明显的效果。

（1）双龙出海　两手（掌心向下）前伸平伸，上提至肩高，并徐徐深吸气。

（2）二虎潜藏　反掌（掌心向上），双手向后收回，到腋中线向后展开，头后仰至最大限度，并徐徐呼气。手向后展开时注意不要挺胸，使胸锁关节向后向外展开。做此动作时以有酸痛感为好。

（3）直冲霄汉　双手前移到胸前，合掌，右大拇指压在左大拇指上，然后渐渐上举至头顶。双肘关节要尽量伸直，手上举时将足尖跷至最大限度，徐徐吸气。

（4）海底明堂　双手合掌，徐徐下降，到枕后再经耳后，分掌直至胸前，然后对指反掌下按，头部向上后仰至最大限度，缓缓弯腰，循序渐进，力求双掌按到地面。徐徐呼气。

（5）怀中抱月　弯腰渐起，双掌向前，向两侧划圈，反掌（并伴徐徐吸气），然后收手至胸前，双手对指反掌，手心向上，伴徐徐呼气。

（6）仰举天苍　双手慢慢上举至最大限度，双肘关节尽量伸直，如双掌顶千斤。头上仰，目视掌背，随后双手分掌，缓缓下降至身体两侧（伴徐徐呼气）。

（7）三盘落地　双手向前平推举至肩高，手心向前然后屈膝下蹲（伴徐徐吸气）。此动作要求双手与躯干、躯干与大腿、大腿与小腿均尽量成直角。

（8）伸手牵羊　反手缓缓站起，双手自然下垂，徐徐呼气。

此八式健身法每天晨练 1～2 次，每次 15～20 分钟。

运动处方 8　补养肺气法

补养肺气法，有利于呼吸道的保健。

（1）捶背　端坐，腰背自然直立，双眼微闭，放松，两手握成空拳，捶脊背中央及两侧，各捶 30 次。捶背时要从下向上，再从上到下，先捶脊背中央，再捶左右两侧。这种方法可以通畅胸中之气，通脊背经络，同时有健肺养肺之功效。

（2）摩喉　上身端直，仰头，颈部伸直，用手沿着喉部向下按摩直至胸部。按摩时，拇指与其他四指分开，虎口对住咽喉部，向下按搓，可适当用力。这种方法有止咳化痰的功效。

（3）浴鼻　将两手拇指外侧相互摩擦，有热感后，用拇指外侧沿鼻梁、鼻翼两侧上下按摩 30 次左右，可增强鼻的耐寒能力，有助增肺气，亦可治伤风、鼻塞不通。如果用冷水浴鼻效果更好，将鼻浸在冷水中，闭气不息，少顷，抬头换气后，再浸入水中，如此反复 3～5遍。也可将毛巾浸冷水敷于鼻上。

运动处方 9　呼吸三法

（1）坐位呼吸法　打开两肘，扩张背肌，吸气，同时举起双臂，收紧肩胛骨。抬头，两掌合拢，向上伸直，同时充分吸气。放下两臂，缓缓吐气，两臂靠拢，身体前倾，将气吐尽。

（2）睡前呼吸法 平躺，两手放在脐部，做腹式呼吸，同时轻松地按摩肋部和胸部，可以增强胸廓机能，同时有助于提高睡眠质量。

（3）步行呼吸法 站立，深吸一口气，有意识地鼓起腹部。挺胸收下巴，伸腿大步走，有意识地收缩腹部，一口气走 5 ~ 6 步，然后吐气。步行的距离可自行掌握，呼吸频率量力而行，循序渐进。一般来说，一周后可提高到走 8 ~ 10 步换一口气，3 周后提高到 15 步换气，一个月后提高到 18 ~ 21 步换气。建议尽量在公园、小区花园等空气环境较好的地方做。

运动处方 10　孙思邈呼吸养气诀

呼吸养气诀是孙思邈所创的一种养气方法。他认为，为了配合体内之气的流动，人的呼吸要放慢，大约 6 秒钟进行一次呼吸，最有利于气的运行。呼吸养气诀，就是把呼吸频率放慢到 6 秒钟，并长期形成一种习惯。

练习时要注意，吸气的时候腹部隆起，呼气的时候腹部收缩，这叫作顺呼吸。孙思邈曾说过，天地就像一个风箱，人体呼吸时，如能做到腹部有节奏地隆起、收缩，像是在拉风箱，就达到顺应自然了。

其次，呼吸中要做到四个字：深、长、匀、细。深，就是一呼一吸都要到头；长，时间要拉长，要放慢；匀，要均匀；细，就是要细微，不能粗猛。力求做到，吸进去的是自然环境中的清气，要吸入一大片；呼出来的是体内的浊气，要慢慢呼出，像一条线。

运动处方 11　扩胸振臂

"老慢支"要学会养肺、健肺，让肺组织变得健康和充满活力，最简单易行的健肺方法还是扩胸振臂运动。扩胸振臂运动，可以提高胸部肌肉力量，还能起到扩大胸腔能力，增强呼吸深度的作用，使气体交换更充分，养分可随气血温润全身。

动作要领 伸开双臂，尽量扩张胸部，然后用腹部带动来呼吸，这个动作对增加肺容量很有效，尤其有利于慢阻肺和肺气肿病人病情的恢复。体力较好的老年人，在扩胸运动时还可以利用哑铃和拉力器扩胸，它不但可以增加肺功能，还能锻炼到胸肩部和背腹部的肌肉。

也可自我或家人帮助捶背。端坐，腰背自然直立，双手握成空拳，捶脊背中央及两侧，各捶 30 次。捶背时，要从下到上，再从上到下，先捶脊背中央，再捶左右两侧。这种方法可以畅胸中之气，通脊背经络，有健肺养肺之功效。

还可以在春、秋季进行登山锻炼。登山能增强人的呼吸和血液循环功能，使人的肺活量及心脏收缩力增大。此外，立秋后郊游登山能使人呼吸空气中更多的负氧离子，对人的神经系统具有良好的养护和调节作用。

运动处方 12　刮手臂

动作要领　用刮痧板隔衣刮拭手臂的前侧肺经和手臂的外侧大肠经部位。一般刮拭肺经从肘关节尺泽穴略上处开始，向下刮至拇指的少商穴。刮拭大肠经从手肘的曲池穴略上处开始，向下刮至食指商阳穴。如果不隔衣服直接刮拭手臂，可在刮痧前涂少许刮痧乳，以保护皮肤，每天刮拭 1 次即可。还可以用刮痧板的较长直边刮拭手掌，方向由掌心刮向无名指和小指的指根，刮至该区域皮肤有微热感即可。此外为手掌的肺区（无名指和小指的掌侧根部），经常刮可以起到滋养肺脏的作用。

运动处方 13　晒太阳

"老慢支"容易反复发作和感染的主要原因，与病人抵抗力低下有关。冬季患者经常晒晒太阳，可以使这些症状得以改善。

众所周知，阳光中的紫外线除了有杀灭病原微生物的作用外，还能促进体内维生素 D 合成，由此有助于钙的吸收。钙除了能增强骨骼和肌肉的强度，改善心肺功能外，还能增强支气管的纤毛运动，促进呼吸道分泌物如痰液的清除，这些都有利于呼吸道炎症的消除。从免疫力角度看，由于晒太阳能增加钙的吸收，而钙是血清调理素的刺激物，可以加速人体抗体的合成，诱导并增强巨噬细胞对病原菌的吞噬作用，由此对入侵机体的病菌起到有效的杀灭作用。

冬季阳光犹如一种天然的"兴奋剂"，辐射到人体会造成一系列生理变化，如使毛细血管扩张、血液循环加快、促进激素分泌，这些都有助于消除或减轻抑郁情绪，这对"老慢支"病人的情绪改善、康复也都有益处。

"老慢支"病人或老年人晒太阳时间宜选在早上10点前和下午4点钟后，每次晒30分钟左右，这两个时间段阳光中紫外线A光束增多，是储备体内维生素D的大好时间。上午10点至下午4点（尤其是12点到下午4点），对皮肤有害的紫外线B光束和C光束含量较高，不宜晒太阳。

第二部分 肺气肿

肺气肿一旦发展到一定程度，病情便会逐渐加重，呼吸困难和活动能力受限逐渐加重，成为患者的主要症状和生存质量下降的重要因素。

尽管锻炼不能明显提高肺功能，若患者的一些症状是由于肺气肿本身以外继发性病变引起，这些继发性病变是可以治疗的，如心脏的废用性（少活动引起的）功能下降，全身肌肉的废用性萎缩，由营养不足引起的体重减轻，及心理应对能力下降（信心不足）产生的呼吸困难，运动耐力不足及健康状态低下，经过运动都会明显改善。

因此，除了药物治疗以外，只要没有感冒发烧、痰量不多，尤其是没有黄痰（就是没有急性呼吸道感染），就可以进行循序渐进的活动，如步行、骑自行车或爬楼梯，至少每周3次，每次30~45分钟。运动强度以心跳稍有增快，没有明显呼吸困难为标准。如果正在吸氧治疗，吸氧后活动效果更好。若是先服用止喘药然后再活动，效果也好。

运动处方1 立式呼吸操

呼吸操锻炼，主要是通过腹式呼吸，以增强膈肌、腹肌和下胸部肌肉的活动度，加深呼吸幅度，增大通气量，利于肺泡残气排出，从而改善肺通气功能，增加气体交换。同时，通过腹肌收缩与松弛，也会使腹腔内部，尤其是肠或肠内膜的瘀血得以顺利循环，不仅对消化系统有益，还对五脏六腑产生作用，增进食欲，防止便秘。

（1）长呼气　身体正直站立，全身肌肉放松，用鼻吸气，用口呼气，先练呼气深长，直到把气呼尽，然后自然吸气。吸气要求有入小腹感，呼与吸时间之比为 2∶1 或 3∶1，以不头昏为度。为了增加通气时，宜取慢而深的呼吸，一般以每分钟 16 次左右为宜。

（2）腹式呼吸　立位，一手放胸前，一手放腹部，做腹式呼吸。吸气时尽力挺腹，胸部不动，呼气时腹肌缓慢主动收缩，以增加腹内压力，使膈肌上提，按节律进行呼吸。

（3）动力呼吸　两臂向身旁放下，身体稍向前倾呼气，两臂逐渐上举吸气。

（4）抱胸呼吸　立位，两臂在胸前交叉后缩胸部，身体向前倾，呼气。两臂逐渐上举，扩张胸部，吸气。

（5）压腹呼吸　立位，双手叉腰，拇指朝后，其余四指压住上腹部，身体向前倾，呼气，两臂逐渐上举，吸气。

（6）抱膝呼吸　立位，一腿向腹部弯曲，双手捆抱曲腿，以膝压腹时呼气，还原时吸气。

（7）下蹲呼吸　立位，两足并拢，身体前倾下蹲，双手抱膝呼气，还原时吸气。

（8）屈腰呼吸　立位，两臂腹前交叉，向前屈腰时呼气，上身还原两臂向双侧分开时吸气。

以上各节每种练习 10~20 次，要求吸气深长，呼气缓慢，每节中间可穿插自然呼吸 30 秒，全部结束后原地踏步数次，运动双手，踢腿，放松四肢关节。

运动处方 2　卧式呼吸操

卧式呼吸操可改善肺功能，其方法如下：

（1）仰卧，两手握拳在肘关节处屈伸 5~10 次，平静呼吸 5~

10 次。

（2）两臂交替向前方伸出，自然呼吸 5～10 次，两腿交替在膝关节处屈伸 5～10 次。

（3）两腿屈膝，双臂上举外展深吸气，两臂放入回体侧时呼气，做 5～10 次。

（4）口哨式呼气，先用鼻吸气一大口，用唇呈吹口哨状用力呼气，做 5～10 次。

（5）腹部呼吸，两腿屈膝，一手放在胸部，一手放在腹部，吸气时腹部隆起，呼气时腹部收缩，做 5～10 次。

运用以上卧位锻炼一段时间后，也可选取坐位或立姿进行，每次从（1）～（5）按顺序做完，由慢到快，循序渐进，每日可做 2～3 次，每次用 8～15 分钟完成。身体要自然放松，不要屏气及换气过度，以免造成头昏、眼花、胸闷等症状。注意用鼻吸气，用嘴呼气，呼气比吸气时间长约 1 倍；当有呼吸道感染或合并心衰时暂不宜锻炼。

运动处方 3　腹式呼吸操

呼吸体操有多种设计方案，最简单易行的是训练腹式呼吸。

腹式深呼吸时膈肌上下活动范围加大，胸腔容积达到最大范围的扩展和回缩，呼吸 1 次为 10～15 秒钟，能吸入 1000～1500 毫升空气，最大限度地利用了肺组织，使中下肺叶的肺泡在换气中得到健康的锻炼，改善了肺部的血液循环，从而防止肺的纤维化，延缓了老化。保持良好的弹性，提高了肺活量，可使机体获得充足的氧，随血液循环而布散到周身，并能满足大脑对氧气的需求，使人精力充沛。由于肺功能增强，无形中增强了肺部免疫细胞对尘埃和病菌的吞噬和清除能力，有效预防了肺部多种疾病的发生。

动作要领　病者取立位或坐位，一手放胸前，一手放腹部。吸气时用鼻缓慢吸入，尽量将腹部挺出，吸气末做一停顿。呼气则用口呼出，将口唇拢似吹口哨状，持续缓慢呼气，同时尽量收缩腹部。如此反复训练 15～30 分钟，每日两次。

呼吸操的目的在于利用腹肌帮助膈肌运动，以改善通气功能，使患者气促缓解，活动耐力提高，生活质量改善。若要获得良好的治疗效果，则必须持之以恒。

运动处方4　呼吸康复法

呼吸康复法可以恢复气道的弹性，延缓疾病的加剧。

（1）压胸呼吸法　患者取坐位，两肘部屈曲，双手置于胸前，保持平静呼吸。随后两肩后张，微微扩胸同时吸气，吸足气后上半身稍前倾，两手轻轻压胸，帮助胸廓缩小，同时吸气。每次呼吸持续15～20秒钟，重复5次，再进行下一个动作。

（2）侧体呼吸法　患者取坐位，两臂自然下垂于体侧。上体向右侧屈，右臂下垂，左臂屈曲上提同时呼气。然后上提摆正，还原成预备姿势，同时吸气。接着上体向左侧屈，重复以上动作。每次呼吸持续15～20秒钟，左右交替各5次，再进行下一动作。

（3）抱膝呼吸法　患者取坐位，两臂自然下垂于体侧。两臂外展，同时吸气，右腿屈曲提起，上体前倾，两手抱右膝，同时呼气。然后，转变为两臂外展的初始动作，接着抱右膝呼气。每次呼吸持续15～20秒钟，左右交替各5次后，进行下一动作。

（4）转体呼吸法　患者取坐位，两手叉腰。向右转体，右臂伸直随着右转，两眼看右手，同时吸气。还原成预备姿势，同时呼气（吹气）。接着，转变为左转体呼吸，重复上述动作，每次呼吸持续15～20秒钟，左右交替各5次，再进行下一动作。

（5）下蹲呼吸法　取站位，两脚并拢，双肩下沉放松。两臂外展，伸腰同时吸气，然后下蹲，上体前倾，离手抱膝，膝尽量贴胸，同时呼气，呼气时休息片刻。重复5次后，放松身体。

以上五个动作为一组，每天早晚各做一组即可。

运动处方4　健肺功

健肺功简便易做，不管肺部是否有恙，从养生的角度出发，做一做都很有益处。

（1）先慢走10～15分钟。

（2）户外安静的地方（在家中也可），站定后全身放松，两眼向前平视，双腿岔开与肩同宽，双掌相搭掌心向上，放于肚脐下。

（3）吸气时收腹，呼气时缓慢吐尽，循环往复，练习30分钟。练健肺功宜在晚餐前后1~2小时进行，只要持之以恒地练习，不仅对健肺很有帮助，还能改善肺部不适，促进身体健康。

运动处方5　深呼吸

人的呼吸是一项很重要的生理功能，呼吸停止，人就会死亡。呼吸时的气体交换主要在肺的肺泡壁进行，肺泡壁的总面积很多，若将全部肺泡壁推平，约有70平方米（常讲100平方米）。但在通常情况下，实际应用的只有55平方米，其余的15平方米则处于闲置状态。假若人进行深呼吸运动，就会扩大肺泡的体积，从而使肺泡壁的面积增大，将闲置的肺泡也利用起来。这样可使身体多吸进一些氧气，多排除一些二氧化碳，无形中就增强了肺功能，这对老年人的健康长寿很有帮助。

深呼吸是"微型健肺锻炼"，它有助于完全打开肺部，增强肺部功能。

动作要领　弃枕平卧，四肢伸直，全身放松，用鼻子吸入一腔气，憋足气一会儿使气血向肢体灌注，再慢慢地呼出来，每次呼吸都要缓而深，时间越长越好。这样膈肌一上一下跳动，吸气时肚皮涨起，膈肌自然下降，呼气时膈肌上升，肚皮自然紧缩。如此反复进行，每天只需3分钟时间就可以收到一定的功效。很多人刚开始可能不太习惯，往往胸式与腹式两种呼吸法混着不清。如果你要掌握深呼吸，只要回想一下哭泣的情况就知道了，时间长了就能运用自如。腹式呼吸不仅弥补了胸式呼吸的缺陷，还能使中下肺叶的肺泡得到锻炼，从而延缓衰老，并保持良好的弹性。腹式呼吸由于膈肌上下运动幅度较大，胸腔容积扩大，肺活量增加，使心脏得到充分舒张，有利于心脏增氧，可使机体获得充足的氧，也能满足大脑对氧的需求，使人精神振奋，精力充沛。同时膈肌和腹壁肌肉的运动，及腹腔内压力的变化，腹内的胃、肠、肝、脾、胰、肾以及腹腔盆腔等腔内血

管神经都得到缓和而有节奏的运动，不但可以养生，而且对神经衰弱引起的失眠，胃肠功能紊乱引起的便秘，老慢支引起的肺气肿、肺心病以及高血压、高血脂、冠心病等多种慢性疾病，都有很好的辅助治疗作用。

加强深呼吸还有一个好处，就是在深呼吸时膈肌不停地运动，胸壁和腹壁也在前后用力扩张和收缩，这就会对腹腔内的胃肠肝脾起到很好的按摩作用，促进这些器官的生理功能，防止这些器官的萎缩和老化。

深呼吸是一种简便易行的健身方法，不需要特殊的场地和健身器材，只需站到空气新鲜的地方，张开两臂向上举或侧平举，再向上向后振臂，胸廓便扩张起来，然后深吸一口气，停三四秒钟后再向外呼。这样深吸深呼，每分钟 15 下左右，连续 10 分钟即可。如能坚持三四个月，呼吸系统的功能就会增强，人的整个身体条件就会大大改观，衰老的过程也会明显减慢，尤其对慢性支气管炎、支气管哮喘、肺气肿、慢阻肺的人效果更明显。

运动处方6 深吸慢呼法

肺气肿患者可以自己进行康复锻炼，坚持数月可不同程度地减轻气促等不适，提高生活质量。

（1）深吸慢呼 在不感觉费力的情况下逐渐增大呼吸运动幅度，减慢呼吸频率，使呼吸效率得以提高，胸闷和气促等不适可有一定程度的改善。

（2）腹式呼吸 锻炼时要求呼气时尽量收缩腹部，吸气时腹部尽量挺出。腹式呼吸锻炼除具有深慢呼吸的生理作用外，尚有助于协调呼吸肌的活动，增强膈肌功能。

（3）缩唇呼气 用鼻吸气，缩口唇做吹口哨样呼气，自行调节呼吸频率、呼吸深度。缩唇呼吸可提高换气效率，减少呼气次数。

（4）吸气末停顿 呼吸训练缓慢吸气，在吸气末做一停顿，停顿时间约占呼吸周期的1/4，然后再徐徐呼气。停顿有助于改善换气功能。

运动处方7　一日二时养肺法

肺处于人体胸腔中最高位置，中医称肺为华盖，形容肺像雨伞一样，给五脏六腑"挡风遮雨"，但"雨伞"保护不好，就会患感冒、肺炎等疾病。以下介绍一天两个时段的养肺方法，不妨一试。

上午抽空做运动　一天中养肺的最佳时间是早7~9点，这时肺脏功能最强，最好此时进行慢跑等有氧运动，能强健肺功能。体质弱者可以从慢速散步开始，每日步行500~1500米，开始可以用较慢的速度走，然后再用稍快的速度，适应后再逐渐增加锻炼的时间。每天锻炼半小时左右，也可隔天锻炼1次，每次锻炼1小时以上。另外，上下楼梯、慢跑、太极拳等运动也对肺功能有益。

晚饭后做健肺功　晚餐1~2小时后，先慢走10~15分钟，然后找一处环境安静、平坦开阔的地方，站定后全身放松，两眼徐徐向前平视，双足迈开与肩同宽，双掌相搭掌心向上，放于肚脐下10厘米左右的位置，吸气时收腹，再缓缓呼气放松。如此练习半小时，对健肺很有帮助。

运动处方8　大吼大叫

大吼大叫是用尽全身力气，声嘶力竭地喊叫。大吼大叫对人体可以起到"表里俱济""体气平和"的锻炼目的，还能调气、生气、运气、养气。如果持之以恒，可增强体力，健壮肺腑，特别是对气虚体弱的老人，有怡神之效。现代医学证实，吼叫是有节奏地进行体内按摩，是音乐疗法的一种方式，它能扩大肺活量，增加肺通气量。吼叫属于一种安全可靠的剧烈运动，能够达到长跑的锻炼效果，比较适合老年人。

大吼大叫可以调节人体神经系统，调节一个人的情绪和心理状况。有的人精神忧郁，情绪低落，因对某些人或事看不惯而愤愤不平。这样的人若能常常登高放声长啸，吐出五脏浊气，一些不良情绪就会得到很好的释放和发泄，从而使头脑清醒，心平气和，心旷神怡，从而消除心理障碍。

大吼大叫可以吸入大量氧气，提高胸廓的舒张幅度，调节神经系统的兴奋性，增强胃肠蠕动，促进胃液分泌。大吼大叫同时还可以清肺阔，理浊气，调内经，抖精神，增强心窦传导和心脏收缩的能力，利肾助阳，促进雄激素分泌，对心动过缓者、隐睾患者都有一定的作用。大吼大叫最好在清晨或夜晚，选择在空气新鲜的地方进行，连续吼叫 10~20 声，每日 1 次。

运动处方 9　缩身弓背

练习缩身弓背，这一式把呼吸与动作结合起来进行练习，健肺效果会大大增强。

（1）正身跪坐，两手自然放于两腿上，头正颈直，竖脊含胸，呼吸均匀，全身放松。

（2）俯身，伸脊，两掌触地，再向前尽力伸展。

（3）身体重心前移，两臂、两大腿支撑身体，并与地面垂直，头、颈、背、腰伸平成一条直线。

（4）脊柱及腰背尽量向上拱起，同时收腹凹胸，头、尾尽量向内收拢，略停。

（5）腰背放松，头向前，尾向后，脊柱伸展成一条直线。

（6）头、尾向上伸展并尽量"靠拢"，同时脊柱、胸腹尽力向下伸展，使身体成"U"形，动作到最大幅度时略停，目视前方。

（7）胸腹、腰背放松，脊柱伸展成一条直线。

（8）重复以上练习，脊柱做上下伸展各 3 次后，重心后移，俯身后坐，臀部坐于足跟上，最后还原成最初的跪坐姿势。

"头""尾"相接，是这一式的重点和难点。胸腹内收，使体内之气尽力排空，有如用力握紧吸水的海绵一般，然后躯干放平，身体放松，吸气入内使之充满，并布散到全身各处。

运动处方 10　走路拍胸

走路时，两手半握，虎口张开呈弧形。左脚向前迈步的同时，双手向身体两侧打开，在左脚落地的同时，右手轻轻拍打左胸（以乳头为原点，水平和垂直各划一条直线的上 1/4 区域），左手则向右侧后腰处拍打。然后迈右腿，左手拍打右胸，右手拍打左后腰，一边前进，一边拍。据健身专家介绍，这种走路方式可以锻炼肺部，有助于呼吸通畅。行走时，要保持身体直立，眼睛向前看。

运动处方 11　原地踏步

人上了年纪肺活量就会下降，有时候爬楼梯都会气喘吁吁。都知道运动能增加肺活量，可是有些运动又不适合老年人锻炼。原地踏步是中老年人可以选择的好项目，既可弥补户外活动的不足，又能达到与户外步行锻炼一样增加肺活量的效果。

原地踏步是轻微运动量里非常有助于增加肺活量的方法，只要配合正确的呼吸方法，慢走 30 分钟以后，身体各部位获得氧气就会明显增加。长期坚持原地踏步，可使平素的心跳变慢而有力，心肌的韧性与强度大增，从而减少了心肌梗塞和心脏衰竭的发生。长期坚持还能增加能量的消耗，促进多余脂肪的利用和增强肌肉力量，使机体脂肪、肌肉的比例更为合理，同时可减少糖尿病、肥胖症引起的一系列老年病。

做原地踏步时，要求全身放松，抬头，目视前方，略挺胸，微收腹。两臂前后摆动，大腿带动小腿踏步，提足跟，脚尖不离开地面，练习 1 分钟。然后再高抬大腿，足掌稍离开地面，练习 2 分钟。步伐要轻松而稳健，自然而有节律，身体的重心落在脚掌前部，着地时，脚后跟在先，脚趾在后。速度上，大致为每分钟原地踏步 60 ~ 90 步，每次 10 ~ 20 分钟。

在踏步的同时，两手旋转按摩腹部，每走一步按摩一圈，顺时针方向和逆时针方向交替进行，可以增加胃肠道功能，适用于有胃肠道疾病的中老年人。

运动处方 12　横擦前胸

横擦前胸部能有效地增加胸腔内肺组织的血液供应，能够明显地提高血液中的氧含量，同时促进肺泡功能的恢复及提高肺功能，缓解气促症状，具有宣肺通气、宽胸止痛等作用。相当于吸氧，有利于呼吸通畅，对咳嗽气喘、胸痛气急、胸闷气短有一定疗效。

患者取坐位，用手掌紧贴在两锁骨下缘，左右往返用力平擦上胸部，以透热为度。擦约 1 分钟后向下移一掌，继续平擦，直至擦到下肋缘。将整个前胸均匀地擦热，前胸皮肤微微发红为度，每天 3 次。横擦前胸部不主张空腹操作，应该在吃完早饭后进行。此外，肿瘤、结核、出血症患者要慎重对待，特别是患有乳腺癌的患者切忌不要横擦前胸。

第三部分　慢阻肺

"慢阻肺"已成为全球第四大致死性疾病。我国慢阻肺患者高达 4300 万人，主要是 40 岁以上吸烟的男性，平均每分钟就有 2.5 人死于慢阻肺。

"慢阻肺"是慢性阻塞性肺病的简称，是一种以持续气流受阻为特征的肺部疾病。慢阻肺是因为长期咳嗽、咳痰，外加分泌物阻塞以后，造成了肺泡塌陷。本来肺泡膨胀时，气流出入很自由通畅，而肺泡萎陷时，气流就会在大气道转一圈就出来了，难以进入肺部深处进行气体交换，最终出现二氧化碳排不出来、氧气进不去的局面，使患者出现胸闷症状。

很多人对慢性阻塞性肺疾病一词感到陌生，其实它是一组疾病的统称，人们熟知的慢性支气管炎、阻塞性肺气肿、支气管哮喘，就是慢阻肺的三个常见病。它们的共同特征是气道阻塞，引起阻塞性通气功能障碍。慢阻肺是一种不可逆的呼吸系统疾病，病情迁延难愈，容易复发。慢阻肺是一种很常见的疾病，它和心血管疾病、糖尿病、癌症同为世界卫生组织认定的 4 大慢性病。慢阻肺中"慢"，不是指疾病危险性小、程度轻，而是指疾病长期存在，如不维持长期的规律治疗，慢阻肺会逐渐进展并引发严重的并发症，除了影响自身的健康和生活质量，还会给家庭带来沉重的负担。

慢阻肺患者最显著的症状为：呼吸困难、咳嗽、咳痰、食欲减退、喘息和胸闷，少数患者会出现抑郁情绪，约一半患者有呼吸困难的症状。患病较轻的人，走不远的路就会出现闷气症状，需要大口喘气来缓解，病情严重者，甚至不动都会有憋气的感觉。

在所有的肺部疾病中，慢阻肺称得上是最"不动声色"的"杀手"。典型的慢阻肺发展比较隐匿，刚开始病症通常不被留意，但患者的肺功能已经开始下降。一旦症状出现，往往已经到了慢阻肺的中晚期，错失了治疗的最佳时机。而在慢阻肺急性发病时，患者肺部功能将严重受损，严重者更会呼吸衰竭而死亡。一些慢阻肺患者根本没有意识到自己患病，因而导致病情一再贻误。

慢阻肺患者学会运动健身非常重要

运动对于改善呼吸功能有着非常重要的意义，可是，一些较剧烈的运动又要消耗大量氧气，这些对于慢阻肺患者是不适宜的。但是，做一些有氧运动还是适合的。慢阻肺患者必须把握好运动量，既要坚持活动，又不能让自己太累，要避免运动造成的心慌、胸闷气短等症状。

（1）小强度走路。慢阻肺患者可以进行小强度或中小强度的走路。走路的时候，要比安静的呼吸费力程度有所增加，但是建议稍微加重一点，而不是让运动者上气不接下气地运动。运动时间应选择一天当中比较温和的时候，尽可能减少冷空气的刺激。为了减少冷空气刺激，可以带上口罩。

患者健步走要比普通人的慢一些，控制在每分钟 80~90 步。除了走路，也可以做一些体操、打太极拳之类的舒缓运动。

（2）运动前检查。慢阻肺患者运动前是需要做一个医学检查的，而且要控制运动量。慢阻肺患者运动前的医学检查是必要的，可以确定肺功能怎样，采取什么样的治疗方式，然后再有针对性地进行健身。比如，如果慢阻肺患者已经有急性炎症的情况，而这时又赶上发烧，血液中白细胞升高，这个时候是不适宜锻炼的。但是，如果没有急性炎症的表现，只是有一些咳嗽、呼吸困难症状，这是可以锻炼的。

（3）一天要锻炼两次。通常一般人一天运动一次就可以了，但是慢阻肺患者一天要运动两次，一是因为这些患者本身的运动耐力较低，而且肌肉力量和耐力比较差。因此，建议每次运动持续的时间短些，分段完成，每段之间休息5分钟，运动总时间达到30~40分钟即可。当然，这个时间上的表述并不能完全代表运动强度，运动强度应以不明显的感受呼吸困难加重为度。

（4）避免上肢运动。运动方式中不能有过久或强度过大的上肢运动，上肢的运动时间过长会加重呼吸困难。最好的办法是腹式呼吸，这时膈肌是主要的运动肌肉，时间长了可以使膈肌的收缩力加大，吸入的氧气量就会明显增加。

运动处方1　慢阻肺呼吸操

运动对于改善呼吸功能有着非常重要的意义，专家建议慢阻肺患者做做呼吸操，就是将呼吸的运动加深，做腹式呼吸，要尽力吸气，尽力呼气。每天早晚2次，每次10分钟。深吸气，慢呼气，腹式呼吸。慢阻肺患者长期坚持做呼吸操，可增强心肺功能，对保养肺气有好处。

（1）腹式呼吸　患者取坐位或卧位，一手放在腹部，呼气时腹部下陷，该手也随之下沉，并稍加压力以增强腹压，使膈肌上抬。吸气时上腹部对抗所加的压力，将腹部徐徐隆起，如此反复就可以促进膈肌收缩，增大其活动范围，每次历时3分钟。

（2）下胸带呼吸　用宽布交叉缠于下胸部，呼气时收缩布带以挤压季肋部，吸气时对抗此布带的压力，扩张下胸部和上腹部，同时慢慢放松布带。

（3）前倾体位呼吸　患者取轻度前屈站立位，此时可减轻腹肌的张力，常较直立位时更有利于上腹的鼓起和下沉，可促进膈肌活动。

（4）臀高位呼吸　有膈肌粘连的老人，做前三种练习较难增加膈肌活动范围，可采用臀高位呼吸法，即呼气时抬高臀部，利用内脏的重量来推动膈肌向上。也可将床脚抬高一尺，在脐部放一重物（如沙袋）再进行腹式呼吸。重物可由250克逐渐增至2250克，每次20~30

分钟。在进行腹式呼吸时，全身肌肉要放松，呼气时腹部下陷，吸气时腹部膨隆，吸气要比呼气稍长，每次吸气后应稍停片刻再呼气，呼吸的频率要慢。腹式呼吸还应与日常生活结合，经常练习，在养成习惯后，气急症状常较快消除。

运动处方2　沙发健身操

沙发健身操易学易练，且富有随意性，适合中老年人。此操能活动周身各部位，对关节锻炼效果尤佳，并对促进消化系统、呼吸系统功能有特效，同时可提高两手臂、双腿的承受能力。

（1）拧体运动　双手扶在沙发的扶手上，身体呈俯卧状态，双腿向后伸直。由下向上，先向左拧转身体，以40~45度角向上方扭动头颅及周身，整个肢体随头颈拧转而运动。向上时吸气，返回时呼气，再向右转。

（2）托体运动　坐在沙发上，左右手臂扶住沙发扶手，将全身撑起，两腿向前方尽力伸直。反复撑起，落下。

（3）蹬车运动　臀部坐在沙发上，双臂扶在左右扶手上，双腿向前上方交替蹬出，如同骑自行车。

（4）蛙游运动　同前坐式，双腿向前同时并齐伸出，再向左右分开收回。

（5）自由式游泳运动　同前坐式，双腿做如同在水中自由式游泳时双臂向前摔拍的动作。

（6）项背运动　面对沙发，双手放在扶手上，将头顶至沙发后靠背的底部，身体左右顶摆。

（7）擎腿运动　两只单沙发对放，靠紧。躺入两沙发内，将双腿轮流交替向上方伸擎。

（8）托肩运动　躺入两沙发中，两臂压在扶手上，将上身提起、放下。

此运动早晚各做一遍，每节次数完全凭自身意念和感觉，以舒适为宜，不要做超负荷运动。

运动处方3　气沉丹田法

在我国传统的健身运动中，有"气沉丹田"的练法。这一古老的强身呼吸法，经过一千多年的实践，证明它具有良好的健身作用。

"气沉丹田"这个词，早在我国道家的著作和古代医书中都作过记载。因为练习"气沉丹田"呼吸法时，需要人的思想入静，精神内敛，所以当时古人把这种锻炼方法作为一种习静养生之道。那么，怎样会产生"气沉丹田"之说呢？一千多年前，还没有现代的人体解剖学，人们对内脏器官的认识是相当模糊的。当时古代人称脐下的小腹部为丹田，由于横膈膜下降，小腹内压增高，使腹部自然向外凸出，这样就误认为气沉到小腹——丹田，因而产生了"气沉丹田"的说法。现代解剖学十分清楚地告诉人们：空气只能由口鼻经气管进入肺部，外界的空气不可能进行腹腔。用现代医学来解释，气沉丹田呼吸法，就是在大脑中枢神经系统控制下，采用了"腹式深呼吸"的方法，使横膜有节律地上下升降。在吸气时，横膈膜下降，使自己的小腹慢慢突起，意识到腹内有充气的感觉，这样就会使胸腔扩大，肺部得到舒展，增加新鲜空气的吸入量。在呼气时，缓缓收腹，横膈膜作用自然回升，帮助肺组织收缩，将肺泡中的二氧化碳压出。根据生理测定，横膈膜每上下1厘米，可以增加200～300毫升肺活量，这对肺功能逐年减退的成年、老年人及患有肺气肿、慢性气管炎、气喘等慢性病的人来讲，是十分有益的。假如每天做2次各15分钟的"气沉丹田"呼吸运动，等于每天增加新鲜空气吸入量72000毫升左右。因此，采用"气沉丹田"不仅能够增加肺活量，使人体获得更多的氧气，而且通过横膈膜不断地上下运动，还可增强肺组织功能，有效地防治呼吸系统的慢性疾病。

"气沉丹田"的另一个健身意义是，由于腹式深呼吸时的横膈膜运动，必然会引起"腹"压的不断改变，这样就使胃肠道的蠕动得到加强，体内肝脾等脏器获得"自我按摩"的机会。这种由"气沉丹田"呼吸运动而引起的生理功能，对改善血液循环，消除内脏器官中的淤血以及促进食物消化吸收，都有其独特的作用。

运动处方4 健肺呼吸法

（1）膈肌式呼吸法 "慢阻肺"患者的呼吸辅助肌常有不同程度的松弛，此法可有效提高呼吸辅助肌功能，是提高呼吸效率的好办法。具体方法是：病人仰卧或半卧位，放松，一只手放于腹部（也可用一些重物放于腹部），另一只手放于胸前，缓慢深吸气，吸气时尽可能地鼓起腹部，而胸部尽量不要活动，慢慢呼气，同时腹部凹陷。呼吸时如果能做到只是腹部隆起、凹陷，而胸部基本不动就达到了要求。一呼一吸记为1次，每日可进行15~20次训练。

（2）缩唇呼吸法 此法可促进气体的交换，防止呼气时由于小气道塌陷，过多气体残留在肺泡内。具体方法是：患者舒适地坐在椅子上，双足着地，慢慢地用鼻子吸气，一边吸气一边默念1、2，然后像吹口哨一样将双唇缩拢，慢慢呼气，并以相同速度从1数到5，此呼吸法的要点是呼气时间要比吸气时间长2~3倍。呼气时要徐缓，出气要均匀，切不可用力呼气，一呼一吸记为1次，每日可进行15~20次训练。

（3）身体配合呼吸法 平时有意识地使身体活动与呼吸活动相配合，促使肺泡有效地吸入新鲜空气，排出二氧化碳。方法是在伸手向外够物、伸直身体、拉物品时吸气，而在取物时将手向内收回、弯腰，推物时呼气，注意用力时切不可屏住呼吸。

（4）胸部扩展呼吸法 分扩胸呼吸法和上肢抬高呼吸法。扩胸呼吸法是将双臂向前抬高到与胸齐平，在吸气时将双臂展开，呼气时将双臂合拢，如此反复扩胸4~6次为1组，一日可进行2~3组的训练。需要注意的是，吸气、呼气时速度要均匀，不要骤然用力呼吸，上肢抬高呼吸法是在吸气时将双臂向前向上伸直举过头，呼气时缓缓将双臂放下，反复3~5次为1组，一日可进行2~3组训练。

（5）步行呼吸法 此法不仅可改善体能，还可有效增加呼吸肌的力量，对"慢阻肺"有较好的预防作用。具体方法是：在水平路面上行走，吸气时走3步，呼气时走5~6步。吸气、呼气都要平缓，锻炼时不以感到疲乏为度，刚开始可走一段休息一会，逐渐过渡到每日行走 1000～2000 米。

此外，在秋冬季节要注意保暖，以免受凉感冒，导致"慢阻肺"复发。还可以用手按揉迎香穴（鼻翼两侧）、人中穴、风府穴（枕后正中凹陷处）、合谷穴，按逆时针方向各按摩 60 次，可以增强抵抗力，预防感冒，减少"慢阻肺"复发的机会。

运动处方5　吹气球

对于那些病情严重、无法活动的患者，可练习吹气球。吹气球能很好地锻炼肺活量和肺部功能。很多慢阻肺患者，开始吹气球只能吹的很小，后来逐渐增大，这就是肺功能转好的表现。气球吹气后把气放掉，然后再吹起来，如此反复练习。每天练习 1～2 次，每次 15～30分钟。

但是，吹气球要循序渐进，千万不能一开始就强迫自己吹得很大，这样会导致肺部负担过重。

运动处方6　震胸

动作要领　两手半握，虎口张开成弧形。左脚向前迈步的同时双手向身体两侧打开，在左脚落地的同时，右手弯曲拍打左胸前的外上1/4 处。然后迈右腿，左手拍打右胸，右手拍打左后腰，一边前进一边拍打。

注意事项　①双手半握时要注意尺度，最好能做到两只半握的手和在一起成圆形。②拍打时，不要过度用力，适度即可，拍打的位置是在乳头为圆点，水平和垂直各划一条直线所形成的外上 1/4 的区域。③行走过程要保持身体直立，眼睛向前看。

震胸对呼吸系统和循环系统都有所帮助，通过拍打使淋巴受到刺激，能让肺部、气管通畅，同时对练习胸部肌肉有一定的帮助。

运动处方7　慢跑

慢跑，顾名思义就是慢速的跑步，也称小跑。慢跑对改善心肺功能、降低血脂、增强身体代谢能力和肌体免疫力、减肥、延迟衰老等均有良好作用。特别是慢跑有明显的强身壮骨作用。慢跑运动使男性体重减轻，慢性健康问题也较少。参加慢跑的男性腿骨的密度比不跑步者平均要高5%，比任何运动都不做的男性骨质密度要高80%，即便那些每月只跑步一次的男性，也比不跑步的男性骨密度要大。而每月跑步9次以上的男性骨密度最大。跑步的作用并不随着次数、强度的增加而一直上升，每月跑步20次以上的男性骨密度和少跑12次的男性差不多。研究认为，这可能有个最高限度，超过这个限度以后就很难再增加效果。女性慢跑可增加骨密度，不过，女性跑步次数不应很多，因为可能会导致月经不规律，而月经不规律容易引起骨质流失。慢跑对腰椎骨质增生的治疗有重要意义。

室内工作者，可进行原地慢跑。慢跑前先将脚分开，与肩同宽，呼吸舒缓。慢跑时，双腿要尽量抬高，收腿要富有弹性，脚尖轻轻落地，动作要有节奏，胳膊自然摆动，挺胸抬头，每次跑3~5分钟，边跑边默计跑步数目。

慢跑不受地区限制，是简便而实用的运动项目，但参加慢跑也要掌握科学方法，才能提高运动效果，减少意外事故或并发症。①跑前要经医生检查身体，或自测一下有无异常感觉。②跑的速度不宜过快，一般以每分钟跑120~130米为宜，以能做到边跑边说话，不面红耳赤为度。③跑的距离应量力而行。④跑时的心率不宜过高，中老年人跑时的心率以170减去年龄数为宜，体弱者还可酌减。⑤跑时呼吸要顺畅，若有呼吸困难、胸闷等症状应停跑检查。⑥跑后的感觉要好，若有食欲不佳、睡眠不好等症状，应检查是否跑得过量或是有其他原因。⑦注意跑时发生的意外讯号，若是有突发性的不适感，应立即停跑检查。

运动处方8　盘腿坐

盘腿能改善腿部、踝部、髋部的柔韧性，使两腿、两髋变得柔软，有益于预防和治疗关节痛。盘腿能拉近下肢和心脏的距离，不存在因久坐造成下肢水肿的问题，可以减少和放慢下半身的血液循环，这也就等于增加了上半身，尤其是胸腔和脑部的血液循环，对改善肺功能很有效果。同时，这个姿势能让呼吸系统不受阻，对畅通呼吸很有帮助。

盘坐有多方法，除了莲花盘，还有散盘。散盘指的是只把两脚折向对侧大腿的方向，把两脚的脚踝放在地板上即可。初次练习的老人，可以采用以下方法：首先在尾骨下垫个10厘米厚的垫子，让两条大腿尽量与地面平行，减轻髋关节、大腿肌肉的压力，可以让你坐得更直、更稳、更舒适。还有，盘坐必须循序渐进，从每次10分钟开始。每周增加5~10分钟。可以从散盘开始，待髋关节、大腿肌肉、脚踝都放松后，再试试莲花盘。

运动处方9 西洋八段锦

很多人都知道，我国有一套独立而完整的健身功法，名叫八段锦，据传起源于北宋，至今已有800多年的历史。而近年来，一套起源于丹麦的健身法曾在本世纪初风行一时，也被称为"西洋八段锦"，此功法具有健全肺功能的作用。

（1）回旋　双脚分开与肩同宽，双手叉腰或双手指交叉扶按于脑后，上身做圆周回旋运动，先自左向右转动，后自右向左转动，身体转到后仰状态时吸气，转至前倾状态时呼气，每个方向各转5圈。动作熟练后，转圈时可两臂上举，双手手指互相交叉。

（2）甩腿　立姿，右腿站在稍高的小方台上，右手扶在齐腰高的固定支撑物上，左腿伸直，前后甩动。然后换右腿甩，每条腿各甩15次。当腿向后甩时要特别用力，上身保持挺直。往后甩腿时吸气，往前甩腿时呼气。

（3）转体　站立，双腿分开与肩同宽，脚尖朝里，双手向两侧平伸，五指并拢。双腿挺直不动，上身向前弯腰并转体90度，左手下伸，右手上举，然后再换右手下伸，左手上举。手下伸时尽量触及双脚间的地面，同时吸气，身体挺直时呼气。每一侧重复做10次。

（4）摇臂　弓步立姿，左脚在前，右脚在后，前脚弓，后腿蹬，两臂平伸，掌心朝上。两臂向后做旋转的动作，共转动16圈。转后3圈时，动作幅度应该加大。然后双脚互换位置，变为右脚在前，左脚在后，同时掌心变为朝下，两臂也改变为向前做旋转动作。

（5）斜身　立姿，双脚分开与肩同宽，脚尖向内，双手向两侧平伸，五指用力并拢，两脚掌稳抓地面不动，身体向左转动90度，同时向左后仰斜，膝部轻微弯曲，仰头时呼气。然后身体再向右转动90度，同时向右后仰斜，膝部轻微弯曲，仰头时吸气，重复此动作10次。

（6）仰坐　采取仰卧姿势，脚尖顶住固定的支撑物，双手叉腰，仰卧时起坐，起坐时呼气，仰卧时吸气。随着练习的深入，可在矮条凳上进行，双手可放在脑后或向上举，向后仰卧时尽力使头部触及地板。这一动作重复12次。

（7）抬腿　采取仰卧姿势，双手手指交叉放于脑后。双腿伸直，向上提起30至50厘米，然后双腿走半弧形向中间靠拢。两腿再下放，在脚跟未触地板时用力使脚掌并在一起。这一动作应重复8次，最后3次的动作幅度可加大。

（8）俯撑　采取俯卧姿势，用双臂支撑肢体，上身和腿部成一条直线，双臂弯曲，身体下落时吸气，双臂伸直，身体抬起时呼气。经过一段时间锻炼后，可以交换抬腿，并可用手指支撑身体，重复此动作10次。

运动处方10　按揉强肺要穴

鱼际穴被医家称为"强肺要穴"，对增强肺功能很有作用。

把大拇指伸直，在大拇指根部有一块泛白的地方，这便是大鱼际。在大拇指根部和手腕连线的中点，就是鱼际穴，常按摩有解表、利咽、化痰等功能。每天坚持搓按鱼际穴，还能增强肺主皮毛功能，改善易感者的体质状况，提高其抵御外邪的能力，对咽痛、打喷嚏等感冒的早期症状，也有明显疗效。

第四部分　哮喘

哮喘是一种慢性支气管疾病，患者的气管因为发炎而肿胀，呼吸道变得狭窄，从而导致呼吸困难。哮喘的症状是呼吸急促、胸闷、气喘或咳嗽，易感者对此类炎症表现为不同程度的可逆性气道阻塞症状。诱发哮喘的原因有：

（1）敏感源。常见的物质如空气中尘埃、花粉、地毯、动物毛发、衣服纤维等；刺激物如香烟、异味、喷雾、芳香辛辣等；食物如鱼、虾、蟹、奶制品等。

（2）感染。支气管炎和感冒都是诱发哮喘的常见因素，此类疾病多由病毒感染所引起。病毒损害患者呼吸道黏膜，使患者的气管对外来的刺激更加敏感。

（3）空气污染。空气中有多种不同种类的污染物，当空气质量较差时，就可能诱发哮喘。

（4）气候转变。天气转变也是诱发哮喘的一个原因，每当季节转换时，温度和空气湿度转变都会使病人的呼吸道产生敏感反应，从而诱发哮喘。

（5）药物。哮喘病人对某些药物产生过敏反应，导致呼吸道狭窄，进而引发哮喘。

（6）运动。剧烈运动时，由于身体需要大量氧气，此时患者多用口呼吸，空气没有经过呼吸道会较冷、较干，也含较多颗粒，便会引起病变，如剧烈长跑易促使哮喘发作。

（7）精神和情绪。情绪过分激动可引起发病，如大笑、大哭、大闹等，均可诱发哮喘。

莫把哮喘和慢阻肺混为一谈

当老年人经常出现喘息症状时，既要警惕慢阻肺，又要想到哮喘的可能，需要加以鉴别。

（1）病史。老年性哮喘患者通常有过敏性疾病史，如过敏性鼻炎、特异性皮炎等，而慢阻肺患者多有慢性支气管炎发作病史和长期吸烟史等。老年哮喘患者主要表现为反复发作的喘息，且常伴有胸闷、气短等症状，以夜间发作更加明显。在受到冷空气侵袭或吸入烟尘、花粉以及运动时，容易引起哮喘复发，具有自行缓解趋势，对支气管扩张剂反应良好，服药后症状减轻。而慢阻肺患者主要表现为咳嗽、咳痰，可伴有喘息，早晨起床后症状更明显，寒冷季节（如冬春季）病情加重，呈现进行性加重趋势，症状往往持续存在，不能自行缓解。

（2）实验室检查。老年哮喘患者的胸部 X 线检查和肺功能测定基本正常，而慢阻肺患者的胸部 X 线检查显示肺纹理增粗、紊乱及肺气肿征象。支气管扩张试验对比检查结果为：老年哮喘患者多为阳性，慢阻肺患者多为阴性。

（3）治疗。老年哮喘患者用药比较简单，一般以小剂量糖皮质激素联合 β 受体激动剂雾化吸入为基本治疗措施，如氟替卡松加沙美特罗。慢阻肺患者需要采取综合干预措施，如氧疗、呼吸功能锻炼、饮食调理等。治疗药物主要是抗生素和止咳祛痰药，伴有喘息时需加用支气管扩张剂。

运动处方 1　闭气功

简单地说，就是一种呼吸法，即通过吸—闭—呼锻炼，达到增强肺功能、提高全身含氧量、增强人体免疫力的目的。闭气功能使一些慢性病有不同程度的改善，对气喘、咳嗽等呼吸系统疾病也有较好效果。

具体方法　练习前先做一两下深呼气，把体内的废气先排出后再开始练。练习时鼻孔吸一口气，然后停止呼气，将空气闭于肺部，接着收紧腹肌，稍提肛门。此时胸部自然鼓起，横膈膜自然往上提，而肩亦稍向上耸，闭气一阵儿后，自觉难受，不可呼气，但可以再继续补吸三四下，使肺极度饱满。当实在受不了时，就由鼻孔慢慢将气呼出。这样一吸一闭算 1 次，如此练 5～10 次为一轮。没有练过此法的人，起初会很不习惯，闭气时很难受，头会感到涨，出现这些现象不要害怕，只需注意循序渐进。一般在初期只能闭气 5～10 秒钟，一个月左右达到 20 秒以上，胸部微痛等现象也随之消失。

训练者可早晚各练习 1 次，每次做 5～10 下，只用 10 分钟左右。练习过程中不能操之过急，应根据自身情况，循序渐进。

闭气功的效应远比练慢跑、爬山、游泳、甩手等都来得快而便捷。

运动处方2　食气功

所谓"食气功"，主要是建议人们分别在每天的日初、日中和日落，面对太阳做深呼吸，吞三口气，把日光中的气（也叫日精）吸到体内，可增加人体的阳气。太阳刚刚升起时，是一天中空气较好的时间，氧气新鲜，人吸入空气后，能很好地起到清肺和增强心肺功能的作用。春夏季可在早上五六点钟进行，秋冬季则选在六七点钟。

日中时分（11点至13点之间）是一天中阳光最充足的时间，此时对着阳光吞第二口气，不仅有利于身体更充分地吸收维生素D，增强骨骼，还对养脑有很好的作用。在夏季阳光过于毒辣时，可省略此步，只在晚上做。冬季时则建议脱帽后将百会穴对着阳光做深呼吸，能较好地补充督脉阳气。

日落时分（春夏季18点至19点，秋冬季17点至18点）是"肾经当令"，即肾经值班的时间。此时将后脑瓜对准日落的夕阳吞第三口气，既可以补充肾经，又可以补充体内阳气。

一般来说，这种养生法所有人都可以做，地点以树木植物较多的室外为好，如楼下空旷的院子、公园、阳台、郊外等。场地选好后，身体自然站立，对着阳光，伸开双臂，将两手掌心对着阳光做深呼吸，把气慢慢沉到丹田，稍做停顿以后，再慢慢将气呼出，如此反复，每次坚持15～30分钟。根据个人具体情况不同，也可每天选择一个时间段进行，但需要长期坚持，方能见效。

运动处方3　拍打脖子

哮喘在冬季很容易急性发作，可拍打脖子来预防。

拍打部位在脖子后面，第七颈椎棘突下（取穴时，低头用手摸脖子后，骨头突出的部位即是），左右各旁开0.5寸处有"定喘穴"，是治疗哮喘的特效穴位，可止咳平喘、化痰理肺。

每日清晨，先将两手搓热，然后分别置于同侧的定喘穴，以稍重的力度交替拍打，持续3分钟，拍打完局部有发热的感觉为宜。

长期坚持，收效甚好。

运动处方 4　保养肺气法

好好保护肺气，可避免发生感冒、咳嗽等疾病，对患有慢性肺病的人尤为必要。

（1）摩颈法　站直或坐立，仰头，颈部伸直，用手沿着咽喉部向下按摩，直至胸部。双手交替按摩 20 次为 1 遍，可连续做 2～3 遍。注意按摩时拇指与其他四指张开，虎口对住咽喉部，自颏下向下按搓，可适当用力。这种方法可以利咽喉，止咳化痰。

（2）搓鼻法　将两手拇指外侧相互摩擦至有热感后，用拇指外侧沿鼻梁、鼻翼两侧上下按摩 30 次。然后按摩鼻翼两侧的迎香穴，即位于鼻唇沟内，横平鼻翼外缘中点处，每遍 15～20 次。如此，每天 1～2 遍，可增强鼻的耐寒能力，亦可治伤风、鼻塞不通。

（3）按穴法　一是按摩大椎穴，两手搓热后轮流搓大椎穴即第七颈椎棘突下，可每天早起后搓大椎穴，较冷时出门前也要搓热大椎，对预防感冒有效。二是压揉承浆穴，承浆穴在唇下凹处，以食指用力压揉，可感觉口腔内涌出分泌液。若糖尿病患者在想喝水之时，用力压揉此处 10 余次，口渴即可消失，不必反复饮水。这种分泌液不仅可以预防秋燥，而且含有可延缓衰老的腮腺素，同时可使老人面色红润。

（4）呼吸法　在室外空气清新处，两脚分开，与肩同宽，两手掌一上一下相叠，掌心向上，放于脐下 3 厘米处，两眼平视前方，全身放松，吸气于胸中，收腹，再缓缓呼气，放松，再吸气、呼气，如此反复，持续半小时。

（5）拍肺法　每晚临睡前，坐在椅子上，上身挺立，两膝自然风分开，双手放在大腿上，头放正，眼微闭，全身放松，吸气于胸中，同时抬手，用掌从两侧胸部由上至下轻拍，每次约做 10 分钟，最后用手背随呼吸轻叩背部肺俞穴（第三胸椎棘突下旁开 1.5 寸）20 下。

（6）饮水法　肺为娇脏，最易遭受燥邪侵袭而发病，因此，及时补充水分是非常重要的。一般秋季每天要比其他时节多喝水 500 毫升以上，也可以将暖水倒入杯中，用鼻子对准杯口吸入，每次10分钟，每日2~3次即可。

（7）耐寒锻炼法　适当的冷水锻炼对预防伤风、感冒、支气管炎等呼吸道疾病有一定的效果，通常用冷水洗脸、浴鼻。身体健壮的人还可以用冷水擦身、洗脚，甚至淋浴。还可以选择一些有助于提高抗寒力的有氧运动项目，如登山、冷空气浴等。

运动处方5　步行健肺法

老年人步行能健肺。

变速行走法　两腿按一定速度行走，可促进腹部肌肉有节律地收缩，加之双臂的摆动也有助于增加肺的通气量，从而使肺功能得到加强。每日步行路程为1000~2000米（根据自己身体状况而定），行走时需要变换速度，如：先采用中速或快速走30秒钟至1分钟，后缓步走2分钟，交替进行。行走时要尽量胸部挺直，一般可采用走四步一吸气，走6步一呼气。每天练习1~2次，早晚进行最好。

配合呼吸锻炼匀速行走法　即每天应坚持行走1500~3000米的路程，行走速度每次保持均匀而适中，并且不中断地走完全程。可根据体力逐步增加行走路程，走完以略感疲劳为度。长距离行走主要是训练"耐力"，有助于增强肺活量，此法需长期坚持（1年或以上）方能取得明显效果。每天行走1次，此法适合于老年体弱者。

运动处方6　太极云手法

太极拳训练中的"云手法"是最简单的宣肺法，可以有效地维持和促进心肺功能。

动作要领　左手为掌，右勾手变，沉肘向上划圆，由体中线向上与眉齐，向外下至裆再向上。脚原地不动，以脚跟为轴，脚尖随手摆动，左手随之循环，与右手相同。右手到体中线，左手到右侧；右手到上，左手到裆，成左右弓箭步，随之循环。也可以抬起脚左右换步。

云手极有利于上焦心肺气机的宣达，其式上行时，前臂行于胸前，指不过眉，肘在胸肋，胸肌群、背肌群在肩、肘、腕、手的引动下，气血循环加快，经络畅通，可减轻心肺负担。上臂外旋划弧，而四肢为清阳之本，可振奋培补胸中阳气，在助肺司呼吸、助心行血、增强呼吸运动的同时，增大了肺活量。肺气宣达无碍，气行则血行，心肺循环得以改善，气体交换充分，养分随气血温润全身。

运动处方7 太极一招鲜

练习该功对改善肺功能很有好处。练功姿势取坐、卧、站立均可，以坐为佳。

动作要领 闭目静心，双手在脐稍上重叠，因手太阴之脉，起于中焦，下络大肠故也。掌心向上，将肺内浊气呼出，深吸一口气，同时两手上举齐嘴，也是一升一降。

两手翻转，手心向上，开始呼吸，然后两手向下向里推压入于气管，行至左右支气管处将两手分开，各自运化一侧肺脏。因肺较大，宜多运化，而且不能有遗漏，所以要将肺的上下界在意识中分辨清楚，即使有手所不能达到处，也因意有所存而得以运化。肺最高点为肺尖，上界与锁骨内侧段以上，下介于肋膈角。在运化的同时，臆想两肺的大小、形状，肺区成一片银白之色，还要注意体会运化时肺部的温凉感觉和气动效应。

肺气的充足，使全身的气机运行流畅，整体功能增加。肺又主皮毛，气血的充足使人白里透红，气色绝佳。

运动处方8 掐按手掌肺脏反射区

中医认为，老人肺脏虚弱，敏感性增高，稍微刺激，气管周围的肌肉发生收缩，使气管变窄、水肿，并产生黏液，造成空气进出肺部受阻，引起胸部压迫、气喘等症状，掐按手掌的肺脏反射区可防哮喘发作。

肺部反射区位于中指、无名指的指根处，左右手各一处。临床研究发现，刺激此处可产生神经冲动，循经放射到肺部，降低肺脏敏感性，并促进肺脏的通气、换气的功能，预防哮喘发作。

用一手的拇指指甲掐按另一手的肺脏反射区，以感到微痛为佳。两手交替进行，每次5分钟，每日3~5次。

神经系统老年病的运动疗法

第一节 了解神经系统的生理功能

　　神经系统由脑和脊髓及分别与之相连的脑神经和脊神经组成。神经系统借助感受器，接受体内、外环境的各种刺激，引起各种反应。它一方面协调各器官系统的活动，使人体成为一个完整的机体，另一方面使人体适应不断变化的外界环境。因此，神经系统在人体起主导作用。

神经系统是人体结构中最重要的器官系统

　　它的功能是调节全身器官的活动以保持和机体的统一与完整，也就是整合作用。神经系统在体内起着管理、支配和调整其他各系统及器官的功能，从而统一整体活动使之适应客观环境的作用。它包括主要负责分析、综合、归纳的中枢神经系统（大脑、脊髓）和主管传递神经冲动的周围神经系统（颅神经、脊神经）两部分。按功能，又可将神经系统分为主要负责与客观世界相互作用的体躯神经系统，主要与保持体内环境稳定有关的植物神经系统。人类的神经系统发展到其他动物所不能比拟的完善程度，因此它不仅能使机体被动地适应环境，更能主观能动地改造环境。

　　根据神经系统结构与功能的发育发展，可将它分为有联系的三个阶段：一是基础神经功能，由植物神经支配人体内脏器官的内分泌代谢功能，系无条件反射活动，其主要结构是下丘脑，这与内科疾病有密切的关系；二是低级神经活动，即体躯神经系，主要是感觉与运动的反射活动，这是神经病学的范畴；三是高级神经活动，是人类所特有的精神或心理活动（语言、思维、记忆、情感），它是高度分化发展的大脑皮层的产物，是人们认识世界、改造世界所不可缺少的物质基础。

神经系统是具有特殊生理意义的系统

它在机体功能调节中起主导作用，既可以直接或间接地调节体内各器官、组织和细胞的活动，使之互相联系为统一的整体，又可以通过对各种生理过程的调节，使机体随时适应外界环境的变化。在人类，由于生产劳动、语言功能和社会生活的发展，促使人脑在结构和功能上发生了质的飞跃。人类不仅能被动地适应环境，还能主动地改造外环境。从整体生理学的观点来看，人体内部的完整统一以及对环境的适应，是生命活动得以维持和正常发展的必要条件，如果这一条件遭到破坏，就会产生疾病。

脑是维持人类精神活动的重要器官

脑位于颅腔内，可分为脑干、小脑、间脑和端脑四部分。

脑是由各种神经细胞大量汇集而形成的一个神经线路网络，是专门"汇总"和处理各种信息的地方。人脑由大脑、间脑、小脑、脑干等组成，正常人脑重1500克左右，相当于自身体重的1/40。人脑各个部位都有不同的功能，其中大脑与我们的言语、思维、记忆、计算等高级精神活动密切相关。

脊髓具有传导、反射功能

脊髓位于椎管内，上端在平枕骨大孔处与脑相连，下端在成人第一腰椎的下缘。脊髓为细长而前后略扁的圆柱状结构，长40～45厘米。

脊髓是脑与躯干和四肢的感受器、效应器发生联系的枢纽。脊髓内上行和下行纤维束是实现这一功能的重要结构，这就是脊髓的传导功能。脊髓的反射功能，是对来自内、外刺激所产生的不随意性反应，如叩击髌韧带。

第二节　认识神经系统老年病

人到老年，身体各组织器官都有不同程度的老化性萎缩，神经系统尤其明显。

人到老年，脑组织会逐渐萎缩，脑的重量变轻

人到老年，身体各组织器官都有不同程度的老化性萎缩改变，衰老对神经系统的影响是全面的，对脑尤其明显。科学研究表明，人到40岁以后，脑细胞数目逐渐减少，50岁可减少20%，70岁以后减少20%~30%。随着年龄的增长，脑的重量也会减轻，80岁老人的脑重量比青壮年人减少6.6%~11%，但这种萎缩到一定程度后就会自然终止。大脑最外层是呈灰色的大脑皮层，由140亿个神经细胞体组成，厚3.5mm。大脑皮层表面曲折不平，有凹陷的脑沟和凸起的脑回。大脑皮层下面为白色的髓质，在脑的中部还有数个空隙的脑室。脑神经老化死亡后，脑的重量变轻，体积变小。

当然，这种正常的生理性脑萎缩也影响人的记忆功能，但由于存活的脑细胞功能代偿了死亡脑细胞的作用，因而老年人仍能正常地进行思维活动而不马上出现痴呆症状。随着年龄的增长，记忆力、语言、思维等方面的问题才会逐渐显现出来，有的刚刚步入老年，就经常忘记别人的名字，记不起钥匙放置的地方，忘记电话号码，辨识不出人脸、颜色、形状，常把东西放错位置，如把钥匙放进冰箱里，甚至连熟悉的地方也记不起来。

随着年龄的增长，脑合成多种神经递质的能力全部下降

神经递质是神经系统的"通信员"，可起到"上情下达和下情上传"的作用。由于大脑合成神经递质的功能下降，就会使"通信员"人手不足，信息传递就会"脱节"，即使是中枢神经下达的命令也会

"延迟"，这样，动作就出现了不协调现象。常见有动作不稳、易疲劳、步履蹒跚、运动迟缓、性格改变等等。

人到四十岁后，神经传导速度减慢，反应时间延长

由于中老年人大脑细胞逐渐减少，神经传导速度就会逐渐减慢。一般从 40 岁开始，到 80 岁时减慢 15～30 个百分点，神经反应时间延长，动作远不如年轻人敏捷，常有"慢三拍"现象等。

上述各种变化是逐步进行的，只是随着年龄增长愈来愈明显，但有很大的个体差异。早衰者，虽然只有 50 多岁，可是组织器官已达 70 岁人的水平；而老当益壮者，虽然年过 70，衰老的程度也只相当于 50 岁。由此可见，衰老的进程虽不可抗拒，但我们可以延缓它的进程，减慢各组织器官的老化速度。

第三节　运动防治神经系统老年病的作用

防治神经系统老年病的有效办法就是运动。老年人参加适当的体育锻炼，可以促进新陈代谢，改善血液循环。不论是哪种有氧代谢运动，都是最有效的刺激大脑的方法，都可以提高脑细胞的活力。

运动能益智健脑

有研究认为，脑细胞衰老可能与氧的"自由基"有关。"自由基"可使脑细胞组织中的过氧化物增多，影响脑细胞的功能。运动可使人的血液循环加强，流过脑血管的血液量大大增加，从而破坏了"自由基"的化学活性，保护了脑组织的功能。

运动能使大脑组织抗酸碱的能力增加

提高各种氧化酶系统的作用，促进大脑能量的再合成过程，有益于大脑神经系统的健康和营养状态的改善，使大脑这部人体的"指挥机器"运转得更好。

而保持大脑活动的办法是锻炼。首先是多动脑，多做益智活动，对提高脑细胞的活力很有好处；其次，运动是最有效的刺激大脑的方法，不论是哪种有氧代谢运动，都可以保持脑细胞的灵活。需要注意的是，一定要每周定期锻炼身体，最好每天1次，每次30分钟以上。

运动能减缓脑萎缩进程

有研究指出，有氧运动可以帮助抑制约开始于40岁的脑萎缩。特别是生理性脑萎缩的病人，每周进行3小时或更长时间的有氧运动后，他们大脑容量中灰色与白色物质有增加的趋势。不过，中老年人不宜多做暴发力大的运动。另外，手臂反复做旋转运动，手掌与手指的穴位得到刺激，有利于手部、手臂的经脉气血畅流，并反馈大脑，也可达到脑保健的作用。

运动是防治老年性痴呆的第一利器

运动能预防老年性痴呆，且运动时间越长效果越好，这主要是因为运动对维持良好的血液灌注是必需的。有人建议，应将运动当成每天需要吃的"药"，这确实有一定的道理。从国内研究来看，有氧运动比无氧运动效果更好。英国《每日邮报》报道，走路可以降低患痴呆症的风险。一周锻炼3次，每次20分钟能大大降低患痴呆症的风险。有规律的身体锻炼可确保富氧的血液持续稳定地流向大脑，从而降低患上老年性痴呆症的风险。

运动能使脑细胞生成出更多的树突

只要给予大脑足够的锻炼，尤其是受到挑战之后，脑细胞就会长出树突。从50岁到70岁，大脑关键的信息处理区会有大量树突生长出来。随着树突增多，大脑处理信息的能力就会增强，从而活化了大脑功能。爱好体育的锻炼者在处理信息、注意力集中和头脑敏捷度测试中的成绩超过久坐不动者，其原因是坚持体育锻炼有利于心血管系统，而且有利于大脑的运转。大脑的重量仅占体重的2%，但是人体消耗的葡萄糖和氧气有四分之一是大脑消耗的。因此，我们身体输送的葡萄糖和氧气越多，脑细胞获得营养就越多。

此外，运动还可以阻止脑力下降，甚至能增强记忆力。

第四节　呼吸系统老年病运动疗法

第一部分　脑萎缩

脑细胞持续地渐进性的凋亡，可引起大脑体积的萎缩，或局部神经功能的丧失。脑细胞不同原因的死亡以及不同位置的病变，都会导致病者情绪、性格和行为的改变，使他们的判断能力和抽象思维的能力大为降低，在语言、记忆、阅读、认知等各方面出现困难，有时还会丧失方位感。局部脑萎缩也可使病人感到眼花、复视，在严重的情况下，可表现为失语、平衡失调，或局部肢体麻木、感觉迟钝等。造成脑萎缩的原因各不相同，有的可能是中风引起的脑损伤，也有的可能是老年痴呆症引起的脑麻痹。如果脑中一种合成脑啡肽和伽玛氨基丁酸的神经元严重缺失，则会形成一种称之为亨廷顿氏症的舞蹈病。脑炎和脑部感染也会造成脑萎缩。随着脑萎缩的程度加深，病人可出现痴呆、癫痫、运动失调等各不相同的症状。有时病人可能会一时丧失知觉，浑身抽搐，或者完全丧失记忆，生活不能自理。

脑萎缩的患者常表现为：把儿孙的名字叫混、见到旧时熟悉的人想不起名字、购物时算错帐、说话变得笨拙、情绪波动大、爱发火或爱伤感等，一般认为脑萎缩与衰老有很大关系。

脑是维持人类精神活动的重要器官，它是由各种神经细胞大量汇集而形成的一个神经线路网络，是专门"汇总"和处理各种信息的地方。脑神经老化死亡后，脑的重量变轻，体积变小，CT 检查呈现脑体积缩小，脑沟变宽，脑回变细，脑室扩大，这就是脑萎缩。

脑萎缩与老年痴呆不是一回事

不少中老年人一旦查出脑萎缩，马上就会担心自己会不会得痴呆症。其实，二者并不是一回事。

脑萎缩是一个体征，而痴呆症则是一种慢性全面性的精神功能紊乱。脑萎缩是机体生理性老化过程所出现的正常现象，年龄越大萎缩程度越明显。脑萎缩可有下列不同程度的表现，如记忆力下降、说话不清、理解力和情感发生障碍、脚发软等。而痴呆症作为慢性全面性的精神功能紊乱，常以缓慢出现的智能减退为主要临床特征，可发生于各个年龄段，以老年阶段为最常见。痴呆症患者可明显表现出行为和智商的异常，经常是无法控制的，而且在生活上不能自理，经常走失、大小便失禁等等。

老年痴呆症可有脑萎缩情况出现，但不一定是脑萎缩引起的。临床上，不少脑萎缩严重的老人并没有痴呆症状，而一些脑萎缩较轻甚至没有脑萎缩的老人，反而有明显的痴呆症状。

运动处方1　大脑保健操

（1）**按揉百会穴**　以头顶百会穴为中心，以手掌大小鱼际为着力点，做满头大幅度揉动，顺时针逆时针各揉八十一次。百会是人体总指挥部，是大脑皮层所在地，揉动它及其周围有强身健脑、增强脑功能的作用。头痛、眩晕、中风后不能说话、健忘、失眠等问题，都有助于解决。

（2）**按揉印堂处**　以额头印堂穴为中心，用大小鱼际处顺时针逆时针各揉八十一次。这里与神经、消化两系统关系密切，揉动此处可以防治神经和消化系统疾病，还能保健双目。长期按揉能消除头痛、眩晕、失眠等问题。

（3）**揉揉太阳穴**　以太阳穴为中心，用大小鱼际顺时针逆时针各揉八十一次，双手同时揉两穴。有肝病的人脾气多暴躁易怒，按揉这个穴位能镇静安神，让人平静下来。有偏头痛的人做这个按摩尤其适宜，对失眠的人也非常有效。

（4）**揉揉后脑勺**　后脑与人的泌尿、生殖系统密切，揉后脑除了治脑病外，还能防止各种泌尿、生殖系统的疾病。而且，后脑还主管人的运动与平衡，对防治瘫痪和关节病也有作用。

（5）揉揉面部　双手手掌在整个面部顺时针逆时针各揉八十一次，很多老年人也经常做这个动作，比如把手掌搓热，然后上下搓脸。既能起到美容、防衰老的作用，又能按摩到眼和鼻，对防治鼻病、眼病、感冒都有作用。

（6）手指梳头　两手手指分别放在头部，按前、内、后、外的方向抓梳八十一次，注意不要把头皮抓伤。这个动作可以活动全脑气血，帮助头皮和头发的新陈代谢。

老年人除了要器官好，精神好也很重要。有好的精气神，心情也会特别舒畅，患病机率就会少。所以，建议老人要坚持做这个保健操，激发精气神。

运动处方 2　记忆操

记忆操的一些动作，不但可加快血液循环，改善脑组织血液供应，增强脑细胞功能，而且可以扩大肺活量，增强肺功能，增加脑组织氧气供应，从而起到改善记忆力的作用。此外，人上年纪后注意力一般较难集中，在日常生活中多用左侧大脑半球，右脑较少用，记忆操则可有效促进左、右脑合作，有效改善注意力，提高大脑接收、处理信息的能力，增强记忆力。

（1）屏息呼吸　减慢呼吸频率可增强大脑有序化活动，提高脑细胞的利用率，激发大脑潜能，并可使大脑获得更多的氧气和血液。国内外大量试验证明，在呼、吸之间屏息几秒钟，能刺激大脑中枢神经，使大脑活动稳定地集中在某一点上，有效提高注意力，增强记忆。

具体方法：仰卧，闭眼，全身放松，用鼻子深吸气后屏息，数 3 下慢慢从嘴呼出。每天练习 10～20 分钟，长期坚持效果明显。

（2）按敲头部　头皮下有一张纤细繁密的神经网，我国传统医学认为这里有许多穴位，按摩或敲击头部可增强脑细胞功能。刺激头皮有助于活跃大脑神经，使神经系统、循环系统、激素、活性酶等发生连锁反应，延缓记忆力衰退。

具体方法：端坐，按揉两侧太阳穴 5 分钟，然后聚拢指尖敲击百会穴（两耳尖连线与头顶中心线交会处）50～60 次，以百会穴微热为度，每天早晚各 1 次。

（3）转动眼球　眼睛和大脑之间有着紧密的联系，眼球外面附有 3 对拮抗的肌肉，这些肌肉受脑中外展神经核、动眼神经、滑车神经的运动神经元支配。英国研究人员发现，眼球左转可以激发右脑，眼球右转可以激发左脑，而左右来回转动可增强左、右脑之间的沟通，这是提高记忆力的关键所在。

具体方法：坐位，头部不动，双眼平视，尽量向左看，只到眼球不动为止，停留 3 秒钟，然后在尽量向右转动。每天练习 15 分钟。

（4）敲碰手指　人体各器官在大脑皮层都有相应的代表区域，其中手指代表的区域神经细胞非常活跃，富有创造力。当双手从事精细灵活动作时，就会激活这些脑细胞，使神经冲动传递加快，记忆力增进。因此，手的动作越复杂越能激发大脑的思维功能。

具体方法：伸直右手，掌心向上，大拇指分别碰触食指、中指、无名指、小指，再将掌心向下，做同样的动作，然后练左手。每天中午练习 3～5 分钟。

（5）左侧体操　人的右脑主要记忆各种形象材料（如图形、闪光、音乐、震动等信息），左脑主要记忆语言、文字、抽象符号等。大脑有 12 对脑神经，在脑中交叉排列，使左脑支配右半身的活动，右脑支配左半身的活动。由于大部分人爱用右手，因此造成右脑功能减退。左侧体操不仅可以强化右脑的功能，还可以促进左右脑的配合和补偿，对增强记忆有惊人的效果。惯用左手的老人可练习右侧体操。

具体方法：站立，左手下垂用力握拳，左腕用力抬起并举高左臂，再慢慢放下复原，做 10 次。仰卧，左腿伸直上抬，尽量倒向左侧，停留 3 秒钟（但不能碰到床面），慢慢复原放下，做 10 次。每天练习 15 分钟。

（6）踮脚踏步　现代医学研究认为，脏器在足底都有反射区，人脑的反射区位于大脚趾上，其余脚趾和前脚掌则分布有头面部器官、垂体、三叉神经等的反射区。踮脚踏步可刺激这一区域，改善脑组织血氧供应，加快神经细胞之间的传导，增强记忆。

具体方法：站立，抬起脚跟，用前脚掌支撑全身，原地踏步 5 分钟。扶墙用脚尖着地（有意识地让大脚趾多受力），原地踏步5分钟。最后前脚掌着地原地踏步3分钟，踏步时尽量抬高腿。

（7）湿毛巾摩擦　脑细胞需要大量血液，每天流经大脑的血液量达2吨，加快末梢血液回流，对提高大脑记忆力具有重要作用。人的皮肤表面密布着冷觉神经末梢，当浸过冷水的湿毛巾摩擦皮肤时，神经末梢会立刻传递给大脑，刺激大脑反应。同时，冷觉信号还会使神经系统兴奋性提高，从而使得大脑的血液循环和机能活性处于最佳状态。

具体方法：用湿毛巾自上而下摩擦额头面部、胳膊、大腿、小腿、脚面和脚掌，每天1次。

（8）松紧肌肉　松弛和收紧肌肉，可锻炼肌肉之间的血管、神经，增强神经敏感性及大脑灵活性，增进记忆。

具体方法：平躺在床上，绷紧脚趾、脚、小腿，慢慢默数5下，然后放松。绷紧整个下半身，默数5下放松，绷紧上半身（胸部和腹部肌肉），默数5下后放松。绷紧双臂，握紧拳头，默数5下放松。绷紧面部（咬紧牙齿，皱起头皮），默数5下后放松。最后绷紧全身肌肉，默数5下放松。

运动疗法3　大脑聪明操

这套大脑聪明操活动的部位关键是颈部，通过一系列的颈部活动，使血液畅通，送氧气到脑部，活化脑细胞。

（1）保持双肩平衡，挺胸收腹。

（2）将右手扶在左耳上。

（3）将头微倾至右边，并以右手轻按住左耳，保持腹、腰挺直，双肩平衡。这样可以扩张颈动脉，增加血液循环，使脑部获得更多氧气。

（4）右手指按住左耳向下压，同时左肩朝外用力伸直，挺住10～15秒，能使肩部肌群伸展，促进肩部柔和。

（5）松开头与手臂，还原，深吸一口气吐气。这样绷紧后再松开，并进行深度呼吸，能立即感受头部的轻松与颈部肌肉的解放。

在做这些动作时，要注意配合深呼吸，因为深呼吸有助于放松，可降低肌肉紧张度。肌肉放松，供给大脑的养分就畅通无阻了。

运动处方4　脚趾操

上了年纪的人，不锻炼独立活动的能力，走路、站立时就容易摔倒，其原因就是小脑萎缩的速度加快了。人的平衡中枢在小脑，经常练独立动作，很容易克服这一弊病。所以，老年人要想延缓小脑萎缩，就应该练习独立动作（初练习者需靠近桌子或墙，以防摔倒）。

（1）一条腿独立，另一条腿抬平，小腿自然下垂。以踝关节为轴，脚趾向上翘，同时带动脚部向上翘，然后再向下压，反至向上为1次，照此动作重复16次。然后换另一腿独立，另一腿抬平，按照此动作，重复做相同次数或左腿多做几次。

（2）在交换另一腿独立，另一腿抬平，小腿自然下垂，以踝关节为轴，脚部向里拐踢毽子，再向外拐，返至向内拐为1次。照此动作，重复做16次。

（3）以踝关节为轴，用脚带动足部向内旋转16次。

（4）动作同上，只是改变方向向外旋转。

经过独立动作锻炼，可以延缓小脑萎缩，自然衰老也会得到缓解，稳定性加强之后，就不易摔倒了。

运动处方5　梳头功

常练梳头功，可疏通血脉，并改善头部血液循环，使头发得到滋养，既防脱发又能耳聪目明，并有助于降低血压，还可以起到提神健脑、解除疲劳等作用，从而保持大脑清醒，防止大脑老化，延缓衰老。

（1）气功预备式　正身站立，两脚分开，双膝稍屈，头正顶直，两眼平视前方，全身自然放松，意守丹田。年老体弱者可以改用坐式，自然呼吸，鼻吸口呼，要求均匀和缓。

（2）入静放松　然后双手缓缓上提，两掌心轻按前额经鼻口轻擦至下颌，再转向头后颈部，往上擦过头顶回至前额。共按36次，首次宜轻，以后渐重。

（3）轻抓头皮　双手十指屈成弓形，自前额发际开始经头顶向后至颈后为止，依此顺序共抓 36 次。

（4）双手摩面　两掌心贴于头面，自前额始擦至下颌后，再翻向后颈部，复经头顶再至前额止。共按 36 次，先重后轻。

（5）缓慢收功　收功时宜用梳齿圆滑的木梳轻梳头发，可按本人所需发型梳理。梳时呼吸均匀，动作柔和。

运动处方 6　手部运动

手部运动，对刺激人的大脑、保持大脑的灵敏性有着重要的作用。

（1）捧花手腕　手掌张开，手指微弯如托球或捧花状，两手腕腹面相对，轻轻叩敲，震动可以让通过手掌中央的正中神经发麻，也可以用来治疗腕管道综合征。

（2）伸直食指　四指伸直并拢，拇指缩在掌面，关闭虎口，挤出合谷，在食指侧摆平并拢轻轻碰撞，让拇指、食指及合谷处均能相互刺激。

（3）鼓掌五指　手掌张开，五指伸直，双手全面接触地互相击掌，指对指，掌对掌，如此鼓掌，声声响亮，而且能健身醒脑，一举两得。

（4）平掌手刀　五指伸直并拢，利用空手道的手刀法，慢慢互相砍切，以强化小鱼际肌的力道及韧性。

（5）对准指尖　五指微弯如托球状，每根手指各自找对应的指头，指尖对指尖，轻轻敲击，会有奇妙的感觉在十指间传达，轻重缓急，各依当时感受而定。

（6）揉搓指缝　五指微微分开，双手手指在对方指缝间滑行搓动，可以连手掌一起搓像取暖一般，也可以手掌拉直对立，如此可让指缝得到足够的刺激。

（7）叉开虎口　拇指食指打开虎口，撑开愈大愈好，两手掌成 90 度角相互垂直，虎口对虎口，十字形互叉，保持虎口大开的状况，不要弯曲手指。

（8）反转手背　这是手背对手背轻轻拍击，需要灵活的肩膀，手肘到手腕，才能手背靠手背，手指靠手指，动作要轻，避免受伤。

（9）阴阳双面 双手掌朝上五指并拢，上下叠在一起，抽出下面的手，以手背向下拍击下方的手掌面，如此反复——拍击。

（10）握拳伸展 这是解除紧张的良好动作，并可以使手部柔软，先紧握拳头，然后展开，并左右转动和上下弯手腕。常做此练习，有助于防治老年人的动作失灵、脑血栓等症，每天用力地做 3 ~ 5 分钟。

（11）敲击手心 人的手心部位有 39 个穴位和十几个病理反射区，手心中央是劳宫穴，若每天早晚对手掌心的劳宫穴各敲 100 下，再敲整个手掌，就能起到疏通气血津液，调节脏腑功能，达到强身健体的作用。

（12）拍打手背 手背为手之阴阳两经汇聚交接之处，拍打手背，可调和阴阳、疏通经络、加速血液循环，具有预防寿斑出现和促进寿斑消失的作用。方法是两手交替拍打手背 3 ~ 5 分钟。

（13）两手互搓 两手相互摩擦使之发热，每天坚持做 40 ~ 50 次，对治疗耳鸣、失眠、高血压等均有疗效。

（14）模仿弹琴 这项运动就是把双手平放在台面上，柔和地向下压，然后每次举起一个手指，尽量举高，不妨假装正在练习弹钢琴一样，它的功能是伸展手掌和手指，这样能使手轻快敏捷。

（15）放松手部 先把双手放在与肘弯平的高度，然后放松手腕，让手有气无力地垂下来。反复进行这种放松手部的动作 。

（16）手指按摩 首先用双手拇指腹分别一个一个地弹其他指甲盖，最后用食指腹弹拇指甲盖，各弹 30 ~ 50 次。每日 2 ~ 3 次，随时随地都可进行。其次用左手拇指食指一个一个地从指根到指尖捏搓右手五指各 30 次，然后换右手捏搓左手指各 30 次。用右手拇指食指一个一个地用力捏着指甲和指腹进行伸屈左手指（一伸一屈为 1 次），先从小指开始，每一指伸屈 10 次左右。然后，用同样方法换左手拇指食指伸屈右手指。

（17）按摩手掌 劳宫穴在手掌心横纹中，屈指握拳时中指指尖所点处，按摩它能起到清心和胃、消除面疮的作用。鱼际穴位于手掌面第一掌骨中点，拇指下隆起处，有泻热宣肺、散瘀润肤的作用。少府穴在屈指握拳时，小指指尖所点处，有清心泻火、活血润肤的作用。

神门穴位于手腕和手掌关节处小指那一侧的腕横纹中，合谷穴位于手背部虎口处，有促进面部血液循环、解除疲乏、振作精神、提神醒脑的作用。手掌按摩非常方便，按摩时可以用大拇指找准穴位和压痛点，顺时针揉一刻钟，直至发热为止。也可以把手掌来回搓热后，再按摩手上的具体穴位。还可以用木头滚轴、保健球等来刺激手掌穴位。按摩前最好先洗手，再搽点护肤品，以起到润滑作用。按摩时力度宜稍轻，动作和缓。按摩后最好饮一两杯温开水，以促进新陈代谢。

运动处方7　练手指

大脑的灵活性与手部的运动有着密切的关系。研究发现，脑萎缩的病人，其手指的灵活协调性大为降低。相反，经常利用手指从事灵巧、精细动作的人，则较少发生脑萎缩和老年性痴呆症。实践证明，多动手、勤练手指就能锻炼大脑，有助于延缓大脑衰老。

（1）玩乐器　弹琴可以比喻为"大脑在慢跑"。已有科学研究证实，坚持弹琴能有效缓解大脑衰老。弹琴时，我们的眼睛要看乐谱，大脑则根据乐谱内容向手指发出指令，指挥手指做出极复杂而快速灵巧的动作。手、眼、脑之间默契的配合，对于大脑来说，是一种绝佳的锻炼。中老年朋友可以结合自己的爱好和实际情况，经常弹钢琴、拉二胡、吹笛子等，这对防止脑衰老、记忆力减退都极为有利。

（2）玩健身球　这也是锻炼手指的一个好方法。一手握两枚健身球，让它们在指尖翻飞滚动，不仅姿态潇洒，而且能增进健康。玩健身球可以对手掌的多个穴位起到良好的按摩作用，对增强脏腑功能也颇有益。

（3）套橡皮筋　在食指和中指上套上一根橡皮筋，使橡皮筋成"8"字形，然后用拇指把橡皮筋移套到无名指上，并保持"8"字形。以此类推，直套到小指上之后再返回，反复进行，对大脑有良好的刺激作用。

（4）握健身圈　最好选用表面有颗粒状突起的硬橡胶制成的健身圈。捏捏健身圈可以锻炼手部肌肉，活动关节，并且通过五指捏握，圈上的颗粒突起可进一步刺激手部穴位，这对促进脑部供血通畅、消除大脑疲劳、增强思维能力有良好效果。

（5）打算盘　专家认为，在健脑益智方面，算盘是一种行之有效的工具，它能充分锻炼手指，从而刺激大脑，其作用远远大于计算机。

（6）编织　老人家爱为孩子们打毛衣，这其实也是一种健身运动。编织时，手指会不停地运动，给大脑以兴奋刺激，而织出的花样也在大脑中形成艺术美的感官刺激。

（7）剪纸　剪纸过程需要反复构思，手指还要配合精细的剪裁动作。这项活动不仅锻炼了大脑，调适了情绪，还能丰富晚年的文娱生活。

运动处方 8　康复锻炼六法

根据不同的症状，有针对性地锻炼，能促进新的脑细胞的增长，保持良好的记忆力。

（1）按揉肩　患者以单手掌按压肩前部，每 3～5 圈向下按压 1 次，揉时和缓按时稍重，反复操作 1 分钟。

（2）梳理上臂　①从上至下以掌根部揉之（回旋运动 3 次）。②按法：双手掌重叠垂直向下施力缓缓移动 3 次。③捺法：捏而提起之，双手掌拇指重叠余四指交叉挟持上臂，提起放下，交替反复 5 分钟，这也是脑萎缩康复方法之一。

（3）运动关节　摇臂，一手托于肘，一手握腕，双手协调缓缓摇动关节，正反方向各 30 圈，操作幅度在生理范围内，频率不宜太快，随功能恢复逐渐加大幅度和频率。

（4）屈肘　一手托于肘后不动，另一手握于手腕，双手相对用力，拔伸关节数下，屈曲肘关节，伸直、屈曲做 20 次。

（5）摇腕　一手握前臂下端，使之固定，另一手的手指与患者五指交叉，快速摇动腕关节 30 次。右手瘫用左手摇，左手瘫用右手摇，完毕后使腕关节前屈，后伸，左偏，右偏，如是各 3～5 次，每一方向至极限最佳。

（6）牵抖搓揉上肢　患者双手由肩关节向下揉搓（两掌相对夹持手臂），快速来回搓至手腕，共 5～8 遍。后双手握其手腕，手指向下用力拔伸至最大限度，同时配合抖动 5～10 秒，放松，再拔伸，做 5～

10 次，这些都是脑萎缩康复锻炼的方法。

通过以上六个锻炼方式，可对脑萎缩的治疗起到很好的辅助作用，但是在锻炼时，最好根据患者自身实际情况来选择更加适合有效的康复锻炼方法，以达到最好的锻炼效果。

运动处方 9 一心二用法

经常练习不对称运动，可以培养"一心二用"的能力，提高人的创造力、理解力和协调能力，特别是对于脑功能逐渐退化的老年人，在锻炼全身组织，增强身体素质的同时，还能有效减缓脑力功能的退化速度，对脑萎缩也有防治作用。经常练习，可以起到"身心同练"的效果。

（1）手指 两臂前平举，掌心朝上。右手从大拇指起，左手从小拇指起，依次向内屈卷，而后再依次伸直。两手的起始手指交换重复做。

（2）两臂 两臂上举同时低头，两臂下放同时抬头后仰，两臂向左平举，同时头向右转，两臂向右平举，同时头向左转。

（3）上肢 左臂先于右臂一拍的节奏做动作，依次叉腰、侧平举、屈肘屈腕手指触肩、上举，然后再依次向下做。第二个八拍时，右臂先于左臂一拍的节奏做同上动作。

（4）臂绕环 以肩为轴，左右臂分别按顺、逆时针方向同时绕环，第二个八拍两臂交换方向再绕环。

（5）四肢 左臂以肘为轴，左腿以膝为轴，在水平位分别按顺、逆时针方向划圆。第二个八拍，上下肢交换方向做，右侧臂腿可按同法再做。

（6）画图形 两臂上举，左手在体前划圈，而右脚却在地上划四边形。手与脚可交换图形再做。

（7）全身运动 立正后：①以肩为轴，左臂经体前向后绕环一圈至上举，同时右臂却快速地绕环二圈至上举。②上体向前下屈，两手指尖尽量触地。③左脚向左前方跨一大步成左弓步，同时上体抬起；左臂向左前方斜上举，手掌向内旋；右臂向右后方斜下伸，手掌却向外旋。④还原成立正姿势，5~8同1~4，方向相反做。

（8）跳跃　做单脚跳，左脚用力向上跳，两手在头顶轻轻击掌，而右腿轻轻向上跳时，两手在头顶重重地击掌。

（9）放松　两脚原地踏步，两臂放松前后摆动。同时，自己口中轻发口令，口令不是通常的"1、2、1"，一拍一步，而是多拍一步，如"1-2-3-"，一般做到3拍或者4拍一步。

以上几种运动，有的可以不按八拍节奏来做。练习时，速度可逐渐由慢至快，动作幅度可逐渐由小到大，坚持锻炼，必有好处。

运动处方10　健脑小动作

在日常生活中，只要进行一些有针对性的锻炼，就能增强脑细胞的功能，预防和延缓脑萎缩。

（1）敲打头皮　用长把梳子的齿敲打头皮，可促进头皮血液循环，刺激脑神经。每天早晚，按从前到后、从左到右的顺序，用梳子敲打头皮，力度以头皮微痛为宜，每次5分钟，每日1次。

（2）旋转舌头　舌神经与大脑相连，经常旋转舌头，对大脑可间接进行刺激，从而预防脑萎缩。早晨刷牙后，舌头在口腔内旋转5次，然后将嘴张开，舌头轻轻伸出停留2~3秒钟，练习5次。

（3）揉足大趾　每天晚上用热水泡脚，盘腿而坐，用双手手指分别按揉对侧足大趾，每次5分钟，每日1次。足大趾处是大脑在足部的反射区，通过神经反射对延缓脑萎缩有一定的作用。

（4）拍打臀部　拍打臀部能刺激大脑中与感情和意欲相关的额叶皮质区。左右手交替拍打臀部100下，力度达到轻微疼痛，可增强脑功能，预防脑萎缩。

（5）活动手指　手指分布着很多末梢神经，活动手指可以有效刺激脑细胞，阻止和延缓脑细胞的退化。比如喝水的时候，用双手捧住杯子，在手中来回转动，或转山核桃、打绳结等，均对预防脑萎缩大有帮助。

运动处方11　锻炼舌头

大脑细胞的减少造成脑萎缩，于是出现诸多衰老现象：眼泪与鼻涕增加、喝饮料出现困难、面孔的表情变得呆板、手足活动不太灵活等等。最显著的症状是舌头僵化，因为舌头神经就是从大脑出发，与舌头相连接促使舌头活动。另一方面，人的味觉是通过面神经而传到大脑的。因此，为了防治大脑萎缩，应当经常使舌头活动，这就可以间接地对大脑进行刺激。有意识地锻炼舌头，便可以让舌头操纵健康。

（1）每天早晨，洗脸后对着镜子，舌头伸出与缩进各 10 次，然后，舌头在嘴巴外面向左向右各摆动 5 次。

（2）坐在椅子上，双手十指张开，放在膝盖上，上半身稍微前倾，先用鼻孔吸气，接着嘴巴大张，舌头伸出来并且呼气，同时睁大双眼，目视前方，反复操练 3～5 次。

（3）嘴巴张开，舌头伸出并缩进，同时用右手食指、中指与无名指的指尖，在左耳下边至咽喉处，上下摩擦 30 次。接着，在舌头伸出与缩进时，用左手三指的指尖，在右耳下边至咽喉处，上下搓摩 30 次。

（4）对着镜子，嘴巴张开，舌头轻轻地伸出，停留 2～3 秒钟，反复操练 5 次，然后头部上仰，下巴伸展，嘴巴大大地张开，伸出舌头，停留 3～5 秒钟，反复操练 5 次。

这样锻炼可以治疗高血压、脑梗塞、哮喘、近视、老花眼、眼睛疲劳、耳鸣、眩晕、咽喉炎、疼痛、甲亢、肩周炎、腰痛、月经痛、失眠、少年白发，并可预防老年性痴呆。

运动处方 12　巧健脑

多数中老年人常有记忆力下降、手脚没有过去灵活的感觉，不少人还出现耳鸣、失眠等症状。专家提醒，这可能与脑萎缩有关。根据不同的症状，有针对性地锻炼大脑的不同部位，能使多数中老年人朋友保持良好的记忆力。

左脑萎缩　症状：常把儿孙的名字叫混，购物时易算错账或把面值不同的钱看错，说话变得笨拙。

（1）香气刺激　可在家中养盆白兰、蔷薇、茉莉等。

（2）敲打头皮　右手握梳子，将梳子带刺的一面轻轻击打头前正中发际部，击打力度根据自身承受力而定，以头皮微痛为宜。从前发际开始，向后顺中央分缝处敲击，直至后发际颅颈交接处。每天早晚各一次，每次5分钟。

右脑萎缩 症状：见到旧时熟悉的人想不起名字，常提笔忘字，情绪波动大，爱发火或感伤。

（1）刮双脚拇指 每天晚上用热水泡脚后，向脚心方向刮双脚大拇指各100次，共用8分钟。此处为大脑在足部的反射区，通过神经反射对右脑萎缩有一定的改善作用。

（2）拍打臀部 以每秒拍打两下的速度，每天拍打左右臀部各50次，力度要稍大，即达到轻微疼痛。

（3）活动手指 比如喝水的时候，用双手捧住杯子，在手中来回转动，或转山核桃等。经常活动左手，对防治右脑萎缩大有帮助。

小脑萎缩 症状：经常头晕、步态蹒跚、拿不稳东西、排便困难、反应迟钝等。

（1）倒着走 在步行的过程中，选择一定距离倒着走，向后迈步，脚落地站稳后，再移动身体的重心。身体重心落在这只脚后，另一只脚再离开地面。

倒着走可刺激人的神经系统，提高身体的平衡性和灵敏度，增加身体协调性，延缓大脑衰老。

（2）按腋窝 左手掌置于脑后，用右手食指、中指、无名指的指腹，先顺时针、后逆时针按摩左侧腋窝各15次，然后换左手按摩右侧腋窝。每次持续3~5分钟，出现酸、麻、热的感觉即可。

运动处方13 健脑小动作

老年人平时做些保健小动作，可以最大程度地减慢大脑衰老的速度，比如在看电视的时候、干完家务活后，或者和孩子一起做个小动作比赛。具体动作可以采用以下三种：

（1）拳、掌交替 左手握拳，右手伸掌，指尖指向左手小鱼际（左拳的小指侧），再换右手握拳，左手伸掌，指尖指向右手小鱼际（右拳的小手指侧）。如此左右互换交替，以15秒钟内交替20次为成绩优秀，15次为良好，15次以下为差。如果一开始成绩不理想，可以长期多练习。

（2）捶、搓交替　取坐姿，两大腿摆平，左手伸掌放在左大腿上，并前后搓动。右手握拳，放在右大腿上，上下捶动。这样一捶一搓，熟练后再换手。即左手改为握拳，放在大腿上下捶动，右手改为伸掌，在右大腿上前后搓动。如此准确交替，以每分钟交替30次为成绩优秀，20次为良好，20次以下为差。

（3）拇指小指交替　左手握拳，伸出大拇指，右手握拳伸出小拇指，然后换手。即左手将大拇指收回，并伸出小拇指，右手将小拇指收回，并伸出大拇指。做的时候动作要准确到位，如此交替。以1分钟交替15次为优，10次为良，10次以下为差。

这些小动作可以作为老年人日常的保健操，也可以在练习时记录一下成绩，随时自测一下自己大脑的灵活程度。

运动处方14　模仿音乐指挥

经常听音乐能使人健康长寿。有医学专家研究表明，给中老年人播放一些旋律动听的音乐，再让他们回忆听过的印象，能够推迟大脑的衰老，唤回失去的记忆，使他们的精力更加旺盛，体力更加充沛，工作效率明显提高。有专家对500名音乐指挥的寿命研究发现，他们的平均寿命为78.4岁，比一般人的平均寿命提高了4.9岁，这不但是音乐声音对他们的神经系统起到了良好的刺激作用，而且在指挥演奏的过程中，体力得到了有力的锻炼，心肺的功能逐渐增强，四肢肌肉尤其是平时活动较少的上肢肌肉更加发达，新陈代谢更加旺盛，生命力增强，寿命提高。

动作要领　将收音机、录音机等放在自己面前，站在比较宽广的地方两腿分开，身体站直，然后放音乐。锻炼者随着音乐的旋律和节拍，像音乐指挥者指挥乐队那样两手打拍子，同时身体也要适当摆动，一直活动到腰部。打拍子的动作由弱到强，幅度由小到大，每次锻炼10~30分钟，每日早晚各一次。这种既能受到音乐熏陶，又能活动身体的健身方法，其健身效果是意想不到的，活动量适中，男女老幼都可采用。

第二部分　老年性痴呆

老年性痴呆是一种进行性发展的退行性脑变性疾病，起病隐匿，病程缓慢且不可逆，临床上以智能损害为主。其早期症状仅表现为记忆力减退，尤其以近事遗忘为最大特征。老年性痴呆是大脑原发性疾病，病因至今不明，记忆力障碍为初发症状。最初出现的是近记忆力受损，随之远记忆力也受到损害，最终远近记忆力均有障碍。该病是老年人的常见病、多发病，年龄越大发病的比例越高。对于广大老年人来说，老年痴呆症已对他们安享晚年造成了严重的影响。若能早发现、早治疗，将会改善病人的生活质量，延长寿命。

老年性痴呆又称阿尔茨海默病，现已成为继心血管疾病、恶性肿瘤、脑卒中之后老年人的第四大杀手。该病是一种原发性退行性脑病，发生在老年期及老年前期，且随年龄增长而成倍增加。年过 60 岁，患病率为 4%～8%，65 岁以后增加到 10%，80 岁后超过 30%，而中国老年性痴呆人数也呈显著上升趋势。据统计，中国目前患者总数约为 600 万，居世界首位，全球患者大约 1/4 在中国。遗憾的是，中国患者中只有 15% 来医院就诊，主要是因为人们对老年痴呆症缺乏认识，误以为是老糊涂了。其实，老了未必就糊涂，而老年痴呆症也绝不是"老糊涂"这么简单。

老年性痴呆不同于老年期痴呆

老年期痴呆泛指各种以认知功能障碍为主要表现的老年疾病，可由多种原因引起，比如血管性痴呆、代谢障碍痴呆、帕金森病痴呆、额颞叶痴呆等。而老年性痴呆即是其中的一种，是以大脑皮层萎缩，伴有 β - 淀粉样蛋白沉积、神经元纤维缠结等有特征性病理改变的原发性退行性疾病。老年性痴呆表现为日益严重的记忆障碍、失语、失认、视空间技能损害、执行功能障碍，以及人格和行为改变等精神症状，日常生活能力逐渐下降，从起初的做事情丢三落四，不认识周围的路，理解不了别人的话，发展到不认识配偶、子女，穿衣、吃饭、大小便不能自理等，严重影响自己的工作、生活及社交，并给家人带来无尽的痛苦和烦恼。

老年性痴呆常表现为"四大障碍"

（1）认知障碍。患者经常忘事，事后不能再回忆起来，常遗失东西，告诉某事转身即忘。处理日常生活能力逐步下降，如炒菜常忘了放盐、烧水常常烧干。疾病早期以近事记忆减退为主，往往刚才发生的事记不起来，刚见过的人想不起来，而陈年老事却能记起。疾病后期则远事记忆也减退。

（2）时间和空间定向力障碍。外出经常迷路，严重的患者不知道自己住址，找不到回家的路，不知道年、月、日期和季节，甚至不知道自己的年龄和子女的人数，不认识亲人，面对镜子中的自己询问"你是谁"。

（3）性格障碍。患者可变得和过去判若两人，情绪消极，待人不热情，兴趣范围越来越窄，孤僻及对亲人漠不关心，生活懒散，终日无所事事，有时爱发脾气，常为一点小事吵闹，缺乏羞耻心和道德感，甚至与小孩争食、玩耍打闹。严重者一般生活不能自理，吃饭不知饥饱，刚吃完饭就说没吃，还说家人虐待他（她）。穿着不恰当，把内衣穿在毛衣外面，把裤子当上衣穿，随地大小便等。

（4）精神性障碍。患者忘了把东西放在什么地方，就疑心有人偷走了，怀疑配偶对自己不忠、有外遇。有的患者凭空听到不存在的声音或看到不存在的东西，即有幻觉。如半夜见到满屋子的老鼠，起床要打，又称常听到邻居在骂自己。有的痴呆患者情绪抑郁、焦虑不安，对一些无关重要的事情担忧，整天忧心忡忡、惶恐不安。

老年性痴呆多发于五种高危人群

（1）高龄者。老年性痴呆的患病率随年龄的增大而增高。

（2）有家族史者。家属成员中若有同样疾病者，发病的机率增加。

（3）头部受过伤害者。

（4）患有其他疾病者。如癫痫、甲状腺功能减退、免疫系统疾病。

（5）具有不良的社会心理因素者。如没有兴趣爱好、不喜欢社交活动者，不用脑、丧偶、独居等。

不良生活方式的人易患老年性痴呆

（1）不爱运动，懒散的人。这类人每天都当周末过，一天到晚无所事事，不是躺在沙发上看电视就是蒙头大睡，生活节奏缺乏变化。

（2）患有代谢症候群的胖人。一项最新的调查显示，卡路里摄取量最高的那组人与摄取量最低的那组相比，罹患认知障碍症的风险要高出约1.5倍。高热量会使人发胖，并容易患上代谢症候群，降低基础代谢，从而陷入恶性循环，容易引起"三高"症状，加大日后罹患认知障碍症风险。

（3）酗酒、抽烟者。适量喝酒对健康无大碍，但酗酒会导致体内酒精过多，肝脏来不及分解，影响到大脑血液循环，会加大日后罹患认知障碍症的风险。抽烟对健康有百害无一利，现有的研究表明，抽烟会令日后罹患该病的风险增加5倍。

（4）嗜好肥甘饮食。日本的认知障碍症患者人数在2000年就比上世纪80年代增加了约3倍，目前仍然有增无减。研究发现，背景之一就是日本的饮食生活欧美化。荷兰研究者的调查显示，欧美饮食多含肥甘之物，其所含大量的脂质、饱和脂肪酸、胆固醇会加大罹患认知障碍症的风险。

两类人群的痴呆需要特别关注

老年痴呆症经诊断后的自然病程多在3～5年，即发展到生活完全不能自理，出现多种并发症直至死亡，但如果发现越早、治疗越早，患者的寿命就越长。不少患者原先有高血压、糖尿病、脑卒中、高脂血症等，这类人也要警惕。痴呆患者中，以下两种人群是特别需要关注的。

（1）女性患者。尽管原因还没有明确的解释，但女性的老年痴呆患病率确实高于男性，并且随年龄的增加，这种趋势更加明显。女性痴呆格外需要引起大众的重视，不仅是发病率高，还因为她们的健康事关老伴甚至全家的幸福。

（2）以精神症状为主要表现的患者。有些老年痴呆者不止"老糊涂"，还伴有精神症状，这会加重家人的经济负担，治疗难度更大。

明确"警戒信号"，为老人拉好防线

比较典型的老年性痴呆患者，脑 CT 可见部分脑区的萎缩，需要及时到医院诊治，并在医生的指导下进行有效的药物治疗和家庭护理。由于老年性痴呆的发病过程较长，早其症状不明显，所以很容易被忽视，当症状明显时再来就诊，往往已经错过了最佳的诊疗时机。建议出现下列情况时，要及时到医院就诊。

（1）记忆力逐渐下降，顾前忘后，尤其是对近期发生的事经常遗忘。

（2）处理熟悉的事情出现困难，如骑车、做饭，使用常用的工具、家电。

（3）语言表达出现困难，说话重复啰嗦，杂乱无章，答非所问。

（4）对时间、地点及人物逐渐感到混淆，如不知道今天是何年何日，出了门找不到家，不认识周围的人，常把东西乱放在不适当的地方。

（5）判断力、理解力下降或合理安排事物的能力下降，分不清主次。

（6）性格出现转变，情绪不稳定，多表现为自私、主观，或急躁易怒，不理智，或敏感多疑，失去做事的主动性，对周围的事情不感兴趣。

（7）行为较以前显得异常，如昼夜不分、不知冷暖等。

运动处方1　手指运动操

经常运动手部，脑循环会发生改变，手的动作形成大脑新的兴奋点，有利于理解、记忆和思考。由于大脑和手的关系密切，保健专家

认为，中年以后，如能经常做手指运动，能使手指末端的气血流通，从而促进全身的血液循环，改善内脏的功能，也可以加强脑血管的血液供应，保障大脑得到足够的血供，是防治老年痴呆的好方法。

（1）每天早晨将小指向内折弯，再向后拔，反复做屈伸运动10回。

（2）用拇指及食指抓住小指基部正中，早晚捏揉刺激这个穴位10次。

（3）将小指按压在桌面上，反复用手刺激它。

（4）两手十指交叉，用力相握，然后突然猛力拉开，给予肌肉必要的刺激。

（5）刺激手掌中央（手心），每次握20下，既有助于血液循环，又对安定自律神经有效。

（6）经常揉搓中指尖端，每次3分钟，对大脑的血液循环很有好处。

上述方法可以交替使用，每天选用2~3种。同时，要尽量利用各种机会活动手指。如：当乘车紧握栏杆或用手紧紧抓住吊环时，利用车子的震动一紧一松来刺激手掌；在闲坐时，用手指不停拍击椅子把手，只要能活动手指或刺激手掌的方法都不妨一试。

运动处方2　防痴健脑操

在欧美、日本等国流行的健脑操可以防治老年痴呆症，动作虽简单，但效果明显。

站式：双脚分立，与肩同宽

（1）左肩上耸下落10次，然后左臂在体侧从前向后与从后向前各旋转10次。

（2）左臂弯曲，向后轻轻地抖动后，向前向后甩动100次。

（3）左手握拳，在胸前向前屈伸10次。

（4）右手握住左腕，左手拇指及手腕正转及反转各10次。

坐式

（1）用左手拇指点按左手食指指尖2次，中指1次，无名指3次，中指 1 次，小指 4 次。然后反过来，点按无名指 3 次，中指 1 次，食指 2 次，反复 16 遍。

（2）坐在椅子上，左脚弯曲并提起，双手抱住左脚，尽量靠近胸部，然后放下，反复 10 次。

（3）用双手掌心从上向下，轻轻地拍打左脚内侧及外侧各 100 次。

卧式

（1）仰卧于床上，不用枕头，左臂在体侧从前向后与从后向前各旋转 10 次。

（2）左脚向左侧及右侧斜上方各高举 10 次。

（3）左脚弯曲后伸直，反复 10 次。

（4）双手抱住左脚膝盖，尽量靠近胸前，然后上半身向上抬起，变为坐式，反复 10 次。

运动处方 3　缓解老年痴呆肌肉僵硬法

（1）**左顾右盼**：适用脖子僵硬　方法：双手叉腰，双脚成左右弓子步。吸气时慢慢转向左边，维持 5 秒钟，再吐气缓缓将头转正，再转右，接着吸气将颈部缓缓下弯，再缓缓抬头。该动作做 10 次。

（2）**抓提后颈**：缓解颈部肌肉僵硬　方法：双手十指交叉，放于颈后。双手缓缓用力向后向内按压后颈，保持 2 秒钟，10 次为一组。此动作除了缓解颈部僵直外，还可舒缓两肩的僵硬情况。

（3）**双臂压肩**：适用于肩部和背部僵硬　方法：双手握拳至腰间，拳心向上，双臂缓缓地向后向内夹紧，夹紧时吸气，5 秒钟后双手回原位，回原位时呼气，再重复此动作 10 次。

（4）**体转运动**：锻炼腰部肌肉，扩展胸部　方法：双脚与肩同宽，左手叉腰，右手高举于体侧，掌心向上。右手缓缓带动身体向右转动，吸气，扩展胸部，随后缓缓回正；左侧反之。左右分别 1 次为一组，一组 10 次。

（5）**双手划船**：伸展双手和腰部的肌肉　方法：双腿呈前后弓子步，首先双手握拳向前平推，如划船一般，拳心向下。推出时呼气，接着双手回收胸前，身体轻微后仰，最后双手向下向前伸展，此为一组动作。在做此动作时，速度应缓慢一些，一组10次。

运动处方5　按摩养脑法

（1）按摩太阳穴　将手指合拢，指尖轻轻按摩太阳穴，待局部微微有酸胀感即可。太阳穴是人头部的重要穴位，《达摩秘方》中将按摩此穴列为"回春法"，认为常按摩太阳穴能对大脑产生良性刺激，起到缓解疲劳、振奋精神、保持大脑活力的作用。

（2）鸣天鼓　双手抱头，以两手掌心紧按两耳朵眼（指尖向后），两手中间三指轻击后头枕骨（小脑部）十几次。然后，手指紧按后头枕骨部不动，掌心适当用力按压耳朵眼，再骤然抬离。最后，将中指或食指插入耳朵眼内转动3次，再骤然松开。每次5分钟，能使头脑清醒，且可提高听力。

（3）按百会　百会穴位于两耳尖连线的中点处，为人体的重点穴位，是治疗多种疾病的首选穴位。中医认为，头为诸阳之会，百脉之宗，而百会穴则为脉气汇聚之处。点按此处穴位，能够激发阳气，醒脑开窍，保持头脑清醒。点按时力度以有酸胀感为宜，不要太过用力，每次5分钟。

（4）梳发　将双手十指微屈，以排列整齐的手指指腹，由前额发际将头发梳往脑后，一面梳理头发一面按摩头皮，重复此动作至少30次。此法能促进头部气血循环，刺激头部的督脉、太阳经脉，从而提高对大脑的营养供应。

运动处方4　康复训练法

此康复法，患者可以在家人的帮助下训练，也可以在医生的指导下进行。

（1）放松和呼吸训练　闭上眼睛，开始深而缓慢地呼吸。腹部在吸气时鼓起，并想象气向上到达了头顶。在呼气时腹部放松，并想象气从头顶顺流而下，经过背部到达脚底，放松全身肌肉。如此反复练习5~15分钟。

（2）面部动作训练　帕金森病人面肌僵硬，缺乏表情，运动面肌可减轻僵硬感。对着镜子活动面肌，做皱眉、用力睁闭眼睛、鼓腮、露齿、吹哨、微笑、大笑、露齿笑、撅嘴等动作。

（3）头颈部训练　头部上下运动、左右转动、侧转、左右摆动等。

（4）躯干训练　有节奏的侧弯运动、转体运动、仰卧起坐、俯卧撑及燕式平衡等训练，可控制躯干腹背肌力量与协调。

（5）手部训练　做摩擦手掌，握拳，双手交叉、叠放运动或模仿洗手动作。试着将手指尖与拇指相对，钩在一起。锻炼写字，一笔一画慢慢地写，使用笔管较粗的笔写起来较顺手。

（6）上肢及肩部训练　做耸肩、臂上举、后伸等牵伸的锻炼，也可利用社区内吊环等器械加强肩关节的活动和灵活性。

（7）下肢训练　可以卧位进行髋、膝关节牵伸练习。在病情允许的情况下，也可以利用社区资源中最常见的单杠进行压腿等牵伸训练。

（8）步态及平衡训练　站立位，双下肢前后迈步训练、躯干重心控制训练、原地踏步、跨越障碍甚至走"一"字步的训练等。

（9）关节训练　颈、肩、肘、腕、指、髋、膝关节多做主动和被动活动，颈前屈、后伸。双臂在体前交叉，画一个大圈，向前、向后、向上击掌。坐位抱膝，再分别抬高足部、脚部、脚尖，反复交替运动。

（10）姿势训练　保持身体正确的坐姿、站姿，矫正不良姿势。如站直有困难，可借助两张座椅来帮助站立，可以靠墙，双足微分站立，双手、躯干对称协调运动。

（11）语言训练　前面所提及的面部训练动作，再加上伸舌、饶舌等运动，可以改善因面舌肌僵硬导致的说话困难，反复大声发音、朗读，甚至唱歌也是一个好办法。

运动处方6　生活能力训练法

老年痴呆患者从出现精神障碍到丧失生活自理能力，其临床症状呈渐进式演化。在症状尚轻时开始治疗和康复护理，尤其是进行家庭生活能力训练，可达到较好的改善痴呆症状，延缓病情发展的效果。

生活能力训练主要着眼于记忆障碍的克服、时间定位能力训练和生活技能丧失后的护理。

（1）生活规律训练　家人协助老人改正不良习惯，使其养成良好的生活规律。餐饮和睡眠要准时，常用的东西、工具要放在固定位置，防止老人因记忆障碍出现混乱。

（2）时间定位训练　可在家中挂置一个板牌，一面画上太阳表示白天，另一面画上月亮表示晚上，定时翻转板牌让老人区分白天和晚上。还可在板牌上贴吃饭、睡觉等图片，以此提醒老人什么时间、该做什么事情。

（3）手功能训练　让老人活动手指，不仅使双手更灵活，而且对大脑的正常活动有直接促进作用，使病情延缓发展。可让老人常做一些安全的手部活动，如弹琴、团毛线、折纸等。

运动处方7　思维锻炼法

老年人痴呆症是老年人常见的疾病，但如果能及时进行脑部思维锻炼，也能辅助老年痴呆症的缓解，具体做法如下：

（1）记忆锻炼　①瞬时记忆：方法是念一串不按顺序排列的数字，从三位数起，每次增加一个数，念完后立即让病人复述，直至不能复述为止。②短时记忆：给病人看几件物品，让其记忆，然后请他回忆刚才看过的东西。③长时记忆：让病人回忆最近到家里来过的亲戚朋友的姓名，前几天看过的电视的内容，家中发生的事情。日常生活中随时注意病人的记忆锻炼，效果更好。如病人的日常生活用品的位置，尽量要病人自己取放。陪同病人外出，也尽量让病人自己辨别方向，或告诉病人该如何走。对于言语困难病人，可在其经常接触的用品上贴上标签，以帮助读出物品的名称。多培养鼓励病人参加各种兴趣活动，如花的种植、养护、观察等，都有益于记忆恢复和身心健康。

（2）智力锻炼　①逻辑联想、思维灵活性训练：从儿童玩具中寻找一些有益于智力的玩具。②分析和综合能力训练：经常让病人对一些图片、实物、单词作归纳和分类。③理解和表达能力训练：给病人讲述一些事情，讲完后可以提一些问题让病人回答。

（3）社会适应能力训练 尽可能让病人了解外部的信息，不要使其处于封闭的生活环境，鼓励与他人进行接触交谈。对于家庭生活中的事情，应当有目的地让病人参与，并给与指导和帮助。

（4）常识训练 所谓的常识，有相当的内容属于病人曾经知道的储存在记忆库里的东西，但伴随病情加重不断丢失。如果能经常提取，再储存，遗忘速度便会大大减慢。

运动处方8 手指"走"

手指走路是一项很好的健脑运动，其方法灵活多样，既可以像螃蟹一样横着走"一"字，也可以走"米"字、"8"字，还有五角星、S型路线等。每天早晚8点钟左右，是练习手指操的最佳时机。每次练习15~20分钟，就可以增加大脑的血流量，激活一些处于睡眠状态的脑细胞，训练大脑的协调功能，由于脑血流量的增加，人体的免疫力也会随之上升。

经常坚持手指运动，不仅对心脑血管有益，还能够有效地预防老年痴呆、便秘等多种疾病。

运动处方9 不对称运动

老年性痴呆症患者的脑功能虽然在退化，但运动功能相对保留，患者及家人应主动鼓励其参加运动锻炼。不对称运动与脑部潜在的功能开发有一定的效果，能使其代偿功能得到重新调整的机会。

（1）捏手指 左手以拇指为中心，从食指到小指的顺序，对捏手指。同时，右手则用拇指对捏小指。

（2）握拳 左手握拳，掌心向下，同时，右手摊开，掌心向下，交替进行。

（3）肘关节旋转 左手肘关节贴于体侧，进行向前垂直旋转，同时，右手肘关节则开始向后垂直旋转，10次之后，左右反之。

（4）摆臂 左手向前摆臂的同时，右手向后摆臂，动作类似自由泳。十次之后，左右反之。

（5）耸肩　左肩向上耸起的同时，右肩用力往下压。5秒钟之后，左右反之。

（6）举手抬腿　站立，左手平举于体侧，右脚向体侧抬起。5秒钟之后左右反之。

（7）碰脚尖　站立，左脚向前迈步呈弓子步。微微向前弯腰，右手缓缓碰触左脚尖。随后换边，左右反之。

从病因来说，不对称运动并不能逆转老年痴呆，但对于退化大脑的功能保留和重塑有可能带来益处。而且，运动可以增强患者的免疫力，有利于加强并发症的抵抗力以及加速康复。

运动处方 10　锻炼双眼

有研究发现，中老年人眼睛闭着的次数越多，问题越大。因此，中老年人可经常锻炼自己的眼睛来预防痴呆。

（1）使劲睁眼闭眼　把眼睛使劲闭上、睁开、闭上、睁开。眼睛每次使劲闭上再睁开的过程，都能给大脑一个刺激信号，从而提高大脑的兴奋性。

（2）上下左右转眼睛　每天认真做50次上下左右转动眼珠这样的动作。眼睛是心灵的窗户，更是健康的大门。因此，眼睛该睁大就睁大，每天左转一下，右转一下，上看一下，下看一下，把转眼当成一件事情来做，这样就会眼亮心明，远离老年痴呆症。往那儿一坐就睡觉，容易得上老年痴呆症。

运动处方 11　摩梳头部

现代医学研究表明，按摩头部可刺激头皮末梢神经和毛细血管，改善头部的供氧能力及营养，增强新陈代谢，提高头发黑色素细胞的活性，有利于调节大脑神经功能，解除大脑疲劳，提高大脑的思维和记忆能力，延缓大脑和头发的衰老。还可以治疗头皮瘙痒和头发脱屑，有利于治疗神经性头痛、高血压病、神经衰弱、动脉硬化等多种疾病，也可防治失眠多梦、须发早白、健忘耳鸣及脑血管疾病等多种病症。老年人常按摩头皮，能够通经活络，起到防治老年性痴呆、健忘症的作用。按摩头部的方法简便可行，立位、坐位、卧位均可。

（1）抓头　每天起床后、就寝前用双手抓头，手心向内，手指张开如抓痒，从额骨攒竹穴位抓起，经过神庭穴位，前顶穴位到后脑的脑户穴位，两手各抓30次，这种抓头按摩法，可防治感冒、头痛、头晕，预防脑溢血、脑血栓病。特别是长期从事脑力劳动者，感到头重发闷时，照这样抓头十几下会立刻感到清醒轻松。

（2）头皮按摩　按摩头皮能促进血液循环，毛囊中获得所需的营养物质，促使头发生长良好，延长头发的寿命。实践证明，每天坚持5分钟左右的头皮按摩，可以促进血液循环，胜似灵丹妙药。

头皮按摩方法和步骤：轻揉地上下按摩颈动脉附近，即在耳朵下面、颈部颈动脉搏动处轻轻地按揉头部两侧（耳朵上面的部位），均匀地按摩后脑的枕部。按摩前，将手洗净，动作要轻柔，上述3个部位都要按摩到位，并且要持之以恒。

（3）梳理头发　梳头养生，梳理头发可以疏通血脉，祛除风湿，而且梳的次数越多越好。《诸痔源侯论·养生宁》也提出经常向头顶梳理头发，梳过千遍，可有"发不落而生""头不白"的效果。梳头时可以指代梳，方法是双手十指自然张开并弯曲，用指甲端由前发际梳向后发际，反复梳理50次。梳理时由轻到重，由慢至快，每日起床后和临睡前各梳理一次。当头皮有胀、麻木的感觉时，说明已达到预期目的。也可用梳子梳头，正确的方法是从前额开始向后梳，梳子要紧贴头皮部位，用力大小适中，动作缓慢柔和。一般应在2分钟内大约梳理100次为一组，每日早晨起床后坚持梳2~5回，下午亦可再梳一次。当头皮有热胀、麻木的感觉时，说明已达到预期目的。

（4）叩击头部　双手五指分开在半屈状，用指端由前发际向后叩击，反复叩击约5分钟，叩时要用力均匀，并稍用力。

（5）擦鬓角　用双手食、中、无名指的指腹在鬓角部位，上下反复擦12次，要用力擦至发根为好。

（6）拍击百会　将右手（左手也可）五指并拢，用掌指击百会穴36次，要求拍击时手掌要半起半落，力量尽可能均匀。

（7）双手拍头　用两手掌心按于头上，右手掌放在前额，手指向后自然分开，左手横放在后头部，然后左右手边旋转，边轻拍，旋转一圈，左右手约各拍 3 次。此时，左手掌在前，右手掌在后，再拍再旋转，如此可反复拍 4 圈，有缓解头痛头胀的作用。

（8）两手摩额　两手握拳，拇指尖握在食指内，用拇指节骨分按在前额眉上方，然后分开拉到两侧太阳穴处，轻轻圆转摩动 5 次，再向脑后推去，直到风池穴处，对前额胀、头痛、头晕有缓解作用。

（9）轻捶印堂　两手握拳，拇、食二指伸直，两手虎口肌肉自然突起，以此处轻捶两眉之间的印堂穴，左右手各 5 次，适用于头部涨痛，眉间沉重，鼻梁上端酸痛。

（10）头皮搔抓　在 2～3 分钟内，先用两手十指端侧，自然屈指并排，自前向后，自中线至两侧，在整个发际有力地一点一点地按压 3 遍。用十指端依前顺序做短距离往返搔抓 3 遍，每搔抓区搔抓 5 下，最后用十指端依前轻缓抚摩 5 遍。每天晨起后、晚睡前、上午和下午定时各做 1 次。此外，还可不定时地随时做。

（11）干浴头部　五指聚拢成"钩"形，以"百会"穴为中心，按顺时针方向逐圈向下划圆（约 9 圈）到头发边际，再按逆时针方向逐圈向上划圆回到"百会"穴，8 个来回，1 圈 1 吸，1 圈 1 呼，全身放松。

（12）搓摩后脑　两手手指交叉，抱在后颈枕下部，左右来回横搓 10 次，并向前用力，略向上仰，反复 10 次，能预防感冒，舒松后颈。

（13）擦风池　用两手的第二、三、四指，同时自上而下轻擦两侧风池穴（耳后凹陷处）30 次，也可预防感冒，舒松后颈，可治疗头晕头痛。

运动处方 12　张闭嘴

张嘴闭嘴运动是一种简便易行的强身健脑法，尤其适合中老年人练习。每天早晨起床后到空气新鲜的地方，将嘴巴最大限度地张开，向外哈一口气再闭合起来，合嘴时轻轻叩击牙齿。这样有节奏地一张一合嘴巴，连续做 100 下左右，直到面部感觉微微发热为止或持续两三分钟时间。张闭口运动有以下功效：

（1）伴随着嘴巴的开合，会刺激唾液的分泌，唾液中包含许多有益成分，所以经常保持唾液腺的分泌，有利于延缓衰老，保持健康。

（2）经常开口闭口有利于面部以及口腔内组织和器官的保健，如面部40多块肌肉通过这种有节奏的运动，不仅有利于正常咀嚼功能的维持，而且还可以使面部显得饱满。

（3）张开和闭合嘴巴时还会使咽部的肌肉得到牵拉，对慢性咽炎患者有利。同时，耳咽管也会随之开放，可使中耳内外的压力保持平衡状态，防止出现中耳炎和耳聋。

（4）张嘴运动时会叩击牙齿，叩齿具有健齿作用，能增强牙齿的坚固性，防止牙齿过早脱落。开闭口时还会带动眼肌及三叉神经的运动，防止过早出现老花眼、老年性白内障以及视力下降。

（5）张嘴运动还有健脑作用。这是由于开口闭口时，头面部以及咽喉部的许多重要神经都会得到牵拉和刺激，使大脑的功能得到增强，对预防老年痴呆症和脑中风症等疾病大有帮助。

运动处方 13　动嘴唇

嘴唇运动能促使面部40多块肌肉有节奏地运动，有利于头面部及口腔内组织、器官的保健。嘴唇运动还有健脑的作用，可以在一定程度上防止脑衰，对预防老年性痴呆、脑中风等很有帮助。

（1）开闭嘴唇法　将嘴巴最大限度地张开，发"啊"声或呵气，然后闭合，有节奏地一张一合，每次连续做100下，或持续2~3分钟时间。

（2）擦搓嘴唇法　将嘴唇闭合，用右手两指轻轻地在嘴唇外擦搓，直到嘴唇发红、发热为止，这样能改善口腔及牙齿血液循环，增强口腔和牙齿抵抗力。

（3）闭唇鼓腮法　闭住嘴唇向外吹气，使腮部鼓起来，用手指轻轻按摩腮部，持续1~2分钟，这样可防止腮部肌肉萎缩塌陷。

运动处方 14　臂跑

顾名思义，臂跑就是用运动手臂的锻炼方法来代替跑步。医学研究证明，臂跑对延缓生理机能衰退有益，持之以恒地进行臂跑可加速体内脂肪、糖和蛋白质的分解，提高心肺功能，延长机体各脏器的工作寿命。臂跑还可刺激机体产生较多的体内免疫辅助剂，增强免疫系统功能。这种运动既不受场地的限制，又没有受伤的危险，而且在健身效果上与跑步异曲同工，由于其简便、易操作，故尤其适合腿脚不好及长期卧床的中老年人。

（1）单车手　仰卧，手臂向上伸直，用手模拟脚蹬车一样的动作，做 1~2 分钟。

（2）飞翔　站立，两臂向身体两侧平伸，慢慢扇动手臂，进行鸟拍翅膀似的运动，做 1~2 分钟。

（3）打沙包　想象面前有一吊着的沙包，用拳头击沙包，或与一个假想对手进行拳击，做 1~2 分钟。

（4）抛球　将球抛向空中，然后接住，或将球掷到地上、墙上弹回接住，若无球则可做模拟运动。每臂做 10 次，稍稍休息后再做 10 次。

臂跑注意事项：在从事臂跑活动前，先要做好准备活动，即活动手指，甩动手腕和手臂，以促进血液循环，准备活动做 1~3 分钟即可。其次，老年人在做臂跑时，最好不要随意增加运动强度和延长运动时间，因为作为温和运动的臂跑是以有氧运动为基础的，在整个运动过程中机体供氧充分，糖、脂肪的分解都是在有氧状态下进行的，这样就可减少其他有害物质，从而达到延年益寿的目的。

第三部分　睡眠障碍

睡眠障碍在临床上常表现为入夜难眠，或间断多梦、多醒，或早醒，醒后不能再入睡，甚至通宵难眠。白天有头晕头涨或头痛，精神疲乏，心慌心烦，急躁不安等症状。失眠症发病有轻、中、重等程度不同。据调查，中国老人睡眠障碍发生率高达 60%。在我国，睡眠障碍已成为继头痛之后神经科门诊的第二大疾病。人到老年，因各种原因如精神紧张、焦虑、恐惧、神经衰弱、精神抑郁等症，睡觉时很难入眠。女性由于更年期内分泌的改变等，均会引起失眠。

人的一生，有三分之一时间在睡眠中度过。睡眠对于人的健康，就像呼吸和心跳一样重要。俗话说："三十岁前睡不醒，三十岁后睡不着。"老年人到底每天需要睡多长时间？这因人而异。通常来说，老年人睡 5 至 7 个小时就足够了。随着年龄的增长，睡眠的时间也会逐步减少，这是生理现象。事实上，偶尔失眠，对身体并无损害，但如果一觉醒来，你依然感到疲惫不堪，那就提示你没睡好觉，睡眠质量打了折扣。

老年人睡不着主要受精神和疾病因素影响，比如和家庭成员、邻居、单位同事之间发生某些不愉快的事情，或发生争吵以后，常多思多虑，过多担心事情的发展等，极易打乱正常的睡眠程序。另一方面，大多数老年人都患有数种慢性疾病，如心脑血管病、胃肠道、肝病（包括内分泌疾病）、呼吸系统疾病（如慢性咽喉炎、慢支、哮喘），以及手术后（如子宫切除后）和其他精神疾病等常伴有失眠，互相影响。睡眠不好也常常是抑郁症、抗焦虑等精神疾病的症状。此外，服过某些药物如抗精神病药、抗抑郁药、抗焦虑药或安眠药，还有扩血管药、某些抗菌素、抗结核药等也会产生严重失眠的副作用。

缺乏睡眠好比是向银行贷款，欠了"睡眠债条"，如不及时还债，日积月累，沉着的债务就会直接损害到健康，要想恢复到原来的状态，就需要很长时间的高质量的睡眠来还债。试想，如果你每天丢失睡眠时间 1 个小时，日积月累起来，势必会影响大脑神经功能，进而对身体健康造成严重的不良后果。

失眠可分为五种类型：

（1）睡不踏实型。从中医理论上讲，这类人属于营气不足型，睡觉时整晚都似睡非睡，白天精神不振、健忘、注意力不集中，有时还会出现心慌。

（2）入睡困难型。这类人属于肝郁气滞型，有时胸肋会有胀痛感。

（3）醒得早型。醒得早，但醒了又睡，迷迷糊糊到天亮，还经常伴有咽干、口干、长痤疮、盗汗的症状。

（4）时睡时醒型。这类人属于脾胃失和，夜间睡不安稳，同时感到口腻、口淡，有厌食、大便不成形等症状，治疗原则主要以和胃健脾安神为主。生活中，可以常吃小米莲子百合粥，能养心安神，是调养失眠的佳品。

（5）整晚睡不着型。这类人属于心肝火旺型，多由恼怒烦闷而生，以更年期女性多见，表现为急躁易怒、目赤口苦、大便干结、舌红苔黄。由于睡眠不足，失眠者白天经常神疲乏力、头晕头痛、心悸健忘。究其原因，多由思虑劳倦、情志不调、体虚久病、饮食不节等导致，使心、肝、脾、肾功能失调，阴血不足，影响心神而致病。

睡眠障碍严重危害健康

睡眠是人体在维持生命中必不可少的一项重要内容，它主要可起到促进损伤组织修复、抑制疾病带来的痛苦、降低生理机能代谢、减少身体消耗、保护大脑皮层细胞免遭衰竭，以及使人体各组织器官全面休息的作用。生理学检查发现，人在睡眠时，大脑一般处在半工作半休息的状态，其主要特征有：瞳孔缩小、血压降低、呼吸减慢、心脏活动减慢，以及代谢率和体温偏低等。此时，整个机体功能都处于一个休整、恢复、储蓄能量的阶段，所以说合理的睡眠，是能够对健康起着许多积极的作用的。通俗来说，睡觉是人体休养生息、养精蓄锐的过程。

失眠恰恰干扰了这一生理过程。偶尔失眠会造成第二天疲倦和动作不协调，而长期维持每晚失眠不足 6.5 小时，则会形成"失眠赤字"，导致记忆力障碍。研究表明，经常失眠的人，其衰老速度是正常人的 2.5 ~ 3 倍。此外，睡眠不足还会导致人体抗病和康复能力下降，加重其他疾病或诱发原有疾病的发作，如心脑血管疾病、高血压等。长期失眠还会引发抑郁等心理疾病，常失眠的人发生中度抑郁的危险性是正常人的 5 倍。尽管睡不好觉的大有人在，但许多轻度或中度失眠障碍者根本没有认识到睡眠问题的重要性，去医院检查的人少之又少，根本没有意识到失眠障碍是一种病。

一旦失眠，就会影响到老人们的生活，如果长期得不到缓解必然会导致恶性循环，使人陷入烦恼中，而且还会引起其他疾病。睡眠障碍虽然危害健康，但只要及早治疗，完全可以得到控制。

长期严重的失眠对躯体和精神产生不利影响

长期睡眠不足，常会导致以下情况发生：

（1）注意力下降。

（2）情绪低落。

（3）思维紊乱和焦虑。

（4）易怒或充满敌意。

（5）工作效率降低，信息判断和处理失误。

（6）与人交流障碍。

（7）机体免疫力和抗病能力下降，容易感冒或生病。

抗击失眠，平时要养成良好的睡眠习惯

对于老年人来说，要想长寿，应"不觅仙方觅睡方"，平时要养成良好的睡眠习惯。

（1）准时睡觉。研究发现，慢波睡眠是最佳的睡眠方法，而慢波睡眠大多出现在半夜，错过了进入深睡眠的最佳时间，就很容易导致醒后疲劳、睡不安稳、睡眠质量下降。当你疲倦的时候，就上床睡觉吧，晚上11点至次日早晨6时是最佳的睡眠时间。让你的身体在清晨自然醒来，而不是依赖闹钟。

（2）睡觉前泡个热水澡，或者用热水泡脚。手脚暖和，更容易使人入睡。注意睡前不饮酒、不抽烟、不喝咖啡等饮料。晚餐少吃油腻食品，晚餐时间不宜过迟，避免情绪过度激动，过度娱乐。

（3）"睡如弓"。向右侧卧睡能够恰到好处地减小地心对人体的作用力，同时双手尽量不要放在心脏附近，避免因为噩梦而惊醒。

（4）白天要有一定的运动量，让自己有适当的疲劳感。不少患者由于精神活动超负荷、体力活动不足而导致失眠。

（5）别把白天的烦恼带上床。睡前使自己的心情保持平静，听听

舒缓放松的音乐，能帮助你坦然进入梦乡。

（6）让床的作用"单一化"。少在床上看书、打电话、看电视。经常在床上进行其他活动，会破坏睡眠的习惯。

（7）床垫的软硬度也很重要。一张好的床垫可以减轻身体压力，减少夜间翻身次数。

（8）偶尔失眠不要紧张。在日常生活中出现的偶尔失眠是一种难免的常见现象，这并不奇怪，也不可怕。失眠者首先不要有心理包袱，应消除不良的心理暗示，也不必急于服用安眠药，一般通过自身调节是可以恢复正常失眠的，这也是常说的"睡眠先睡心"。

运动处方1 "渔夫式"健身操

每天坚持练习摇橹、划船、撒网动作，先左后右各20次，可使神经衰弱、胃肠炎渐渐好转。

（1）预备式 双脚左右分开与肩同宽，脚尖向里扣，臂下垂，肩关节放松，手指自然微屈，双目平视，意守丹田3分钟。

（2）摇橹 先左脚向前一步，左脚跟与右脚尖同一线，双手向前做摇橹动作时轻轻吸气，双手向后倾时慢慢吐气，做20次。回收左脚，右脚向前一步，双手向前做摇橹动作时轻轻吸气，双手向后倾时慢慢吐气，也做20次。

（3）划船 右脚向前成弓步，做弯腰抓浆动作，双手向前缓缓吸气，双手回背，后倾吐气20次。收左脚，再伸右脚成弓步，动作重复20次。

（4）扯蓬 直立，双脚成大步状，右手下垂，左手高举过眉，五指并拢似抓绳索扯蓬，身体下蹲缓缓吸气，回复站立时吐气，做20次；然后左手下垂，右手高举过顶，同样动作做20次。

（5）撒网 双脚成大步状，半蹲，向左弯腰，双手抓拳放左腰后，好像抓着网，腰部摇橹往右一拧，双手随惯性向右甩出，划一平圈，划圈双手甩到右边腰后，自然落下；然后右转，动作相同，各做20次，要求上坐下实，腹肌一张一缩。

运动处方 2　坠足功

锻炼时，习练者要"假装"疲惫，显出慵懒的神态，像是半梦半醒，无精打采和两腿酸软的样子。如果达到了这种精神境界，可以说你已学会了 80%。然后开始"跑步"——坠着沙袋跑步（不是腿上真的绑沙袋，而是意念），脚步异常地沉重，刚勉强抬起一寸又重重地落下，想停下歇歇，可后边还有人推着你，使你不得不一步挨着一步地向前"坠落"，全身各处的肌肉随着脚步的起伏而不由自主地上下颤动。两手自然下垂，也可稍稍弯曲，随意放在腰间两侧，手掌处于完全的"肌无力"状态。此时所有意念全部集中在前脚掌，用意念往脚底加力，使每踏出的一步都好像要把水泥地砸出个坑一样。千万记住，只许用意念使力，不可用肌肉用力，不要额外地做出用脚跺地的动作。要像铅球坠地，而不是铁锤砸地，把脚想成是"自由落体"就对了。

这样的"坠步"使你的全身完全放松，气血意念贯注于脚心，很快就会打通足底的肾经，起到迅速补肾的效果。而且前脚掌是肝、脾、肾经的交汇之所，又是心、肝、脾、肺、肾及胃肠的足底反射区，对增强脏腑功能极为有效。

坠足功主要适宜于肾虚的人。有的人尿少水肿，有的人大便费力，有的人头晕脚软，有的人睡眠不实，有的人胸闷气短等，只要坚持练习此功法，上述症状就会一扫而光。

每天在小区"坠步"500 米，耗时 10 分钟，便可使身心状态大有改观，而且会令两脚从此不再冰冷。

运动处方 3　放松入静功

放松入静功可滋阴补肾，使浊气下降，清气上升，能调理神经，治神经衰弱、烦躁不安、胸闷、气管炎、高血压失眠等症。

具体方法　仰卧，周身放松，头枕在高低适度的枕头上，两脚与肩同宽，两手放身体两侧的大腿旁边，手心向下，轻轻闭起眼睛，意想头顶放松，两耳朵放松，两肩放松，两大臂放松，两小臂放松，两手掌放松，两手指放松，然后再想头顶放松，脸部放松，腹部放松，会阴部放松，两大腿放松，膝盖放松，小腿放松，脚面放松，大脚趾、二脚趾、三脚趾、四脚趾、小脚趾依次放松，脚心放松，两脚好像浸泡在温水中（夏天意想浸泡在凉水中），最后连续默念"全身放松"三遍。

运动处方4　左右摆脚法

睡不着时，不妨躺在床上做一些小运动，有助于促进睡眠。

脑脊髓液作为人体的三种重要体液之一，源自脊椎，经人体循环，流归心脏，对健康影响不小。若其分泌失调，将会引起失眠等问题，常做下面这组动作可改善睡眠状况。

（1）仰卧，身体放松，两腿伸直，两手置于髋骨（小腹两侧）。两脚跟轮流向前伸，各做10次，每次2至3秒，对脊椎有拉伸作用。

（2）仰卧，抬起下巴，脖子后仰，眼睛尽量向头顶看，以下巴有收缩感为宜，然后复原，反复做3次，对颈椎起到拉伸放松作用。

（3）仰卧，两腿伸直，两脚并拢，像汽车雨刷那样左右摆动，每个动作做3至5秒，重复10至20次，能放松腰椎，改善睡眠。

运动处方5　睡前保健法

（1）仰卧床上　两腿蹬直，脚后跟紧贴在床上，两脚尖用力向前翘起来，使脚背和小腿垂直。这样静止5分钟左右，便感到困倦想睡，如没有睡意可再延长5分钟。

（2）深呼吸5分钟左右　保持室内空气新鲜，同时还要保持室内温度，然后向北闭目盘腿，双手自然平放在膝上，掌心向上，全身放松，心平气和，意念丹田（位于肚脐正中下2寸处），静坐10分钟左右，然后入睡。

（3）摩擦脚心（重点涌泉穴）　双手互相搓热，然后用左手掌搓右脚心，后用右手掌搓左脚心（或用手掌拍打亦可），各50～100下，以有热为度，可获良效。

（4）端坐或正直站着（两脚与肩同宽）　全身放松，然后双手从两侧腰眼处往后捏脊，边捏边提，反复做20～30次。

（5）按揉脐部　仰卧，微闭双目，四肢轻松平放，意念松静，呼吸自然，然后用右手揉按脐部 36 次，稍停片刻，再用双手的中、食指分别放于脐旁的两横指处（天枢穴），点按各 10～20 次。最后用左手掌轻放在脐下 3～4 寸处的关元和中极穴 5 分钟左右，很快能入眠。

（6）推揉前额周围（人迎穴）和太阳穴　先用双手食指的第二指节的内侧推揉 10～20 次，然后用双手中指指面按揉太阳穴 30 次左右。手法不宜太重，以有酸感为度，几周后可收到效果。

（7）指压点神门穴　该穴在手腕部掌侧腕黄纹尺侧端，其方法是：临睡前，先左后右在双侧神门穴用拇指旋、揉、按，有酸麻感为度，一般 5～10 分钟可收到良好效果。

需要注意的是，临睡前勿吃东西，勿饮酒抽烟，勿用脑过度，勿情绪激动，勿开灯睡觉，勿看书报，勿忆往事，勿与人交谈，勿看电影、电视激烈打斗片，勿打破睡眠规律。

运动处方6　气功导睡法

通过科学的运动疗法，可以有效地防治失眠。

（1）气功导睡法　练功者在床上静息片刻，采取右侧卧位，全身放松，自然呼吸，并基本上按平时呼吸的节律和深度呼吸，但要求呼吸调整得细（呼吸出入听不出声）、均（快慢深浅均匀）、稳（不局促、不断滞）。吸气时默想"静"字，呼气时默想"松"字，并有意识地放松身体某一部分，每次呼吸放松一个部位。当放松入静有睡意时，可驱散意念，停止练功；倘若尚无睡意时，则可重来一遍。

（2）自我按摩法　用两手拇指内面或中指指端揉两侧太阳穴 30 次，用两手拇指内面或指端由前向后推揉 30 次，用两手拇指指端按摩两侧风池穴 30 次，用手掌大鱼际按摩神门穴（位于掌后横纹尺侧端，尺侧腕屈肌桡侧缘凹陷处）数十次，然后则选择自己习惯的卧姿，将左手或右手半握拳，选择拳头中突出较硬的部位放在上丹田（头部两眉之间），并把意念集中于此，静听自己的呼吸声，不久即可入睡。

运动处方 7　五体五色入眠法

（1）**五体入眠法**　躺在床上，全身放松，四肢适当展开，把身体伸成一个"大"字。闭上眼睛，从头开始，先在心里默念"我的头沉了"，接着是"我的右手沉了"，再到"我的右腿沉了"，再默念"我的左腿沉了"，接着是"我的左手沉了"，最后转一个圈回到头部。如果你是左撇子的话，那就从左边开始转圈。一般情况下，用不了几圈，人就睡着了。

（2）**无色入眠法**　中医认为，人的"五脏"——心、肝、脾、肺、肾对应着"五志"——喜、怒、思、悲、恐，也对应着"五色"——赤、青、黄、白、黑。人的所有情绪都藏在五脏之中，当然也包括烦躁、恼怒等不良情绪。只要把五脏给安抚好了，心情稳定了，觉自然就能睡好。如果失眠，躺在床上，全身放松，心里默念"红色的花儿进入我的心中，青青的草儿进入我的肝脏，黄色的花儿进入我的脾胃里……"当然，没必要拘泥于前面所讲的，你喜欢什么颜色的东西，就用其来代替好了。

运动处方 8　弹擦拍搓安神法

弹、擦、拍、搓四个动作简单，只要持之以恒，就一定能安神醒脑，祛除疾病。

（1）**弹头**　早晚各做 2 遍，休闲时间不限，弹头时，先用十指在头部前后左右干梳 20～30 遍，再用指腹有节奏地敲头皮 2～3 分钟，再用木梳齿敲头皮 2～3 分钟，然后重点按摩头部"上星""百会""印堂""风池"等穴位，这样能促进脑部血液循环，调理大脑皮层兴奋与抑制，消除疲劳，而且对治疗头疼和脑动脉硬化有一定疗效。

（2）**擦胸**　用右手掌按左乳上方，手指斜向下，适度用力推擦至左下腹，再用左手掌从左乳上方，斜推擦至右下腹，如此左右交叉进行。一上一下为 1 次，共擦 80～100 次，还可兼擦腋、背，使那些"休眠"与"下岗"的胸腺细胞重新焕发青春，增强胸腺素的分泌，提高免疫功能，对冠心病、高血压、肺心病有良好的辅助疗效。

（3）拍臀　拍臀起源于英国，科学研究证明，原来打屁股引起的疼痛可使大脑释放一种化学物质，这种化学物质能产生大量的内啡肽，可使人舒适至极。

（4）搓足　每天晚上就寝前，用热水泡脚后，用双手搓捏双足趾20～30遍，搓擦"涌泉穴"50～60下，再用右手搓左脚板，左手搓右小腿肚80～100下，然后反之，可以通经活络，调理内脏器官，达到改善血液循环，降低血压，强心安神的目的。

运动处方9　"312"经络锻炼法

所谓"312"，"3"指对合谷、内关、足三里3个穴位的按摩；"1"是意守丹田，腹式呼吸；"2"是两下肢下蹲为主的体育活动。通过3种不同的方式锻炼经络，激发经络系统活力，可以预防和治疗高血压、糖尿病、心脏病、关节炎、失眠等多种常见病，从而使人精力充沛，延年益寿。

（1）穴位按摩　①合谷穴取穴：左手四指并拢，虎口撑开，然后右手握拳竖起大拇指。在拇指中间有一条指横纹，把指横纹放在左手的虎口处，这时大拇指往前弯曲，指尖所指的穴位就是合谷穴，然后就可以把右手翻过来进行按压。锻炼要点：拇指屈曲垂直，做一紧一松的按压，按压的力量要强，应有酸麻胀的感觉。②内关穴取穴：在手腕处有几条横纹，在紧挨着手的横纹处放在右手的食指按下去的地方，就是我们所要找的内关穴。锻炼要点：拇指垂直按在穴位上，指甲要和两筋平行，用指尖有节奏地按压，配合一些揉的动作，要有酸麻胀的感觉。③足三里穴取穴：把一只手的四指放在膝盖骨的下面，另一只手的大拇指去按压与小指的交界点（胫骨嵴外一横指处），这里就是要找的足三里穴。锻炼要点：拇指垂直下按，增加揉的动作，力度要大，不仅有酸麻胀的感觉，最好还要有一些窜的感觉。3个穴位按压每两秒1次，早晚各1次，每次做5分钟。

（2）腹式呼吸　所谓腹式呼吸就是平躺或者静坐着做的呼吸练习，用鼻吸气的时候要鼓腹部，用口呼气时腹部凹下，保持胸部不动，让呼吸的频率尽量放慢，这个方法可以促进各个脏器的气血流动。锻炼要点：尽量放松，意守丹田（肚脐下 3 寸处），保持胸部不动，每分钟呼吸 4~6 次，每天早晚各做 1 次，每次 5 分钟。

（3）下蹲运动　以两条腿为主的体育运动主要是双手平举做下蹲运动，也可以是慢跑、散步等运动。锻炼要点：每次运动时间不宜过长，建议每天 5~10 分钟即可，但一定要每天坚持。

运动处方 10　4-7-8 呼吸法

老人入睡困难，可以试试美国亚利桑那州医生安德鲁·韦尔发明的 4-7-8 呼吸法。

首先要用大口呼吸，然后闭上嘴，用鼻子平稳地吸气，同时脑中默数 1 到 4，接下来屏气并默数 1 到 7，最后用嘴大口呼气并默数 1 到 8。照此再重复三次，为一组。

采用这种呼吸法，呼气的时间是吸气时间的两倍，这就比正常呼吸的状态吸入更多氧气，它让氧气更好地充满肺部，进而让肌肉得到放松，起到安神作用。

韦尔称这种呼吸法为"神经系统的天然镇静剂"，若每天练习两组，练习到 6 到 8 周可熟练掌握。之后，做上 1 分钟就能让人顺利入睡。对于初习者，重要的不是数数的时间长短，而是 4-7-8 这一节律。

运动处方 11　夫妻交掌

"夫妻交掌"，是指男女同练卧功的一种方法。其要领是：男用左手女用右手相互握住入睡，手心的"劳宫穴"相对应，床的方向取南北向。全身放松，摒弃杂念，呼吸均匀，徐缓深长，平静自然地进入睡眠状态。

祖国医学认为，男子为阳，女子为阴，阳常有余而阴常不足。夫妻交掌，掌心的劳宫穴道开放，夫妻共同构成一个信息场，与地球南北极磁场形成"天人感应"的同时，男性的阳刚之气温煦女性阴经，女性的阴柔之气滋润男性的阳气。在这个"信息场"中，男女阴阳互补，可以纠正阴阳偏盛偏衰，达到人体阴阳平衡的最佳状态。同时，又可纠正气功修炼中的偏差，顺利进入气功态，对老年人的肾虚早衰、神经衰弱、高血压、低血压、风湿病、更年期综合征等病症，具有良好的预防和辅助治疗作用，有助于延年益寿。

运动处方 12　捶背

睡前捶背，就能有效地改善睡眠，催人入睡。中医认为，人体的背部有督脉和足太阳膀胱经循行，适当捶打背部，可以振奋阳气，疏通经络，促进气血运行，同和五脏六腑，起到消除疲劳、宁心的作用。

捶背通常有拍法和击法两种方法，均沿脊柱两侧进行。拍法用虚掌，击法用虚拳，通过压缩空气而产生震动力。手法均宜轻不宜重，两侧掌根、掌侧同时用力，节奏均匀，着力富有弹性。可自上而下或自下而上轻拍轻叩，速度以每分钟 60～80 下为宜，每次捶背时间以 20 分钟为限。

需要提醒的是，患有严重心脏病、尚未明确诊断的脊椎病人，则不要捶背，以免加重病情或引起意外。

由于老人失眠多有气血不足的情况，也可在捶背的同时按摩背部督脉。督脉在人体脊柱的正中间，按摩督脉能够起到调阴阳、理气血和通经络的作用。

运动处方 13　擦背

现代医学研究证明，背部皮肤下存在一种组织细胞，平时处于休眠状态。当用毛巾擦背时，皮肤受到刺激，组织被激活且活跃。而网状细胞具有免疫功能，经常擦背能刺激网状细胞繁殖，可增强免疫力。

颈、肩、背部存在大量重要的穴位，诸如天宗、肩井、大椎等，特别是背部脊椎两侧，有数对腧穴，如命门、天俞、脾俞、胃俞等，擦背可刺激这些穴位，疏通经气、活血通脉、振奋心气，具有广泛的治疗和保健作用。

背部皮肤组织细胞十分丰富，而神经不敏感，如能干擦皮肤，能促使毛细血管舒张扩充，加快血液循环，增强新陈代谢，抵御严寒，防止皮肤衰老。

擦背还有散胃寒、泻胃火、心气外发等种种疗效，故自古以来民间有"擦背败心火"的说法。另外，温水擦背还可退烧降体温。以32～37摄氏度的温水擦拭背部皮肤5～10分钟，可使皮肤血管扩张，血流增加，体温以传导方式散发，使体温降低。

特别值得一提的是，擦背还有防癌的功效。日本东京大学水野教授在《老化和癌变》的报告中指出："用毛巾擦背可以防癌患。"他指出："当用毛巾摩擦皮肤后，受到刺激的组织细胞就会活跃起来进入血液循环，并逐步发展演变成网状细胞，经常擦背能促使机体保持旺盛的免疫力，能达到防癌的结果。"

擦背应从背后脊椎一线为重点区域，脊椎包括颈椎、胸椎、腰椎和骶椎。擦前部正中线既是督脉所循行的路线，又是中枢系统的通道，既能疏通经脉，又可调节神经功能。

擦背的方法：用温热湿毛巾（冷天时毛巾40℃为宜，热天时以20℃为宜），自上而下从风府穴沿颈椎、胸椎、腰椎、骶椎，揉擦至长强穴，反复揉擦，以感觉舒服为度，每日1～2次，每次3～5分钟。若以养生保健为目的者，宜轻轻摩擦，对于需要治病者，在有关区域可用力揉擦。

擦背不但可以养生，而且对神经衰弱引起的失眠、胃肠功能紊乱引起的便秘，以及高血压、高血脂症、冠心病等多种慢性疾病都有较好的辅助治疗作用。

运动处方 14　搓脚心

若每天坚持1～2次搓揉脚心，能起到补脑益肾、益智安神、活血通络的疗效，还可以防治健忘、失眠等病症。

（1）干搓　左手握住左脚前部，用右手沿脚心上下搓100下，以达到脚心发热；再用右手握右脚脖子，用左手沿脚心上下搓100次，搓的力度大小要以自己感到舒适为宜。

（2）湿搓　把脚放在温水盆中，泡至脚发红，再按第一种方法搓。

（3）酒搓　倒半两左右白酒于杯中，按第一种方法操作，只是搓脚的手要蘸一点白酒，酒搓干了再蘸一下，两脚心各搓100次为好。

运动处方 15　活动手腕

在手腕和手臂上，有能够帮助入睡的"机关"，分别是大肠经和心包经的穴位，若感到难以入睡或睡不好，不妨动动手腕。

动作要领　先按揉阳溪穴，穴位为手腕横纹桡侧端，当大拇指上翘时拇长、短伸肌之间的凹陷中。先用右手食指尖按左手阳溪穴2分钟，再揉3分钟，再用右手拇指尖按左手少府穴1～2分钟，揉1～2分钟。少府穴是握拳时，小指指尖所点出，即第四、五掌骨间（手少阴心经）。

接着按左手通里穴1～2分钟，揉1～2分钟。穴位为尺侧腕屈肌腱的桡侧，腕横纹上1寸（手少阴心经）。再继续按左手内关穴1～2分钟，揉1～2分钟。穴位为手腕正中，腕横纹上2寸，在桡侧腕屈肌腱与掌长肌腱之间（手厥阴心包经）。上述四穴位按揉完毕，再换左手按揉右手，方法同上，每次20～30分钟，每日2次。

运动处方 16　甩手

甩手运动是一种手臂前后连续摆动的健身方法。

动作要领　站立，两脚分开，与肩同宽。全身自然放松，双手自然下垂，然后以肩为支点，两手掌心向后，手腕用力向后甩，前虚后实，向前不超过脚面。每甩一次时，两脚掌着地，并且脚趾同时用力在地上一抓，大小腿肌肉用力缩，肛门也用力提缩一下。甩手时吸气，放松时呼气，要求呼吸轻、缓、匀、长，腹部起落应自然、轻柔，勿故意用力。甩手次数一般由开始的200～300次，逐步增加到500～1000次为宜，老年体弱者可量力而行。

甩手过程能积极活动肩肘关节，促使手臂振动，活动筋骨，有助于人体"手三阴经"经络气血的循环与疏通，对心脏健康十分有益。此法还对增进记忆力、消除精神压力有较好效果。有实验证实，甩手运动能增强人体脑部内啡肽的产生，从而达到镇静、安神、稳定情绪的功效，不仅可以防治老年尿频，对腰痛、失眠也有好处。

甩手运动任何人都可练习，尤其对老年人和久坐伏案者更适宜，且不受时间和场地限制，最好在空气新鲜的空旷通风处进行。如果你每天早晨做一次，全天都会觉得有精神。当你感到精神紧张或疲劳时，即放下手上的事来做甩手运动，能收到消除压力、恢复体力的效果。

运动处方 17　梳头

唐代孙思邈、北宋苏东坡、南宋陆游，这几位看起来不太相关的古人，却有着同一种养生之道，即每日梳头按摩。时下，众多养生专家也同样推崇这一方法。

合理的梳头可以起到按摩头部的作用，每天梳头半小时，可以使气血通畅，调养精神。不仅每日早晨起床后梳头 2 ~ 5 回，下午还再加 1 次，可以更好地达到生发阳气、通畅百脉、祛病强身的目的。

梳头时，用牛角或桃木梳子为好，从前额开始向后，紧贴头皮部位，以用力大小适中、动作缓慢柔和为宜，一般应在两分钟内大约梳 100 次为 1 回。当头皮有热胀、麻的感觉时，说明已经达到预期目的。梳头 5 ~ 7 天后，洗头 1 次，坚持 2 ~ 3 个月后，失眠症状逐渐改善，并有头脑清醒、耳聪目明之感。

运动处方 18　揪头发

南朝医药家陶弘景在《养性延命录》中总结了一些秦汉时期流行的按摩法，有利于人体气血畅通。

文中指出："引两鬓发举之一七，则总取发两手向上，极势抬上一七，令人血气通，头不白。"意思是说，向上牵拉两鬓头发 7 次，再用双手握住全部头发上拉 7 次，使人气血通畅，延缓白发生长。要注意，向上牵拉头发时，不能硬拽，要顺势轻轻上提。

另外，还可以采用"干梳头发"，即在早晨，用十指对整个头部进行梳理，从额头的发际一直梳到颈后的发根处，约 10 分钟，长期坚持能活血健脑。

另外，陶弘景在书中还介绍了几种简易按摩法：一是搓面，把手搓热后，从上到下按摩面部，可使人面色红润，有光泽；二是振动头部，端坐，用左手在头顶扶头，右手在下巴处向上尽力托起，上下振动 3 次；换右手在头顶扶头，左手托住下巴，重复该动作 3 次，每天练习，可改善睡眠。

运动处方 19　搓手浴面

一些按摩搓揉动作可以预防、缓解失眠症状。

（1）抹额　两手指屈成弓状，第二指节的内侧紧贴着印堂穴，从眉间开始向前额两侧抹压，做 40 次左右。

（2）搓手浴面　先将两手搓热，如手掌粗糙可涂抹适量护肤霜，随后掌心紧贴前额，用力向下摩擦到下颌，连做 10 次。

（3）按揉脑后　以两手拇指罗纹面，紧贴风池部位，用力旋转、按揉几下，随后按揉脑后，做 30 次左右，有酸胀感为宜。

（4）按摩耳廓　人体躯干和内脏在耳廓均有一定反应部位，按摩耳廓有助于调节全身功能，促进血液循环，有利于健康。

（5）拍打足三里穴　该穴位在膝盖骨外侧 10 厘米处，轻拍至有酸麻胀感即可。

运动处方 20　"猫式"动作

随着年纪的增长，失眠等毛病常常不请自来，令人困扰不已，但只要练习"猫式"运动，睡眠质量就会有所提升。

（1）早晨伸个"猫式"懒腰　早晨醒后，趴在床上，撑开双手，双腿并拢伸直，撅起臀部，反复做十几次。或双膝双手跪趴在床上，双肩上耸，拱背缩腹，使脊柱上拱，然后双肩放松，腰背下沉使脊柱凹下，做猫伸懒腰，动作要尽可能拉到极限。此举可促进全身气血流畅，防治腰背酸痛。

（2）中午做"猫式"瑜伽　方法：身体保持跪姿，双臂前伸，双手撑地，慢慢吐气并拱背，腹部内缩，下巴尽量贴近胸部，将意识停留在自己容易酸痛的部位，屏住呼吸，保持 10～15 秒钟，然后仰头吸气，再屏气 10～15 秒钟后放松。

（3）傍晚迈开猫步　踮起脚跟，像猫一样无声无息地走路，此时会感觉到足心和小腿后侧的屈肌群紧张。

（4）晚上猫腰入睡　猫有很多种睡姿，但多数为身体向右侧卧，后肢微屈，右前肢自然屈于身体右侧接近头部，左前肢自然向下并微微伸直，以这种姿势入睡不损心气。若像猫一样蜷卧后大脑很快就能平静下来，并迅速进入梦乡。

运动处方 21　绕圈走

不少人上年纪后由于缺乏锻炼，以致多种疾病缠身，如头晕失眠、血脂升高、腰酸腿痛、体重超标，等等，从而加速了人体衰老。我国流传下来的八卦掌，其行走方法粗看像走圆圈，若以此法每天锻炼 20～30 分钟，有疏通经络、调和气血、保持人体阴阳平衡之功，可防治低血压、偏头痛、失眠等常见病。

初练时，可在地上画一个直径约一米的圆圈，人站立于圈外边缘，脊柱伸直，腰部自然下沉，如向右（左），先跨出左（右）脚，在距右（左）脚尖前 10～20 厘米处落脚，接着跨出右（左）脚，双脚以交外八字形相互交替行走。行走时双手垂于身体两侧或背向身后，不可低头弯腰，双膝自然屈曲，但速度切勿过快，如此行走一定圈数后换方向。

初练习惯后，即可练习八卦掌的行走方法。设想地面有一个一米左右的圆圈，走圈时双臂向两侧自然伸直，待向左、右方向各走完 10～20 圈后，换八卦掌的行走方法，即抬起双臂，一掌在上，不超过头顶，一掌位于上腹部双掌心朝向身体的左右侧。走 10～20 圈后，同时换手换方向。当双臂感到累时，可采用自然下垂或背向身后的方法。

消化系统老年病的运动疗法

第一节　了解消化系统的生理功能

　　消化系统由消化管和消化腺组成。消化管自口腔至肛门，是一条长而迂曲的管道，包括口腔、咽、食管、胃、小肠（十二指肠、空肠和回肠）和大肠（盲肠、阑尾、结肠、直肠和肛管）。临床上常把从口腔到十二指肠这段消化管称为上消化道，空肠以下的消化管称为下消化道。消化腺包括口腔腺、肝、胰及消化管壁内的小腺体，它们都开口于消化管。

　　消化是人体的重要功能之一，通过一系列消化过程，摄入食物的各种营养成分，包括碳水化合物、蛋白质、脂肪、维生素类、无机盐类和一些微量元素，转变为简单的易于吸收的形式，然后被肠道吸收，变成体内物质，供全身组织利用，其中无营养价值的残渣和未被吸收的部分形成粪便，被排出体外。此外，消化系统尚有一定的清除有毒物质或致病微生物，及参与机体免疫的功能。消化系统还分泌许多激素，参与调解本系统和全身的生理功能。

　　消化系统疾病的病因也十分复杂，一般有感染、外伤、物理化学因素、大脑皮层功能失调、营养缺乏、代谢紊乱、肿瘤、自体免疫、变态反应、先天畸形、遗传和医源性因素等。

第二节　认识消化系统老年病

　　衰老是正常的生理过程，消化系统的衰老也往往随着年龄的增长不期而至，那么该如何判断消化系统正在走向衰老呢？应注意几个很明显的信号。

（1）牙周组织发生退行性改变 人们常说，人老先从牙齿开始，一点不假。有不少中老年朋友，看上去精神蛮好，就是牙齿早早地"下岗"了，有的朋友甚至是"一望无涯（牙）"了，其实这些都是牙周组织发生退行性改变造的结果，牙龈萎缩最为常见。牙龈从40岁开始发生萎缩，但牙齿看上去比年轻时长度增加0.6厘米。如果你发现牙齿变得比以前更长了，这不是因为它们在增长，而是因为牙龈在萎缩，甚至一部分牙根已经暴露在外。门牙的平均长度在10～12毫米，随着牙龈萎缩导致的牙根暴露，它会增长到15～17毫米。身体机能的逐渐衰老造成了皮肤失去弹性，牙龈开始松弛，牙齿松动，甚至脱落，咀嚼功能减弱，从而也影响到消化功能。再加上中老年人味觉感受器功能丧失较多（75岁以上老人与儿童比较，味觉感受器功能丧失80%），因而食不知味。

（2）消化道平滑肌萎缩 消化道平滑肌是胃肠蠕动的"动力源"，随着平滑肌的减少，整个胃肠道运动必然减慢、减弱，所以老年人大多伴有便秘。

（3）消化腺分泌减少，消化酶活性降低 老人各种消化腺萎缩，胃酸分泌减少，唾液淀粉酶、胃蛋白酶等分泌下降，故消化功能减退。老人的胆囊及胆管变厚，胆汁变浓，并含有大量胆固醇，故易发生胆石症，易引起消化不良。

（4）肠道衰老 谁也不会想到，这个盘绕长达5～6米的家伙，竟然是我们最开始衰老的地方。肠道是身体里重要的消化吸收系统，营养从这里吸收，毒素、垃圾从这里排出。医学专家指出，人体90%的疾病与肠道不洁有关。

肠道衰老带来的最直接的问题就是便秘，便秘使得毒素、垃圾无法及时排出，甚至被肠道当做"营养"重新吸收，导致肤色晦暗、斑痘丛生、口臭熏人。

第三节 运动防治消化系统老年病的作用

运动对全身各个系统、器官都是有益的，当然，也包括消化系统。

运动能增强消化系统的功能。运动锻炼是加速能量消耗的过程，可促进食物消化。因此，运动有促进消化系统功能的效果。

运动有利于推迟胃肠衰老。经常运动能促进胃肠道蠕动，使消化液分泌增加，营养物质转化与吸收加速。另一方面，由于运动时呼吸加深，膈肌和腹肌大幅运动，能对消化器官，特别是胃肠功能产生良好的影响。因此，运动能推迟消化系统的老化。

运动是对消化器官的最好按摩。腹部有胃、肠、肝、脾、肾和膀胱等重要脏器，这些器官机能的正常与否会直接影响人体的健康与寿命。特别是胃，是人体气机升降的枢纽，只有升清降浊，方能气化正常。因此，古人非常重视对脾胃的保健。他们认为，摩腹之法能通和上下，分理阴阳，去旧生新，充实五脏，驱外感之诸邪，消内生之百症。现代医学也认为，揉腹能使胃肠及腹部的肌肉强健，能促进血液和淋巴的循环，能促进胃肠的蠕动和消化液的分泌，使吃进的食物能被充分消化吸收，有益健康长寿。

饭前和饭后短时间都不要运动。患有胃病的人，在没有吃饭（尤其是早饭）的情况下最好不要做运动，剧烈运动更不可以，以免导致胃病的复发和恶化；而吃饱饭后也不宜做运动，饭后胃处于消化阶段，马上运动只会加重胃的负担，对病情没有任何益处。专家建议，饭后休息一段时间再做适当的运动，对身心都有好处。

第四节　消化系统老年病运动疗法

第一部分　老年性便秘

便秘是因为粪便在肠腔内滞留的时间过长，内含水分吸收过多，导致粪便干燥，使结肠和直肠失去正常排便频率的一种病症。随着年龄的增长，胃肠和腹壁肌肉收缩能力下降，没有足够力量将大便排出，结果大便在肠腔停留的时间延长，这是产生老年性便秘的主要原因。

其次，消化功能减弱，肠蠕动减慢，也是形成便秘的原因之一。

便秘，看看得的哪一型

中医认为，便秘是大肠传导功能失常所致，但大肠的传导，须依赖津液濡润和元气推动，与整体的寒热虚实和气机运转有密切关系。所以，中医将便秘的原因归结为以下四种：

（1）热秘　热盛津亏液耗，肠道失润，大便燥结为热秘。

（2）气秘　忧思过度或久卧久坐少动，或因外伤损及肠胃，致气机郁滞，脾气升、胃气降的气机升降失调，糟粕停滞为气秘。

（3）虚秘　或年老精血虚损、气血亏虚，或病后气血未复，或房事劳倦损伤气血阴精，或血虚津亏则肠道失润，或气虚则推动无力，均可造成便秘。

（4）冷秘　阴寒凝结、常食生冷、过用苦寒、伐伤阳气，年老及病后阳气衰弱、脾肾阳虚、命门火衰、阴煦无权，引起阴寒内盛、阳气不通、津液不润、糟粕不行而成冷秘之症。

便秘的危害不可小觑

在临床上，便秘只是一种常见的病症，不是疾病，但它给身体带来的危害却是不可忽视的。如长期便秘，除了身体发胖、乏力、面色晦暗、皮肤粗糙、心情烦躁外，还会引起贫血、肛裂、痔疮、直肠溃疡等疾病的发生。另外，由于肠内大便产生的有害物质不能排出，会干扰大脑功能，使人体产生精神紧张、思维迟钝、记忆力下降、内分泌失调、新陈代谢紊乱等不良现象。据有关资料表明，便秘在人群中的患病率高达27%，这其中患结肠癌的就占10%。而对于患有高血压、心脏病的中老年人来说，便秘是很危险的，因为便秘者排便时容易导致突发性脑溢血及冠心病加重，甚至死亡。

中医认为，便秘是由于脾胃湿热所导致

中医认为，脾胃湿热导致清气不能上升、浊气不能下降，故引起便秘。《黄帝内经》中曰：便秘系"阴之厥，则腹胀满，后不利"。对

于便秘，元代著名医学家朱丹溪则提出：应"宜以药滑之"，不可"妄以峻利药逐之"。有人将便秘总结为热秘、气秘、虚秘、冷秘四类，认为首要原因是中老年人体虚，造成气血生化无源，而导致大肠传导无力。另外，是因阳虚所致，由于阳气不足，则阴寒内生，而阳气不运，则津液不行，最终会使肠道传导无力形成便秘。再就是因为饮酒过度，或过食辛辣厚味而使肠胃积热，产生素体阳盛耗津液，使肠道失于濡润而致便秘。除此之外，由于中老年人易多忧善虑或久坐少动，造成气机郁滞、腑气不通、糟粕内停，而致便秘。

西医认为，便秘是由肠道疾病和全身疾病所造成

西医则认为引起便秘的病因主要由两种因素造成，一是肠道病变：有炎症性肠病肿瘤疝、直肠脱垂等；二是全身性疾病：有尿毒症、脑血管意外、甲状腺功能低下、帕金森病等。另外，经常服用某些药物也容易引起便秘，如 阿片类镇痛剂、抗胆碱类药、抗抑郁药、钙离子拮抗剂、抗高血压药、利尿药等。除此之外，老年人活动减少、体内缺水、精神紧张、心情抑郁、膳食中缺少粗粮水果等富含纤维素的食物，这些都是引发便秘的一些因素。另有报道显示，胃结肠反射与进食量的大小有关。这就是说，中老年人由于进食少，食物含热卡低，糟粕通过大肠时间就会减慢，从而引起便秘。

中老年人要养成良好的生活方式远离便秘

要远离便秘，主要在于建立起一个合理的饮食和良好的生活习惯。

（1）持久的运动习惯。要多做放松性运动和适当的体育锻炼，避免久坐久卧，如甩手、快走，上床睡觉前进行下蹲训练。只有运动，才能促进气血流通增强腹肌力量，并可调节好情绪和心理状态。

（2）定时排便习惯。养成良好的定时排便习惯，避免抑制便意。

（3）科学的饮食习惯。多饮水，尤其在每天清晨要饮一杯500毫升的温开水或盐开水以促进排便，因为补充足够水分能让大肠内的纤维膨胀，并可制造足够的软便以利排出。所以，建议在秋冬季时每天至少要喝1700毫升的水，而在夏天每天要喝到2500～3000毫升的水。

对于不爱喝白开水的人来说，也别用咖啡、浓茶、可乐等含有咖啡因的饮料取代，因为它们会利尿且抑制肠道蠕动。在健康状况良好的情况下，喝水后出门快走 30 分钟，以轻松运动的方式帮助水分在体内游走，以加速胃肠蠕动。多食用含纤维素多的食物，也有助于正常排便反射的重建。

运动处方 1　医疗体操

运动锻炼可以促进肠胃蠕动，治疗便秘。

（1）立姿　两脚开立与肩同宽，两手叉腰，先向左侧屈，再向右侧屈，左右各做 12 ~ 16 次。

（2）立姿　两脚开立与肩同宽，两臂前平举，两眼平视。先向左转体，同时两臂变侧平举扩胸，然后再反向做。转体时两脚不动，左右各做 12 ~ 16 次。

（3）立姿　两脚开立与肩同宽，两臂侧平举，两眼平视。先向右侧体前屈，用左手摸右脚，再向左侧前屈，用右手摸左脚，左右各做 10 ~ 12 次。

（4）坐姿　两腿伸直并拢，两臂伸直手撑床板或坐垫，屈膝，两脚抱膝，还原后连续做 12 ~ 14 次。

（5）仰卧　两臂放在身体两侧略张开，两腿屈膝做蹬"车轮"练习，做 20 ~ 30 次。

（6）仰卧　两脚并拢伸直，然后交替做举腿练习，做 20 ~ 25 次。

（7）坐姿　两腿伸直并拢，两臂上举，体前屈手摸脚，连续做 12 ~ 15 次。

（8）仰卧　两手置于体侧，两脚固定做仰卧起坐，连续做 10 ~ 15 次。

（9）立姿　两脚并拢，两手垂于体侧，一腿屈膝高抬，两手抱膝，使大腿尽量靠近胸部。两腿交替，各做 15 ~ 20 次。

运动处方 2　便秘防治操

体操能起到防治老年便秘的作用，因为它能改善神经系统对肠道运动的调节，增强腹肌收缩能力，加强胃肠蠕动，增加消化液的分泌，从而促进消化及润滑肠腔。

（1）屈腿运动　仰卧位，两腿同时屈收提起，使大腿贴腹，然后还原，重复做十几次。

（2）举腿运动　仰卧位，两腿同时举起（膝关节保持伸直），然后慢慢放下重复十几次。

（3）蹬腿运动　仰卧位，两腿抬高与所躺平面成30度角，然后一腿伸直一腿屈曲，两腿交替进行这个动作。动作稍快，屈伸幅度尽量大，历时20～30秒即可。

（4）腹部按摩　做腹部自我按摩。仰卧位，两腿稍屈曲，从右下腹部起，两手相叠推按，向上推至右肋下部，按着在脐上方横过腹部，至左下腹，在该处做深而慢的揉按，然后推至原处，此可算作一圈，一次可做几十圈这样的按摩。

运动处方 3　马桶操

排便时，坐在马桶上背部挺直，上半身分别向左右扭转各10下，利用扭动来刺激大肠，促进产生便意。同时，要缓缓凸起腹部吸气，然后再将体内气体吐尽。如果配合两手上下推搓腰部，更有助于刺激胃肠蠕动。还可以用双手从胃部所在位置向腹部下方推压，能促进胃部加快排空，使代谢废物顺利进入肠道。

运动处方 4　一扭一拉法

长期便秘，可以试试"肠道体操"，让运动帮助你的肠道提高蠕动能力。

在行走、慢跑、爬楼梯的过程中加大腰部和胯部的动作，可以加强腰部力量，提高身体的柔韧性，还能促进消化系统功能。按照中医理论，人的腹部经络发达，借助外力刺激经络，有助于调整身体的功能。扭动身体好比对腹腔进行按摩，可以加强内脏，特别是肠胃的蠕动，促进营养的吸收和废物的排出，尤其对肠胃功能失调、消化不良、便秘的老年人有较好的效果。

（1）扭着走 走路时加大腰和胯部的转动幅度，让身体在行走中有节奏地扭动起来，初学者可以尝试像模特一样走"猫步"，从中可以学习和体会转动胯部的感觉。至于运动强度，健身者可以根据自身情况而定，一般坚持走上 500 米，就会有比较明显的效果。做准备活动时，应充分活动腰部，行走时扭动的动作不宜太大，应逐步加大摆动的幅度。应注意通过身体的感觉和变化，寻找适合自己的锻炼强度。老年人锻炼时，速度、节奏应放慢，防止因用力过猛导致扭伤。

（2）双臂拉举揉脏腑 双脚站立与肩同宽，双手在体前，一只向上，一只向下，同时向斜上、斜下用力，就像拽一根皮筋一样，直到双手、胸腹完全拉开。左右两侧各练 10～50 次，做此动作时要注意，上身一定要直，绷住腰。手臂拉开时身体可以感觉到明显的抻拉。

运动处方5　排便协助法

体弱多病的中老年人，如果遇到排便困难，不妨试试以下几种排便协助法。

（1）咳嗽法 排便时，一边用力一边尽力咳嗽，连咳数声，稍停，大便易于排出。

（2）抖上身法 坐在马桶上抖动上身，肚子一松一缩地动，用不了多久，大便就顺利地排下。

（3）双手托下巴法 大便时（坐姿或蹲姿），双手捧下巴向上托，不久肛门就有拉大便的反应，此时用力，大便随即排出。

（4）捶背法 排便前，单手握拳用力捶背数下，大便时再轻轻捶背 10 余下，大便就容易排出了。如果能经常坚持捶背和多饮水，治疗效果更好。

（5）大腿互压法 坐在马桶上排便，将左大腿压在右大腿上（隔一会儿两腿交换），排便省力又顺利。这样将双腿相互交换着放，治便秘效果好。

运动处方6　壁虎爬行法

在地板上练时不要真的往前爬，如果真的向前移动了，那就必然是四肢在用力，而这个锻炼法四肢是不用力的，所以动作的完成虽然主要是靠胸腹和腰的力量，但我们却不可把意念集中在"爬"上——此时你就是一只壁虎，自然放松得像壁虎那样去摆动肢体就可以了。

爬时大腿内侧和上肢内侧以及胸腹部都会直接接触地板，所以要防止地板过凉、皮肤擦伤等问题，应先有些简单的防护措施。

此功法主要用来打通任脉，对增强五脏功能效果显著，尤其对肝脏有很好的养护作用，对胃肠疾病、便秘、妇科病痛经、不孕等诸症都有很好的疗效，减肥消脂的作用也非常明显。任脉乃阴经之海，总调阴经各脉，对于更年期妇女尤为重要。

运动处方7　摩腹

摩腹养生在中国已有数千年历史，《内经》中说："背为阳，腹为阴。"胸腹为五脏六腑所居之处，而腹部为阴中之阴，有脾、胃、肝、胆、肾、膀胱、大肠、小肠等分布，还有太阴、厥阴、少阴、任脉等经脉循环。腹部肚脐周围有盲俞、神阙、气海、关元等强壮全身的要穴，故腹被喻为"五脏六腑之宫城，阴阳气血之发源"。

摩腹可随时进行，一般选择在夜间入睡前及早晨醒后起床前。摩腹的方法很多，常用的方法是取仰卧位，解衣宽裤，全身放松，左手按在腹部，手心对着肚脐，右手叠放于左手之上，先按顺时针方向绕脐揉腹50次，再换左手逆时针方向揉腹50次。按揉时用力要适度，呼吸要自然，动作要柔和。揉腹除以脐为中心按揉外，也可沿腹部四周，从右下开始向上，继之向左上，再从左上向左下，做顺时针方向按摩。这个走行方向下正是解剖学上回盲部——升结肠——横结肠——降结肠——乙状结肠运行的相应部位，对有习惯性便秘者更为适宜，可促进结肠蠕动，有助于排便。

运动处方8　按摩"谷道"

"谷道"即肛门，为大便排泄的通道，其周围分布着重要穴位（长强、会阴穴）和奇穴（淋泉、腰奇等）。按摩谷道具有促进肛周血液循环，益气补肾，通便止泻的作用，可以防治脱肛、便秘、腹泻、痔疮、便血、腰骶部疼痛等病症，因此坚持做谷道按摩，可以防衰延年。

（1）擦肛窍法　一侧手指自然并拢，伸直，用掌面着力，紧贴肛门部位进行自后向前直线往返按摩，以擦热为度。两手交替进行，可反复进行。

（2）震肛窍法　用一手空拳或虚掌拍击肛门外部，力度由轻到重，拍击 20～30 下，具有通便作用，每日 2 次。

运动处方 9　拍打小腹

小腹即脐下部位，是小肠、升降结肠、膀胱、前列腺（男）、子宫、卵巢所处的位置。

拍打小腹法民间健身法，对于养生健身尤其对便秘的防治疗效显著。全身放松，站、立、卧均可，五指微张，甩动指掌（以腕力），轻击小腹（脐下部位），可点击一处，也可顺时针和逆时针拍打各 18 圈、36 圈、72 圈、108 圈等，循序渐进，静静体会。也可五指弯曲并扰，进行扣击，或五指成爪、成拳击之（方法同上）。拍打完毕，搓热掌指，干洗脸数次，散步 5 分钟即可。

拍打时须由轻至重，切不可猛击、滥击（有心脑疾病者尤须注意）。用柔力，如绵如丝使其透之为宜，饭前饭后一小时方可行之。

拍打时以掌指运力，甩动梢节，可充分调动手上各经络的运行，促进供血，强化指掌功能。拍打小腹，可促进肠道蠕动，使吸收和排泄功能大大增强，从而达到排毒养颜之效，正如古人所云："若要长生，肠中常清。"通过振动小腹也可促进脾胃及相关脏腑的功能，对调节体内微循环有一定作用。

拍打小腹简便易行，不受环境、年龄、场地限制，可轻松健身。

运动处方 10　床上摇摆

摇摆运动是通过脊椎的轻柔活动，带动胃肠的活动，从而加强胃肠功能，对防治便秘、肠粘连、腹胀、腹痛等症状有良好的效果。

动作要领　去掉枕头，平躺在硬床上，身体尽量成一条直线。双脚尖并拢，并尽力向膝盖方向勾起，双手十指交叉，掌心向上，放于颈后，两肘部支撑床面。身体模仿金鱼游泳的动作，快速地向左右两侧做水平扭摆。如果身体难以协调，可以用双肘与脚跟点地支撑，帮助用力。练习协调之后，可以逐渐加快速度，每次练习 3~5 分钟，每天练习 2 次。

运动处方 11　摇晃上身

健身气功五禽戏里的一式——熊运，帮你畅通肠道，排除毒素。

（1）两掌握空拳，成"熊掌"状，垂于下腹部。

（2）以腰、腹为轴，上体做顺时针摇晃。这个动作不是在水平面上摇晃，而是在竖轴上进行，同时两拳也随之沿右肋部、上腹部、左肋部、下腹部划圆。

（3）摇晃数圈后，上体再做逆时针摇晃，动作一样，方向相反。

做熊运时，两拳划圆应协调自然，动作可以配合呼吸，身体上提时吸气，身体前俯时呼气。

治疗便秘最好早上做，做之前可以先喝一杯淡盐水，要大口喝，这样水能够尽快达到大肠。如果要领正确，左右各做 10 次就会产生便意。

运动处方 12　转动脚踝

脚踝部虽然不起眼，可是它上面分布着淋巴管、血管、神经等近十个重要的组织。并且，脚被称为人体的第二心脏，而脚踝可以说是联系人体足部和上身的一个交通枢纽，活动脚踝能激活人体大部分经络。

（1）上下活动脚掌　坐在椅子上，一只脚垂直着地，另一只脚拉远、伸直。随着呼吸活动脚掌和脚踝，即吸气时脚尖尽量望脸方向钩，呼气时脚尖尽量向下压。

（2）拉伸脚踝　取跪位，小腿前面和脚背着地，上身缓缓后仰，尽量伸展脚踝前端的肌肉和韧带，保持后仰姿势约 1 分钟。

（3）强化脚踝　手扶楼梯扶手，双脚的前脚掌 1/3 位置站在台阶上。脚掌其余部分悬空，踮起脚放下，再踮起脚跟再放下，共 10 次。

在做这些动作的时候，锻炼的不仅仅是踝关节，刺激的也不仅仅是脚踝以上的商丘、解溪、中封、昆仑等穴位，它还一并刺激了足部的多处大穴，如涌泉穴、太冲穴、隐白穴、内庭穴等。转脚踝不仅可以平衡血压，还能治疗便秘、眩晕、失眠、神经衰弱、消化不良等。

运动处方 13　转腰

转动腰部能治疗便秘，每天做 1~3 次，清晨锻炼最好，睡前和饭后不宜，一般连续做 10~15 天即可见效。

（1）预备姿势　两足分开，呈八字形，足距略宽于肩，两膝微屈，上身保持正直，两手叉腰，目视前方，肩膀放松，呼吸自然。

（2）开始"转腰"　以小腹部的转动为主，以脐部为轴心，按顺时针和逆时针方向平转，连续做小幅度圆周运动。练习初期，运动量不宜过大，每次各转 30~50 圈即可。

（3）增加圈数　患者可根据自己的身体情况和症状轻重，慢慢增加转动圈数，并提高速度，圈数可增减到 200~300 圈，时间为 15 分钟左右。转腰时动作宜和缓、连贯，重点放在腰部和腹部。

第二部分　痔疮

痔疮是由于肛门痔静脉丛血液回流障碍曲张瘀血而成。凡长期便秘、久坐久站、好食辛辣或腹腔内压增高时，都容易引发本病。

直肠下端黏膜和肛管皮肤下扩大曲张的静脉团称为痔，是中老年人的常见病、多发病。在成人中痔的发生率为 50%~70%，其中有便血、肛门坠胀、疼痛等症状的占 25%，有脱出性内痔或混合痔并影响活动者占 10%。

祖国医学早在两千多年前，《黄帝内经》中已记载"筋脉横解，肠澼为痔"，指出了痔为血管扩张以及排便不正常的关系，以后历代医书有关痔的记载颇多。关于病因方面有"大肠积热，久忍大便"，"久泻久痢"，"过食辛辣，过量饮酒"，"妇人妊娠，关格壅塞，经脉流溢肠间"，"气血亏损，气虚下陷"等，这些记载说明祖国医学在长期实践中对痔的发生原因有深刻的认识。

直肠肛管位于人体躯干的下部，立位时静脉向上回流有一定的阻力，直肠静脉无瓣膜，直肠肛管静脉丛呈网状结构，血流缓慢。由于这些生理特点，血液容易淤积而使静脉扩张，这是痔发生的内因。此外，还有一些全身或局部因素，可加重静脉的瘀血和使静脉易于扩张，痔即形成。如习惯性便秘，积存于直肠内的干硬粪块压迫穿过直肠壁肌层的静脉支，使血液回流不畅。由于排便困难而蹲厕过久，或用力排便而增加腹内压，也易使静脉丛淤血。久病的中老年人，体弱消瘦，静脉壁薄，组织松弛，静脉易于扩张。久坐不动的人患痔的也较多。

痔是按照解剖部位而分类的，位于齿状线以下为肛管皮肤所覆盖者称为外痔，位于齿状线以上为直肠黏膜所覆盖者称为内痔，齿线上下均有而相通连者称为混合痔。

运动可促进直肠的血液循环，增加直肠静脉的弹性，改善直肠静脉的淤血症状，有利于痔疮的康复。

运动处方1　肛门操

预防痔疮可在便后、睡前做做肛门操。

（1）便后先用水清洗一次肛门，然后用右手食指尖压在肛门边缘处，轻轻推肛门向上，同时收缩肛门，放松，如此重复30次。

（2）睡前，两膝跪在床上，两肘着床，头低垂，腰部下弯，臀部稍高，挺身收腹深吸气，同时用力收缩肛门，然后放松。如此重复30次，能有效地疏散局部充血，对年老体弱、久病者更适用。也可以在不做提肛运动的情况下，直接用食指按揉肛门。

运动处方2　震动尾闾法

动作要领　先双腿盘坐，双脚微盘能交叉即可，然后用脚掌外缘骨尽力站立（站的过程中膝盖不可触地）。站不起来也没关系，这个功法本来就不需要完全站起来，只要臀部离地10～30厘米就行。由于重力作用，臀部落地时正好使尾骨撞击地板，这个动作就完成了。这种撞击面积较大，安全无痛。为保万无一失，开始时臀部可垫棉垫，站起的幅度也宜由小到大，或面前有人拽起来也可，主要目的就是要震动尾骨，使任脉会阴部与督脉长强穴得以顺接，这是打通任督二脉的关键一步（有骨结核、骨质疏松及急性腰扭伤者，忌用此法）。

别小看这一站一坐，站时吸气使整个脊椎督脉气冲灌顶，落下呼气时自然气沉任脉丹田，乃用意而不用力之妙法。这对妇科病、肛肠病有立竿见影的效果，还可强壮肝肾功能，且能降压安神，治疗腰膝疼痛。只要锻炼时从容和缓，不急不躁，锻炼后都会有气力大增的感觉。

运动处方3 疗痔八法

（1）直立，吸气尽量使横膈下降，至气足，仰首，张口呼吸，使劲，再吸气，反复呼吸20～30次。

（2）仰卧，全身放松，双手贴放小腹上，做呼吸运动。吸气时腹部鼓起，呼气时腹部塌陷，反复呼吸30次左右。

（3）仰卧，全身发放，将臀部及下腿用力夹紧，同时肛门向上提收，像忍大便一样，配合吸气，然后放松，呼气，可反复做15～20次。

（4）仰卧，双膝屈曲并拢，两手放在头下，以足及肩为支撑，将腹部、臀部抬起悬空，同时收提肛门，吸气，然后放下，呼气。可重复做10～15次。

（5）仰卧，左手按在右手臂上，以脐为中心，从左到右做圆形按摩81次；再将右手放在左手臂上，以脐为中心，从左到右做圆形按摩81次。

（6）一腿弯曲，用足跟向前蹬出，稍停，然后慢慢放下，两腿各做5～10次。然后两腿伸直抬起，向两侧尽量分开，继而收回，可做10次。

（7）两腿交叉坐定，两手叉腰起立，收臀夹腿，肛门收缩，持续5秒，放松坐下，可反复做10～20次。

（8）站立，两手叉腰，两腿交叉。足尖跷起，收臀夹腿，收缩肛门，持续5秒，还原，可重复10次。

运动处方4　治疗痔疮的六个小动作

简单好记的小动作口诀：一提二卧三起坐，四举五爬六吃果。

一提　早晚有意识地向上提肛门，每次30次。

二卧　仰卧，脚跟靠臀部，两手放头下，以脚掌和肩部作支点，使骨盆上起，同时收肛门，骨盆放下时放松。每日做1~3次，每次20下。

三起坐　两腿交叉坐，全身放松，保持交叉姿势站起，同时收臀夹腿，提肛，再原样坐下，全身放松，每日20次。

四举　站立，两腿并举，两臂侧举到头上方，脚跟提起，深呼气，两臂在体前自然落下，脚跟随之落下，深呼气，连做6~8次。

五爬　模仿爬行动物，如猫，每天早晚各爬行50米。

六吃果　每天吃4颗无花果干。

这些小动作坚持做下去，痔疮不再打扰你。

运动处方5　提肛运动

提肛就是收缩肛门周围的肌肉，能改善会阴部的血液循环，增强盆底肌肉和韧带的强度，对改善直肠静脉的血液循环很有作用。

（1）**仰卧提肛法**　取仰卧位，全身放松，将肛部和大腿夹紧，同时肛门用力向上提收，并配合吸气，提肛后稍微闭气片刻。做20次，早晚各做一遍。

（2）**站式提肛法**　取站式姿势，两腿并拢并夹紧，双脚跟提起，用力提肛片刻，稍后双脚着地，同时呼气放松肛门。每天可随时随地进行，总计不少于20次。

（3）**坐式提肛法**　取坐式姿势双腿并拢并夹紧，使脚尖着地，脚跟提起同时吸气，提肛片刻后双脚跟着地同时呼气，放松肛门。每天可随时随地进行，总计不少于20次。

也可配合手掌由轻到重拍打臀部，每天20次左右，以使血脉畅通。

运动处方 6　按压小腿

痔疮疼痛时，可用按压法来缓解。

动作要领　小腿后面正中，当用力伸直小腿时或足跟上提时腓肠肌肌腹下出现尖角人字纹的凹陷，此处以大拇指强力漩涡般旋转按压之，按压 1 分钟，停 30 秒钟再按压 1 分钟，反复进行，以病者能承受，感到酸、麻、胀感，向腘窝、小腿、足底部放散或局部胀满为度，至疼痛缓解或消失，此处即承山穴。承，有受义；山，在此指躯体之最高点。本穴犹在山麓之峡谷，承山巅气势之下行，当挺身直立时，则肌肉更为明显。此处形若山谷，因名承山。本穴能降低直肠淤血，促使痔静脉的收缩，能治各种痔疮，不论内、外、混合痔，其消炎、止痛效果迅速，是治疗痔疮的经验穴，被历代医家所公认。

本穴有理气散滞之功，还能治疗大便秘结，而避免便秘是痔疮重要的防治措施。本穴亦承于筋也，故亦治筋病（腰腿拘急疼痛）。

运动处方 7　按摩尾骨

动作要领　早晨起床后和晚上入睡前，盘腿坐在床上，将臀部撅起，双手食指中指并拢伸直成剑指（无名指和小指微收），一上一下交替按摩尾骨及两旁，一手上一手下，各 50~100 次。轻者，早晚各 1 次；重者，须在上午、中午、下午各按摩 1 次。按摩时，用力必须适当，既不能过重以致擦破皮肤，妨碍下次按摩，也不能过轻，以致无效，应以皮肤有热灼感为宜。

痔疮是由于肛门痔静脉丛血液回流障碍曲张瘀血而成，按摩尾骨能促进痔静脉血流加速，因而排除血流障碍和淤血，所以对痔疮具有较好疗效。同样道理，平时进行按摩，也会有预防痔疮的作用。

第三部分　胃病

胃病是胃部疾病的泛称，同时也包括十二指肠疾病。胃病及胃病并发症的危害甚深，患胃病的人，一到换季时节就要格外小心，除了注意保暖、规律饮食外，还需要坚持不懈的体育锻炼。运动能促进神经系统功能，使人情绪愉快，精神饱满，可消除神经因素对胃病的不良影响。运动能加快胃肠蠕动，提高食欲，促进消化能力，增强全身肌肉力量，包括腹肌和消化道平滑肌力，有助于消化器官保持在正常的位置上，从而恢复肠胃的正常功能。

中医认为，胃主受纳，脾主运化，它们是脏腑气化升降的枢纽，是水谷之海，气血生化之源，周身的津液、营养都必须依靠脾胃来供给，故有"脾为后天之本"的说法。《养老奉亲书》认为："脾胃者，五脏之宗也"，"安谷则昌，绝谷则亡"，"有胃气则生，无胃气则亡"，"脾胃虚则百病生"。古人的这些论述充分体现了脾胃功能的重要性，及其与人体生命活动的密切关系。人到老年，胃黏膜的功能减弱，腺体分泌开始减少，胃壁组织衰老退化，脾胃功能日益衰减，对外界有害因素的抵抗力较差，因此注意保护脾胃，实为健身防病的关键。

祖国医学认为，人是一个有机整体，保护脾胃，除了合理饮食外，还须注意身体的锻炼，精神的调养。俗话说"动为纲，素为常，酒少量，莫愁肠"，这正是保养脾胃的要诀。所谓"动为纲"，是指适当的运动可以增强脾胃功能，促进消化，增进食欲，从而气血化源充足，精、气、神旺盛，脏腑功能不衰。老年人要根据自己的实际情况，来选择适合的运动方式和运动量。

俗话说："百练走为先。"散步是一种和缓的体力活动，不需要意识指挥，信步闲走，可快可慢，使精神得到休息，肌肉得到放松，气血调顺，整个身心在一种自然的协调中得以平衡和保养。持之以恒，可流动气血，畅达气机，活动关节，助脾运化，祛病延年。

运动处方1　胃溃疡医疗操

慢性胃溃疡和十二指肠溃疡也可采用下列医疗体操。

（1）仰卧，两腿屈曲，两脚齐肩宽分开，两臂沿躯干伸直，吸气挺腹，呼气收腹，重复3~6次。

（2）仰卧，两腿伸直，两臂沿躯干放好，吸气屈腿，朝两侧伸开两膝和两臂，吸气慢慢伸直两腿，并拢两膝，两臂贴近躯干，重复5~

8次。

（3）仰卧，双手叉腰，两腿伸直，将右腿朝右侧伸展，将右腿移过左腿，转动臀部，背不离垫，脚尖触垫。重复5～8次。

（4）手脚着地，双手和双膝齐肩宽，吸气挺腹，呼气收腹，重复3～6次。

（5）高抬腿行走20～30秒，高抬两膝和任意甩手臂，任意呼吸，中等速度行走。

（6）两腿齐肩分开，两臂沿躯干放下，上身交替往两侧倾斜，两臂交替沿两侧躯干滑动，任意呼吸，两侧重复4～10次。

运动处方2　强壮肠胃操

（1）跨腿扶膝（立姿）　　动作：①双脚打开此肩略宽，脚尖朝前，双手扶膝微蹲马步。②身体上下起伏，上半身保持挺直，弯膝蹲更深的马步，注意膝盖不超过脚尖。可巩固下盘，强化下半身肌力，往下蹲时可促进肠胃蠕动。

（2）双手压腹（坐姿）　　动作：①坐在椅子上，双手交叠贴腹。②吸气，挺胸，直背，用力往前挺出上半身，使肚子挺出一个弧度，身体微微后仰。③吐气，缩胸，弯腰，双手用力往腹部压，配合腹肌收缩可按摩腹内肠胃，促进肠胃功能，同时也可以往上下左右按摩腹部，亦可站着做。

（3）手握双脚（卧姿）　　动作：①首先坐下，双手握脚板，将双脚收至腹部前方。②维持这个姿势向后躺。③腹部用力，双手依然紧握脚板，背部往前后方向滚动，注意颈部切勿扭伤，可促进排气顺畅。卧病在床的慢性病患者，只要双脚往上抬升，或前后左右滚动身体，排气瞬间就能通畅。

运动处方3　揉腹功

揉腹可增强胃肠对食物的消化和吸收，提高肝脏对糖、蛋白质、脂肪的代谢及解毒保护作用。因此，可以强身健体，止腹痛、胃痛、防治慢性胃炎、消化不良、结肠炎、胃神经官能症、胃溃疡、十二指肠球部溃疡，以及习惯性便秘等胃肠疾病。

动作要领 有揉中脘、揉肚脐、揉气海、推任脉、揉满腹等数种，一般采取的是简便方法。男子右手在上，左手在下，内外劳宫穴相对，对准脐下 1.5 寸之气海穴，男子自左而右，用暗劲顺时针方向揉 36 圈，按摩范围由小渐大，最后上至剑突下的鸠尾穴，下至脐下 5 寸之曲骨穴。再换右手在下，左手在上，反向揉 24 圈。所揉之圈越揉越小，最后回归原位。女子则与之相反，先左手在上，右手在下，逆时针揉 36 圈，也是越揉越大，然后换手，左手在下，右手在上，顺时针揉 24 圈，所揉之圈，越揉越小，最后回归原位。揉腹功虽然温和无副作用，但有几种情况不宜采用：妇女妊娠期、恶性肿瘤、胃肠穿孔、内脏出血、腹膜炎等，禁止揉腹。女子月经期一般可以揉腹，下腹部要轻揉或不揉。腹壁有急性感染时，局部不要按摩。过饥过饱时不宜揉腹。如有便意，先排大小便，然后再揉。

运动处方4 肌肉锻炼法

以下是一些改善胃肠功能的肌肉锻炼方式，长期坚持定能收到疗效。

（1）运动腹肌 两脚自然分开，站立或者坐在凳子上，两手放在上腹部，用力鼓肚子，等腹鼓大以后，停 2～3 秒钟。然后再收腹，一直收到最小程度，停 2～3 秒钟。重复 20～30 次。

（2）运动背肌 两脚自然分开站立，与肩同宽，两臂上举，挺胸、抬头，尽力将身体后屈，吸气。然后慢慢前屈身体，两手摸脚背，呼气，重复 20～30 次。

（3）俯卧挺身 俯卧在床上，两手在腹间支撑，上体尽力抬起，停 2～3 秒钟，吸气，然后还原到开始的姿势，呼气，重复 30～50 次。

（4）仰卧起坐 仰卧在床上，两臂体侧伸直或两手抱头，用力收腹，上体坐起，随后体前屈，两手摸脚面，然后还原到开始姿势，呼气，重复 20～30 次。

（5）仰卧举腿 仰卧在床上，两臂体侧伸直，两腿伸直前上举，保持不动，停 2～3 秒钟。然后还原到开始姿势，呼气，重复 20～

30 次。

（6）**按揉掌心**　坐、站或仰卧位均可，将两手在劳宫穴上重叠（劳宫穴在人体手掌心，在 2、3 掌骨之间偏于第 3 掌骨，握拳屈指时中指尖处。男子左手在里，女子右手在里），轻轻按放在脐中部位，先顺时针方向，由小到大划圈，缓慢按摩，旋转 30~50 圈。最后，再由胸骨末端至下腹部，自上而下，按摩 10 次。

以上几个运动项目都能锻炼腹背部肌肉，加强肌肉和韧带组织的韧性，对于胃肠患者的体质有改善作用。按摩劳宫穴可以宽胸理气，缓解胃部胀气和泛酸，但要注意，急性胃炎一般因腹痛较重不能也不宜进行体育锻炼。新患胃溃疡的人禁止参加体育锻炼，有胃出血或出血倾向者，也应暂停体育锻炼。如胃溃疡持续一段时间，转成慢性病后，可以参加一般体育锻炼。患胃病的人们要选择锻炼时间，一般来说，饭前半小时和饭后 1 小时内，要避免剧烈运动。胃下垂病人，应该在饭后两小时再进行适宜的运动。

运动处方 5　六合踏步法

六合踏步法具有治病与健身两全其美的优点，凡慢性胃肠炎症、溃疡病均适合。

（1）**预备**　面向南方，口目微闭，排除杂念，松弛全身，静默站立。

（2）**六合吐呐**　以脐内为中心呼吸，吸气时意气从上下、左右、前后六方源源贯入脐内，呼气时意想脐内一粒金丹光照全身。

（3）**踏步击腹**　一边自由踏步，一边用两手沿食道、胃、肠方向轻轻拍打，同时注意意念随手走。

（4）按第二项六合吐呐。

（5）**收式同（1）**　然后搓手擦面。

以上全过程 20~30 分钟，此法随时都可以做，以每天清晨练习最佳，坚持数日必有良效。临床还发现，乙型肝炎、早期肝硬化病人用此法也有良好效果。

运动处方6　胃部点按法

点按法就是用拇指或食指、中指、无名指三个指头在腹部任何一点缓慢用力下按，然后慢慢抬起重复1次。点按3～5次，最好由腹部自上而下。一般来说，慢性胃炎的体疗应在饭前1小时至饭前20分钟进行。

（1）仰卧，自然转动身体，如两膝屈曲时左右摆动，肩背左右滚动。

（2）下床后站立位进行类似上述运动，并同时增加腹肌锻炼。

（3）胃酸过多或有其他功能亢进者，可增加相应的思维控制活动，或从事球类、器械运动，以提高神经的紧张度。

（4）运动中配合腹式呼吸，及脊柱两旁的按摩和腹部按摩。

（5）仰卧练习时，可用热水袋再加1～2公斤的沙袋置于腹部，随着适应性提高，逐渐增加沙袋重量。

运动处方7　鼓腮

消化吸收差，似乎是老人身体存在的一个普遍问题，与肠胃等器官的衰老有关，也与老人不同程度存在的各种牙病有关。老人不妨常做鼓腮动作，可以帮助改善消化差的症状，因为这一动作能帮助分泌大量唾液，唾液中含有唾液淀粉酶，可将吃进去的淀粉转化为更小的分子，间接提高消化功能。唾液还含有丰富的表皮生长因子，它是一种能刺激加速表皮细胞生长的蛋白质，有助于在食管上皮及胃黏膜的修复。

首先闭住口唇向外吹气，直至腮部鼓起，反复进行，然后上下齿轻轻相叩，最后用舌尖轻舔上腭，用舌头摩擦口腔内侧的牙龈，舌头在牙根的带动下在口腔内前后蠕动。鼓腮时，最好同时用双手五指轻轻按摩腮部，或用两手掌心同时由上而下轻击颊部，有助于老人预防腮部肌肉萎缩，显得健康饱满。除练鼓腮外，适当嚼些口香糖，也能起到类似作用。

运动处方8　活动脚趾

经常活动脚趾可以健胃、助消化。对于脾胃较弱的病人来说，经常活动脚趾及脚部确实能起到健脾养胃的作用，并对慢性胃炎、胃溃疡等症状，也有良好的预防作用。

从经络看，胃经经过脚的第二趾和第三趾之间，管脾胃的内庭穴也在脚趾部位。一般来说，胃肠功能强的人，站立时脚趾抓地也很牢固。因此，胃肠功能较弱的人，不妨经常锻炼脚趾。

（1）脚趾抓地　采取站或坐的姿势，将双脚放平，紧贴地面，与肩同宽，凝神息虑。脚趾可采取抓地、放松相结合的方式，对经络形成松紧交替的刺激，连续做松紧交替抓地的动作60～90次。在做此动作时，可赤脚或穿柔软的平底鞋，每日可重复多次。

（2）脚趾取物　每天抽一点时间，练习用二趾和三趾夹东西，或在坐、卧时有意识地活动脚趾，也可洗脚时在脚盆里放一些椭圆形、大小适中的鹅卵石或其他物体，在泡脚的同时练习用二、三脚趾反复夹取这些鹅卵石。持之以恒，胃肠功能就会逐渐增强。

（3）扳脚趾　反复将脚趾往上扳或往下扳，同时配合按摩二、三脚趾趾缝间的内庭穴。

（4）按摩脚趾　消化不良及有口臭、便秘者，宜顺着脚趾的方向按摩，以达到泻胃火的目的。对脾胃虚弱、腹泻者，可逆着脚趾的方向按摩。

在活动脚趾的同时，还可以顺手将小腿从上到下依次按摩1次，效果会更明显。

运动处方9　饭后击掌

（1）左右脚后跟紧贴并站直身体，肩胛骨下压，胸廓打开后两肩放松，双臂自然下垂，臀部收紧后不要后凸，保持该姿势3秒钟。

（2）左脚向左大大地跨出一步，步幅是肩宽的两倍，双臂分别向左右屈肘。举起手臂后，手掌扶着后脑勺，向后打开胸廓，腰以上的部位向上仰起，吸气3秒钟，然后复位。

（3）双膝往前弯曲，臀部下沉，上身微微前倾，令上身、大腿、小腿两两呈 90 度角。胸廓微收，双臂往下摆，边呼吸边在左侧击掌，然后保持手掌合十的动作 3 秒钟，然后换右侧击掌。

第四部分　胃下垂

人体的衰老往往伴随着各种器官和组织的下垂，中老年人的内脏器官下垂常与肌肉松弛有关，尤其是腹部肌、韧带的松弛，胃下垂就是如此。

引起胃下垂的原因有先天和后天两种。先天因素大多发生在体型较瘦弱，胸廓狭长，皮下脂肪缺乏，肌肉发育不良的患者，这种人不仅胃下垂，其他脏器往往也下垂。后天因素大多是由于腹腔的紧张度改变所致，如本来胖的人突然消瘦，引起腹腔改变；妇女生孩子较多，腹腔肌肉松弛，腹压减低；多次做腹部手术，有切口疝的人也容易发生胃下垂。

胃下垂是西医病名，祖国医学称此病为胃中气下陷证。中气下陷是一个症候群，包括心、肝、肾、子宫下垂。中气不足造成中气下陷，脾胃之气升降不利，以致胃部肌肉、韧带收缩无力，胃内容物不能按时排空而形成胃潴留，久而久之，潴留加重胃的下垂。本病常见于久病体虚或身体修长之人，或因站立工作时间过长及老年人。

常见症状：面色萎黄、形体消瘦、脘腹胀满疼痛、畏寒肢冷、大便溏泻、厌食纳呆、嗳气吞酸、上腹按之硬痛有水声等。对胃下垂的治疗，通常以功能锻炼和饮食调养为主。其中，运动是进行功能锻炼的最好方法，特别是在全身性运动的基础上，着重对腹肌进行锻炼，使腹部肌肉保持一定的张力，对胃下垂的恢复是非常有益的。但是，注意不宜做过分剧烈的运动，如跳高、跑步等。

运动处方 1　胃下垂康复操

胃下垂的体育疗法，主要是适度的腹肌锻炼，也可以加入一些腰背部肌肉的锻炼。一般采用卧位进行，卧位是腹肌锻炼的最佳姿势，因为卧位时可用躯干和肢体的自身重量作为腹肌锻炼时的负荷，比较方便。

（1）**屈膝抬臀** 取仰卧位，屈膝，足踏床面，做左臀部抬起的动作，仅用两肩及两足底着床。臀部抬起后，持续1分钟缩紧肛门，之后放松，放下还原，休息一会再做，连续做5次。

（2）**抱膝压腹** 仍取仰卧位，两手抱膝压腹，上身稍抬起，还原时两手松开，两腿伸直，反复10～30次。

（3）**仰卧起坐** 仰卧，两下肢伸直靠紧，两手放于头下，以腹肌用劲，慢慢把上体抬起，呈坐位，再慢慢躺下还原。休息一会再做，连贯做6～8次。

（4）**收腹双抬腿** 仰卧，双下肢伸直靠紧，以腹肌用劲，慢慢把双下肢同时抬起，并尽可能地保持一段时间，慢慢放下还原。休息一会再做，连续做4～6次。

（5）**肩背倒立** 仰卧，两腿贴墙高高抬起，臀部尽量靠近墙边，两手紧托腰部，做肩背倒立姿势。此时，仅肩部着床，足底踏在墙上。倒立后，做腹式呼吸，维持1分钟左右，躺下休息一下再做，两续做4次。

（6）**模仿蹬自行车运动** 仰卧位，双腿抬起，模仿蹬自行车动作，反复20～50次。

运动处方2 仰卧起坐

仰卧起坐是防治胃下垂不错的锻炼方式，每天坚持仰卧起坐，能非常有效地增强腹肌力量，使腹内压力增高，原本松弛的肝胃韧带、膈胃韧带功能也会逐渐增强，从而达到缓解胃下垂的目的。

动作要领 仰卧位，屈膝、屈髋，各90度左右。两手交叉抱头后枕部，开始练习时可借助床头的横栏或让别人轻压足背，然后练习仰卧起坐，待腹肌锻炼出一定力量后，可不用压住足背，自行练习仰卧起坐。刚开始时可每天锻炼2～3次，每次根据自己所能耐受的程度做10～20个。循序渐进，逐渐增加每次做的数量，还可逐渐增加每天的锻炼次数。

在进行仰卧起坐时，效果以仰身起坐为最佳。半仰身起坐时，上身由平卧位升起至与地面成45度角前，不是腹直肌负担最重的阶段，因为此时有胸大肌、肋间肌、腰小肌、腰大肌、髂肌等协同工作。超过45度角后，由于上身重心移至臀部，支点的"阻力臂"不断缩短，腹直肌所承受的负担也会越来越小，只有身体处于45度角时，才是腹直肌负担最重的时候。因此，延长身体在45度角的持续时间，成为增大腹直肌刺激量的有效方法。

但需要注意的是，通过仰卧起坐进行锻炼不可急于求成，应根据个人实际情况从小运动量坐起，循序渐进，切忌过度锻炼，拉伤肌肉，甚至诱发严重的心肺疾病。

运动处方3　仿生体疗

适宜于胃下垂患者，可以提高胃肠道平滑肌张力和蠕动，促进胃排空，消除和改善过度扩张和松弛下垂的状态。

（1）刺猬蜷滚　并腿仰卧，两手位于体侧。①两腿屈膝，向胸前上举。双手抱膝，上体随即向前卧起呈"团身"状。头、颈部靠近膝部，并用大腿部挤压腹部，模拟刺猬蜷曲状。然后，原地向后做弧形滚动1~1.5分钟。做此系列动作时，呼吸要均匀。②还原成仰卧位。③仰卧起坐（两腿不可离移）。④上体深前屈，两臂牵引手腕向足踝部前伸（两手触及脚尖）。⑤原地反弹两次。⑥动作同②。⑦两腿向头后举摆，两手随同摆向头后，静止3~4秒。⑧慢速向前回摆成仰卧。共两组，每组7~8次，间歇1分钟。

腿部与胸腹位并靠呈"团身"时，脊柱需要向前弯曲成圆状，协助胸腹位接近腿位，促进髋、腰、背部在地面呈刺猬蜷曲圆状做滚动动作。

（2）海豚戏水　坐式，两腿并拢，两手放松垂于体侧，1~2胸腹部由上向下呈"波浪"状曲旋振荡动作，3~4两臂连续在体侧由下向后向上向前环绕旋转（腹部前凸时两臂向下后方摆动，腹部后凹时，两臂向上前方弧摆），模仿海豚在水中游进姿态，做此动作时保持呼吸均匀。共做4~5组，每组重复20~30秒。

练习海豚戏水可增强腹直肌、腹外斜肌、腹内斜肌伸展强度，促进软组织血流和神经体液调节功能，改善机体内脂代谢紊乱和消除胃肠道功能障碍。

注意 ①以腹肌练习为主，运动负荷宜适中，练后允许出现短时间的肌肉酸累。②"波浪"振荡动作与两臂体侧环绕需连贯，不停顿，有节奏感。③上体向前后呈"波浪"状摆动时，力求腹部牵引胸位向前后荡动。

运动处方4　坐地举臂

胃下垂的患者可采取增强腹直肌的办法进行治疗。

（1）坐在地上，上身与地面垂直，双膝弯曲，双脚平放在地面上。双臂前平举，与肩宽，手心向下。先吸气，然后在呼气的同时将上身向后仰，将脊柱弯成 C 形。

（2）将双臂上举，手心相对，然后放下手臂，抱住大腿回到最初的坐姿。重复上述动作，10～20 次为一组，每天做 3～5 组为宜。

这个动作其实是仰卧起坐的变种，因为上身运动幅度不大，所以可以单纯地锻炼腹部肌肉。

运动处方5　倒立

倒立俗称"拿大顶"，汉代称"倒植"，东晋称"逆行"，唐代称"掷倒"，明代称"竖蜻蜓"，是目前西方瑜伽术的最终姿势。倒立健身早已被体育界、武术界、医学界所实践和证明，瑜伽术也把它作为最终姿势。人在倒立时，地球引力不变，但人体各关节、器官所承受的压力发生了改变，肌肉的紧张度也发生了变化。特别是关节间压力的减弱和消除，以及某些部位肌肉的松弛，对于防治腰背痛、关节痛有非常好的效果。

倒立是特别的休息法。人体在长时间的直立或剧烈运动后，脑部血流量会相应减少，出现不同程度的脑缺血。在激烈的思维活动时，大脑过分紧张，脑血管处于持续的收缩状态，此时则会出现头晕脑涨、耳鸣目眩、脑神经疲劳及视力不足等症状。在这两种情况下，短时间倒立可以迅速增加脑部血流量，使大脑血管、神经及脑细胞均能获得充足的营养，从而消除大脑疲劳，恢复正常体力。有关专家认为，倒立五分钟，相当于睡眠两小时。

倒立可治疗慢性病。过去，我们听说过游泳可以治慢性病，同样的道理，倒立治疗某些慢性病更有效。与正常姿态相反，每天做做倒立，使腹腔、胸腔内的器官向相反方向移位，器官功能可以增强，胃下垂、肾下垂等症状会明显减轻，久而久之，不治自愈。脑力劳动者在长时间学习和思考后，做做倒立可以调理精神，清新头脑，改善大脑的新陈代谢，使人感到轻松愉快，充沛的精力随之而来。

动作要领：

（1）双臂伸直支撑靠墙倒立　此法需较强的臂力，适于四十岁以内的人练习。

（2）双肘、头成三角靠壁支撑的倒立　适于臂力较差、年龄较大的人在床、垫上练习。练习要循序渐进，开始倒立五秒钟即可，时间持续增长，能坚持两分钟以上时，便可考虑向不靠墙的自控倒立过渡。

（3）倒睡觉　所谓倒睡觉是把床的末端垫高 10～15 度角，让头部降低，睡眠中使肝脏内储存的血液得到有机循环，对高血压和患有心肌病症的中老年朋友具有调节作用。

倒立比较适用于中年人练习，老年患者可以选择"倒睡觉"的运动疗法进行康复。

运动处方6　按揉百会穴

百会穴在我们的头顶，两个耳朵尖的连线的中点处即是。道家称百会穴为"一身之宗，百神之会"。凡脑部的疾病，如头疼、脑热等，都可以找百会穴，而对于一些中气不足的病症，按揉百会穴也有很好的疗效，如胃下垂。

判断胃下垂的简单方法：看自己的肚脐眼，如果是圆圆的，说明没有问题；如果肚脐眼像嘴角一样耷拉着，很有可能存在着胃下垂的现象，这样的人往往很瘦，吃点东西会觉得肚子很胀，不能多吃。这是因为中气下陷，升阳无力，气血不能托起胃，导致胃往下坠形成的。

这时候，别忘了我们头顶的百会穴，每天用手指头在百会穴上旋转按摩 30～50 下，可帮助提升中气，固护阳气，将胃慢慢地托起来，继续为人体提供充足的营养。

按摩时，可以试着闭上眼睛慢慢感觉，随着按摩时间的加长，会感到头顶处微微发涨。待按摩结束之后，睁开眼睛，会感到眼睛都明亮了很多。这是因为肝开窍于目，按摩百会穴有助于帮助肝经的气血上行，滋养眼睛。

运动处方 7　胃下垂康复法

（1）腹肌锻炼　仰卧，双腿伸直抬高放下，反复进行数次。也可以取仰卧位，双腿上举，做模拟蹬自行车的动作，或反复做下蹲动作。

（2）腹式呼吸　吸气时腹部隆起，呼气时腹部下陷，反复进行多次。

（3）姿势治疗　饭后卧床 20～30 分钟，取头低臀高的姿势，使胃向上移。

（4）腹部按摩　可在体育锻炼后进行，时间为 10 分钟左右。患者仰卧屈膝，然后以右手按揉腹部，再根据胃下垂的不同程度，自下而上托之，最后以逆时针方向在腹部做环形按摩。

（5）气功疗法　卧位，全身放松，吸气，意守丹田（思想集中在下腹部丹田穴），呼气。如此反复进行，速度宜缓慢，每次 10～20 分钟，每天 1～2 次。一般在锻炼前做。

第五部分　慢性胆囊炎

胆囊是人体重要的消化器官，体表投影位置一般在右侧腹直肌外缘和第九肋软骨交叉处。它紧贴于肝脏脏面前缘，其形如梨，长 7～9 厘米，宽 2.3～3.5 厘米，可储藏胆汁 30～60 毫升。胆囊通过吸收、分泌和运动等功能而起到浓缩、储藏和排出胆汁的作用。

中老年人随着年龄的增长，胆囊壁会增厚，胆汁变稠，再加上活动减少，胆囊排空时间延长，从而大大增加了罹患胆囊炎的几率。

慢性胆囊炎治疗起来非常棘手，经常发作，患者吃得稍不注意，就会出现腹胀或右上腹不适、胃灼热、嗳气、吞酸等一系列消化不良的症状。如不及时治疗，不仅导致胆囊功能减退，还会引发胰腺炎、肝炎等。

运动处方1　俯仰呼吸运动

慢性胆囊炎患者最好常做运动来利胆消炎。

（1）端坐床沿或椅子上，臀部着坐1/2，两腿分开，双手按揉腹部，顺、逆时针各转25圈。

（2）做深呼吸1次，呼吸结束时，上身前俯，头部低于双膝，同时双手紧按小腹，使横膈膜上升，将肺内余气尽量排出。双手放松，头引颈向前伸，缓缓地做深吸气，并慢慢将上身抬起，恢复原坐位姿势。慢慢呼气，同时头及上身再慢慢下俯，尽量将余气排出，如此反复做8～16次。

（3）上式结束后，站立，双腿交替抬高10～20次，再进行7～8次下蹲动作。

运动处方2　疏肝利胆"小动作"

（1）疏肋间　坐位，两手掌横置于两腋下，手指张开，指距与肋骨的间隙等宽，先用右掌从左下推至胸骨，再用左掌从右下推至胸骨，由上而下，交替分推至脐水平线，重复10次。注意手指应紧贴肋间，用力宜均匀，以胸肋有温热感为好。

（2）擦小腹　坐或卧位，双手掌分置两肋下，同时用力斜向少腹推至耻骨，往返操作20次。

（3）擦肋　坐位，两手五指并拢置于胸前平乳头，左手在上，右手在下，从胸前横向沿肋骨方向擦动并逐渐下移至浮肋，然后换右手在上左手在下擦，做到肋部有透热感为度。

（4）拿腰肌　坐位，双手虎口卡置于两侧腰肋部肌肉，由上而下至髂部捏拿腰肋肌肉，往返36次。

运动处方 3　开弓射箭

养生操的动作也讲究刚柔相济、左右对称、上下兼顾，通过环环相扣的屈伸、松紧、转侧等动作，引导和促进体内气血循经运行，使气血畅旺，从而达到疏肝利胆、调肝养肺的作用。

（1）盘腿打坐或端坐在凳子上，也可两脚分开，自然站立。以中指带动，两臂侧起抬至与肩相平，转手心向前。

（2）两臂继续向上拨伸至头顶上方，手腕交叉，左手在前（掌心向右），右手在后（掌心向左），抬头看手。

（3）屈肘、落臂，两手下落收掌至胸前，同时两臂外旋，转掌心向内，头随之还原，目视前方。

（4）右手五指屈曲成虎爪，向右水平拉伸。左掌同时转掌心向下，由小指一侧带动向左水平推出，并逐渐转掌心向左。头向左转，目视左掌，势如拉弓射箭，动作略停顿。

（5）左手转掌心向前，从小指开始依次伸展五指。右手转掌心向内，从小指开始依次伸展五指。双臂对拨拉伸，指掌张开，力达指尖。反方向重复动作 1~5 次，向右开弓射箭，左右两侧各做 3 遍。

（6）重复动作（1）至（3），之后转掌心向下按至腹前，两臂由体侧摆起，还原下落，双手放回体侧。

运动处方 4　逍遥步

运动能提高消化功能，促进腺体分泌，减少脂肪合成，是治疗胆囊炎重要的辅助手段。一种名叫"逍遥步"的运动方法，效果不错。

（1）自然站立，先迈左腿向左前方，斜行进身，然后重心慢慢移向左腿。两手握空拳向左侧，自下而上呈半月形摆动，右脚跟随左脚在后，脚尖着地，稍停一会儿。

（2）迈右腿向右前方，斜行进身，双手从左侧向右侧自下而上半月形摆动，右足跟左脚跟随右脚之后，同样脚尖着地，如此左右反复进行。进身时要塌腰，两脚互相跟进，踩踏而行。

生殖系统老年病运动疗法

第一节　了解生殖系统的生理功能

　　生殖系统包括男性生殖系统和女性生殖系统，具有产生生殖细胞、繁殖新个体和分泌性激素等功能。

　　男性的内生殖器包括睾丸、附睾、输精管、射精管、精囊、前列腺和尿道球腺；外生殖器为阴囊和阴茎。睾丸是男性的生殖腺，具有产生男性生殖细胞和分泌男性激素的功能。睾丸的间质细胞可分泌雄性激素，主要为睾酮。正常男子的睾丸每日分泌睾酮 4～9mg，绝大部分睾酮在血液中与蛋白质结合，只有约2%处于游离状态。睾酮主要在肝脏灭活，其产物主要由尿液排出。睾酮能刺激前列腺、阴茎、阴囊、尿道等的发育和生长。在青春期后，男性外表出现了一些列特征，这就是男性副性征或第二性征，主要表现为生胡须、嗓音低沉、喉头突出、毛发呈男性型分布、骨骼粗壮、肌肉发达等，这些都是在睾酮刺激下产生，并依靠它维持的。

　　女性的内生殖系统包括卵巢、输卵管、子宫、阴道和前庭大腺，外生殖器即女阴。

　　卵巢主要是产生和排放卵子、分泌雌性激素和孕激素。卵子是由卵巢的原始卵泡逐渐发育而出。原始卵泡内含有一个初级卵母细胞，周围还有一层卵泡细胞。女性从青春期开始，在腺垂体促性腺激素影响下，每月有15～60个成熟卵泡发育，但一般只有一个卵泡发育成熟，并排出一个卵细胞。在卵泡发育过程中，卵泡细胞分泌卵泡液到泡腔中，其中含有高浓度的雌激素。卵巢是一个重要的内分泌腺，它可以分泌多种激素，其中主要的是雌激素和孕激素。雌激素可促进女性附性器官，如子宫、卵巢、阴道和外生殖器的发育，特别是促使子宫内膜发生增殖期的变化，内膜逐渐增厚，子宫腺也发育增长，但不分泌。因此，雌激素是调节正常月经的重要激素。雌激素还可以促进输卵管的运动，刺激阴道上皮细胞的分化，增强阴道抵抗细菌的能力等。雌激素还可以促进乳房发育，刺激乳腺导管系统增生，产生乳晕，并使脂肪和毛发分布具有女性特征，及音调较高、骨盆宽大、臀部肥厚等一系列的女性副性征，并使之维持于成熟状态，还能促进性欲。同时，雌激素对人体新陈代谢有多方面的影响：如影响钙、磷代谢，刺激成骨细胞的活动，有利于水和钠在体内保留，促进肌肉蛋白质的合成，故对青春期发育与成长起重要的作用。

孕激素的主要作用是为受精卵着床和保证妊娠做准备，并保证妊娠能安全、顺利地进行。孕激素能促进乳腺泡和导管的发育，为分娩后泌乳准备条件。

第二节　认识生殖系统老年病

一般认为，人从 60 岁开始进入老年期，从此开始衰老。其实不然，专家从生理学角度研究发现，女子从 21 岁、男子从 24 岁就生长到了极点，因此各自的衰老也就从此时开始了。不过，这时的衰老改变得非常微小，也非常缓慢，以致人们主观感觉不到。人到 50 岁之后，老化速度加快了，变化明显了，人们在某一时刻，会蓦然感到自己确实是老了，这时候生殖系统的老年病也会不期而至。

男性生殖系统老年病主要表现为勃起障碍和阳痿方面

男性 50 岁以后睾丸会慢慢萎缩并纤维化，精子形成减少，出现退行性变化。同时，性功能减退，表现为阴茎勃起需要时间较长，勃起功能低下及勃起硬度降低，这些都是性功能下降的表现。随着年龄的增长，阳痿率也逐渐增高。

前列腺肥大常常困扰中老年男性。前列腺有"神秘关口"之称，常常会出现问题。有人统计，80%的男性在不同年龄段都会遭遇不同程度的前列腺故障，一旦前列腺闹起"暴动"来，不仅会使男性感到痛苦，出现排尿不畅、尿液分叉、变细，甚至出现疼痛等问题。如果不及时治疗，还可能危及到老年夫妻生活，因为有不少男性"性罢工"的祸因，大都与前列腺有关。

男性尿道是泌尿和生殖系统的联合器官，且从前列腺中间通过。所以，肥大的前列腺，往往导致排尿困难。前列腺增生症是一种退行性老年疾病，其发病率随着年岁的增长而增加。有人统计，30～40岁男性的前列腺增生发病率只有8%，40岁以后发病率逐渐加速，在50～60岁男性中，发病率已达50%，到61～70岁时，增加到75%以上，70～80岁者达到80%；而80岁以上的老年男性中，90%患有前列腺增生症。

女性老年病主要表现在性欲减退和更年期症候群方面

女性25岁左右，脸部开始出现皱纹，30岁左右的女人已显疲态，面部皮肤失去光泽，并出现色素沉着。随着年龄的增长，女人的胸部慢慢开始下垂，而如果不注意胸部的保健，还可能患乳腺增生、乳腺癌等。35岁以后，由于卵巢分泌功能下降，开始出现月经不调、肤色没有光泽、断发脱发、皱纹增加、皮肤粗糙、腰酸腿软、乏力、阴道干涩、乳腺萎缩。女性45～55岁会出现更年期疾病，更年期之后，女性卵巢萎缩并硬化，排卵和月经停止，雌激素分泌骤减，所以，中老年女性常常被更年期综合征困扰。由于雌性激素的减少，女性乳房明显萎缩，外生殖器变小，宫颈萎缩。女性绝经后阴道日渐萎缩，分泌物明显减少，阴道出现干涩，从而导致"性趣"降低。

性观念变化方面也多以女性为甚。不少女性绝经后，就开始回避性生活，在她心里一个女人没有了例假，便彻底步入了老年，由阴道干涩带来的疼痛也让人望而却步。其实，老年女性随着更年期而逐渐绝经，是正常的生理现象，但这并不意味着从此与性生活无缘。实际上，绝经后女性仍可以拥有完美的性生活。如果部分老年女性出现阴道干涩和性交疼痛，采用性交前在阴道内涂抹药物等方法是可以改善的。生活中，许多老年妇女由于缺少性科学的正确认识，常常引起性生活的不愉快和种种心理矛盾，严重者出现离婚。比如，一些长期缺乏性生活的老年妇女，比起那些有适当性生活的同龄人，会发生更多程度的阴道萎缩，在医学上称为"废用性萎缩"。

第三节　运动防治生殖系统老年病的作用

运动健身有益于性生活，这是众所周知的事情。凡是参加运动的人，与参加运动前相比，40%的人更易性兴奋，25%的人更易达到性高潮。运动可增加心脏对性器官的供血能力，供血多，勃起能力就强。每周进行一次和谐的性生活，也可延缓衰老并能延长寿命。因为在性生活过程中，人体会释放出让人感到快乐的激素——内啡肽，并会出现肌肉变得更强壮、呼吸变深、血液循环量增加和慢性疼痛减轻等一系列生理反应。除此之外，每次性生活能燃烧掉约200千卡的热量，相当于进行了一次中等强度的有氧锻炼。

运动锻炼与不运动锻炼大不一样。养生专家调查表明，运动锻炼与不运动锻炼的确大不一样，运动健身越积极，其性欲和性生活会变得越来越好。运动健身后容易达到性唤起和性高潮，性生活的频率也有所增加。还有研究人员指出，运动能降低胆固醇水平，而胆固醇水平高的人容易出现血管阻塞，于是常导致性器官和盆腔区域的血流减少，影响性器官的充血肿胀或勃起。锻炼也能增强人的自信，夫妻同练也可增强锻炼乐趣，并进而导致性关系的改善。对于大多数人来说，锻炼是一种温和的、廉价的"春药"，运动能让中老年夫妻生活不减当年。

运动能增强性体力和性耐力。经常从事体育锻炼促使人体身心状态良好，从而就有节制、有节奏地运用体力以达到性欲旺盛。夫妻间身健体壮、力度满意的亲昵行为会更富于性萌动与性刺激。也有性学专家指出，性爱与性生活过程同样需要耐力，而锻炼正好能增强人的耐力。即使运动量较小，每周 3 次，每次 1 小时，也能增强身体的力量和抗疲劳的能力，从而使中老年在床上具有持久的敏捷和活跃力。

运动能增强性活力。经常从事体育锻炼，能促使中老年人的身体健美和性感。体型的良好，表明身体各个系统的运行也处于较好状态。表现为性能力、节奏和频度颇具鼓舞力，且心理意向和效果美好。同时，运动增加了身体的活力，可明显地增加肌肉的纤维活动量、器官的功能和关节的灵活性，从而使性动作和性过程充满情趣。

运动能增强性奋力。经常从事体育锻炼带来一系列的生理变化，之所以能引起性生活的"第二春"，是因为身体各系统的功能与感受行为，通过锻炼在夫妻间更有性精力，这种精力协调了性生活。因为男女双方性激素与性气味的释放，使性机能发挥、中枢神经受激、大脑享受等组成了一系列精细而有力度的"美好链"，锻炼时身体会释放出一种神奇的"内啡肽"物质，即"快乐荷尔蒙激素"，具有兴奋作用，易于引发性冲动，并易于进入性高潮。因此，夫妻适量的锻炼更有利于"性奋力"的增加。

运动能增强性通力。心理学家调查表明，性欲力与定期体育锻炼之间的关系很密切，参加运动除了能促进心脏等生理机能外，还能增加锻炼者的自信心。对女性游泳爱好者的调查显示，经过数月的锻炼后，她们的性欲明显增强，也较易获得满足。再者，运动锻炼能降低胆固醇水平，增进血液循环，减少动脉栓塞。专家指出，血气性较低的供血量，会减弱性通力而影响男性生殖器官的勃起功能，运动能增强性区与性器官的性通力，因而能在"间接"地改善性生活上发挥积极作用。

第四节　生殖系统老年病运动疗法

第一部分　勃起功能障碍

勃起功能障碍是中老年男性比较常见的疾病，在性生活时阴茎不能勃起，或是勃起不坚，不能进行正常的性生活，原因多为房事太过，或是青少年时有长期的手淫史，常伴有神倦乏力、腰膝酸软、畏寒肢冷或小便不畅、滴沥不尽等证，属于传统中医学的"阳痿"范围。

男性性功能是一个生理过程，涉及各方面，诸如神经、精神因素、内分泌功能、性器官等，其中大脑皮层的条件性反射起着尤为重要的主导作用。引起男性性功能障碍的原因亦是多方面的，总体上可分为功能性性功能障碍和器质性性功能障碍两大类，前者占性功能障碍的绝大多数，而后者比较少见。

也有资料表明，吸毒、赌博和对某些药物连续长期服用产生了药瘾的嗜药者，也会损害或影响性功能而引起阳痿，这是因为毒品和某些药品可直接损伤生殖器官，抑制性功能，减弱性能力。

勃起功能障碍常见证型有三种

（1）命门火衰。阳痿不举，面色苍白，头晕目眩，精神萎靡，腰膝酸软，畏寒肢冷，耳鸣，舌苔苍白，脉细弱。

（2）心脾两虚。精神萎靡，失眠健忘，胆怯多疑，心悸自汗，纳少面色少华，舌淡苔薄白，脉沉细。

（3）湿热下注。阴茎微软，勃而不坚，阴囊潮湿，下肢酸重，尿黄，解时不畅，余沥不尽，舌红苔黄腻，脉沉滑数。

勃起功能障碍者要注意以下四点

（1）不抽烟不酗酒。长期吸烟酗酒过度，体内摄入酒精和尼古丁等有害物质过多，会造成对精子、睾丸及生殖器官末梢血管等方面的影响。

（2）少用药。用药会对性功能产生影响，如降血压药、镇静药、抗精神病药、利尿药等都会对性功能产生抑制作用，引起性欲低下。

（3）坚持正常的性生活。这可以刺激产生雄、雌激素在体内保持平衡。由于流向性器官的血液增加，改善了局部血液循环，使性器官保持弹性，从而推迟了萎缩。

（4）解除不必要的心理负担。出现短暂的性功能障碍不应盲目担心，其实，在疲劳、紧张、焦虑、居住环境差等情况下是完全可能出现暂时的性功能障碍的。所以，对偶尔出现的性功能障碍，一定要有正确的认识。

运动处方 1 夫妻床上操

性生活中，常可见男性虽有阴茎勃起却举而不坚的现象，这时，若夫妻共同协助做"床上操"，对于增强勃起能力，常可收到意外之效。

（1）男方坐在床边，女方协助男方转动头颈 5 分钟，这样可使大脑放松，消除性生活时的紧张情绪。通过运动适度刺激大脑，使勃起神经功能活跃。

（2）男方坐在床边，由女方协助来回扭转上身，并且尽量将双肩向后牵引 10 次。来回转动上身，可使腰部肌肉放松，促进气血运行。男方俯卧床上，女方用指压法按摩头后两侧的颈窝部 3 分钟。头后两侧的颈窝部是手少阴、手少阳经络交汇的风池穴所在，按摩风池穴能通经活络、醒头明目，对缓解精神压力有帮助。

（3）男性骶尾部密集地分布着很多补肾壮阳的穴位，女方可用指压法按揉男方骶尾部 5 分钟，可以很好地刺激勃起反射系统。指压的同时，男方两脚向上抬起，还可以预防房事后腰膝酸软的现象。

（4）男方仰卧床上，两足心相对合拢，两腿屈膝外展，在女方的协助下，尽量将双膝靠近床面。如此反复 20 次。

常练习夫妻床上操，可有效地刺激勃起中枢神经兴奋。通过夫妻双方配合的体能活动，还可消除心理紧张情绪，对治疗心因性阳痿亦有效。

运动处方 2 补肾功

（1）端坐，两腿自然分开，与肩同宽，双手曲肘侧举，手指伸向上，与两耳平。然后，双手上举以两肋部感觉有所牵动为度，随复原。可连续做 3~5 次为 1 遍，每日可酌情做 3~5 遍。做动作前，全身宜放松，双手上举时吸气，复原时呼气，且力不宜过大、过猛。这种动作可活动筋骨，畅通经脉，同时使气归于丹田，这对老年气短、吸气困难者，有缓解作用。

（2）端坐，左臂屈肘放两腿上，右臂屈肘手掌向上，做抛物动作3~5遍。

做抛物动作时，手向上空抛，动作可略快。手上抛时吸气，复原时呼气。此动作之作用与第一动作相同。

（3）端坐，两腿自然下垂，先缓慢左右转动身体3~5次。然后，两腿前后摆动10余次，可根据个人体力酌情增减。做此动作时，全身放松，动作要自然、缓和。转动身体时，躯干要保持正直，不宜俯仰。此动作可活动腰膝，益肾强腰。中医认为"腰为肾之府"、"肾主骨"，长练此动作，腰、膝得以锻炼，于肾有益。

（4）端坐，松开腰带，宽衣，将双手搓热，置于腰间，上下搓摩，直至腰部感觉发热为止。此法可温肾壮腰，腰部有督脉之命门穴，以及足太阳膀胱经的肾俞、大肠俞等穴，搓后感觉全身发热，具有温肾壮腰、舒筋活血等作用。

（5）双腿并拢，两手交叉上举过头，然后弯腰，双手触地，继而下蹲，双手抱膝，默念"吹"字音，不发出声音，只闻有气吹出声即可。如此，可连续做10次。特别是冬天练习，可以固肾气。

长练上述功法，会有补肾、固精、益气、壮腰膝、通经络的作用，对阳痿、遗精、气虚、头晕等，均有调理及康复作用。

运动处方3 壮阳固精功

久练壮阳固精功法，能使肾气旺盛、精力充沛、步履轻灵、动作敏捷，可治疗肾虚畏寒、阳痿早泄、尿频腰酸，对失眠健忘、多梦等症也有一定作用。若配合内养功、站桩功同练，则效果更佳。

（1）搓涌泉穴　盘腿而坐，双手搓热后，手掌紧贴脚面，从趾跟处沿踝关节至三阴交穴一线，往返摩擦20~30次，然后两手分别搓涌泉穴81次。要意守涌泉，手势略有节奏感。

（2）摩肾俞　双手掌紧贴于肾腧穴，中指正对命门穴，同时从上至下，从外向里做环形按摩共36次，要意守命门穴。原有肾虚腰痛等病者，可适当增加按摩次数。

（3）抖阴囊　后背靠实，取半仰卧姿势，一手扶阴茎，另一手食、中、无名三指托住阴囊下部，上下抖动 100～200 次，换手再抖动 100～200 次。要意守丹田，逐渐加力，待有一定基础后，改为单掌上下拍打阴囊 100～200 次。

（4）疏任督　一手置于会阴穴，另一手小指侧放在曲骨穴，两手同时用力摩擦睾丸、阴茎 100 次左右，换手再摩擦 100 次左右。要意守丹田，逐渐加力。

（5）提阳根　一手掌面的劳宫穴贴于丹田穴，另一手握住阴茎，向上、下、左、右各提拉 100 次。要放松意念部位，切忌胡思乱想。

（6）壮神鞭　两手掌夹持阴茎（龟头外露），逐渐加力，来回搓动 100～200 次，不能憋气。如产生冲动时，一手持阴茎，另一手食、中二指压住会阴穴，收腹提肛（如强忍大便状），并澄清思虑，净化意念。待冲动完全消失后，向右侧卧休息片刻，或重做提阳根、壮神鞭功法，效果更佳。随着功力的加深，操作时冲动感会自行消失。以上功法练习百日后，方可行以下之法。

注意事项：①此功每日练 2～3 次为宜。②不可随意改变意守部位。③练功前后勿饮凉茶、冷水，练功时小腹不要袒露。④饭后勿练，过度疲劳勿练，情绪受挫时勿练，发热时勿练。⑤此法适用于中老年人练习，未婚或初婚青年不宜练习。

运动处方4　划圆功

此功法对内脏有广泛的按摩作用，能使机体免疫功增强，防治各种免疫性疾病，既可预防艾滋病，又能减肥健美。男性练习此功法可刺激睾丸素分泌。

（1）划第一个圆弧　并腿站立，两臂自然下垂，两掌心贴进股骨外侧，手中指尖紧贴风市穴。头顶正直，舌顶上腭，体重平均分配在两脚，摒除杂念，使身心达到虚静的松空。然后两眼平视，松肩垂肘，两臂左右展开，向前上划弧，至胸前两掌相合，两手心劳宫穴相贴，但勿用力，意念两掌心。两掌向左前上围绕头部划第一个圆弧。

（2）划第二个圆弧　视线要始终注视手掌运动方向，在两掌向左侧运动时，腰胯要向相反方向右侧拗动，两掌转到身体右侧时，腰胯尽量向左，运动当中手掌与腰胯的运动方向始终相反。头部第一个圆弧划完后，两掌回到胸前，屈膝蹲身，两掌继续向左绕膝划第二个圆弧。

（3）划第三个圆弧　划完膝部第二个圆弧后，腿也随着直起，两掌经小腹前绕胸部划第三个圆弧，划完两臂伸直停在小腹前。

（4）划第四个圆弧　左掌翻转向上，左肘曲向左后，两掌向左划第四个圆弧，高度在左胯上方，右前臂紧贴左肘。然后，两大拇指转向上，转腰，两掌回到中间。

（5）划第五个圆弧　右掌翻转向上，右肘曲向右后，两掌向右划第五个圆弧，高度在右胯上方，左前臂紧贴右肋。然后，两大拇指转向上，转腰，两掌回到身体前面，两臂向前伸直。

（6）划第六个圆弧　两掌向上至头顶沿面前下降，划第六个圆弧，合掌当胸，停于胸前。

收功时依次小手指分开，无名指分开，中指分开，食指分开，大拇指分开，松肩垂肘，两手自然落于身体两侧。此式反复做六遍。

运动处方5　养肾功

养肾功具有补肾、固肾、健肾的功效，坚持练习就能收到很好的效果。

（1）叩齿　每天早晚起床、睡觉前，上下牙齿互相叩击36次。叩齿之后，将满口的唾液分几口徐徐咽下。

（2）臂上举　端坐，两腿自然分开与肩同宽，双手屈肘侧举，手指伸直向上，与两耳平。然后，双手上举，以两肋部感觉有所牵动为度，随即复原。这一动作连续做3～5次为1遍，每日可做3～5遍。

做此动作，全身要放松，调匀呼吸。双手上举时吸气，复原时呼气，上举时用力不宜过大、过猛。这种动作可以活动筋骨，畅通静脉。同时，双手上举与吸气同时进行会增大吸气的力量，有助于进行腹式呼吸，使气归于丹田。这对老年气短、呼吸困难的人群有缓解作用，对于增强肾气十分有益。

（3）抛空　端坐，左臂自然屈肘，手掌放于腿上。右臂屈肘，手心向上做握拳状，右手做抛物动作 3～15 次。然后，右手置于腿上，左手做抛空动作，与右手动作相同。如此为 1 遍，每日可做 3～5 遍。

做此动作，要与呼吸配合，手上抛时吸气，复原时呼气，这个动作有助于增强肾气。

（4）摩腰　端坐，宽衣并将腰带松开，双手互搓，感觉发热后将双手置于腰间，上下搓腰部，直到腰部有发热感觉为止。

腰部有督脉的命门穴，以及足太阳膀胱经的肾俞、大肠俞、气海等穴位，搓摩腰部实际上是对上述经穴的一种刺激。这些穴位多数都与肾脏密切相关，待搓至发热时，则可行气活血、疏通经络，具有调节气血、温肾壮腰的作用。每次做 50～100 遍，每天早晚各做 1 次。

（5）晃腰　自然端坐于沙发、凳椅或床边，双手叉腰，呼吸自然，缓慢向左晃动腰身 36 次，再向右晃动 36 次，晃动时划大圈，头部亦随之而缓慢晃动，一般早晚各练 1 次。

此法对老年人尿频、尿滴沥不畅等症状有明显的效果。

（6）荡腿　端坐，两脚自然下垂，先缓缓地左右转动身体 3～5 次，然后两脚悬空，前后摆动 10 多次。可根据个人体力情况，酌情增减次数。

做这一动作时，全身放松，动作要自然、和缓。特别是摆动两腿时，身体不可僵硬，要自由摆动。转动身体时，躯干要保持正直，不宜前后俯仰。此动作可以活动腰、膝，具有益肾强腰的功效。

（7）按摩涌泉穴　涌泉穴位于足心凹陷处，为足少阴肾经之首穴。用右手中间三指按摩左足心，用左手三指按摩右足心，左右交替进行，各按摩 60～80 次至足心发热为止。

（8）"吹"字功　直立，双脚并立站稳，双手交叉上举过头，然后弯腰，双手触地，继而下蹲，双手抱膝，口中一直默念"吹"字音不发出声音，闻有气吹出声即可。如此可连续做 10 余次。

（9）踮脚尖　身体保持直立，双手自然下垂，放在腿的两侧，指尖贴在裤缝上（风市穴），两脚并拢直立，目视前方。两脚跟提起，头上顶，收腹提肛，两肩微沉，动作略停一下，然后两脚后跟下落。

下落时，中间先缓冲一下，脚跟提在半空，停顿片刻后，再让脚跟下落触地。这个动作一起一落为 1 次，每做 7 次为 1 遍，每天可做 3 ~ 5 遍。

运动处方 6　道家回春功

道家回春功，有延缓老化、恢复青春和保持年轻活力的功能。

预备姿势　全身直立，双脚并拢，双臂前伸，两臂间夹角呈直角，从体侧上升，手心向上，吸气，提脚跟。双臂至头顶部合掌向下经过腹部，手心向下，分至体侧，双脚分开，距离与肩同宽，两臂置于体侧，双手自然下垂，全身肌肉放松，目光平视，排除杂念，思想入静。

第一节，腹式深呼吸　先吸气，后吐气。吸气时脚跟提起，小腹鼓起，腹部展开，尽量多吸新鲜空气。

第二节，抖动　深呼吸后，约停半分钟，全身放松，保持正直，双臂仍垂于体侧，两膝稍曲，使整个身体做上下弹性抖动。两手手指略弯，伸直可有胀感。抖动的同时叩齿，照此抖动 1 分钟。

第三节，转肩　抖动后休息 1 分钟。两脚分开站立与肩同宽，身体重心前移放在前脚掌，双膝微曲，全身放松，嘴自然微微张开，两臂下垂，头颈正直，转动肩头划圈。转肩时，两肩头交替转动。肩头的转动方向：先左肩提起，由前向上、向后、向下划圆圈；与此同时，右肩向后、向下、向前、向上划圆圈。左右两肩交替协调运转，共 16 次。

练习要领　一是在抖动时，全身肌肉、关节、牙关和体内器官、肾囊皆须有震动感，方为正确。二是练功者在转肩过程中，不必自主呼吸，要靠上体的挤压带动呼吸，做转肩动作时，以自感柔和为宜，不可用力过猛。

运动处方 7　负重深蹲

有研究表明，负重深蹲不仅能让勃起障碍的症状得到改善，还能提高性欲。

动作要领　双手抓握哑铃，身体保持平稳，腰要挺直，两眼平视前方，双脚同肩宽。屈膝慢慢蹲下至大腿平行地面或稍低于膝，一定要保持膝关节与脚尖方向一致，不要内收和外展。停留片刻后大腿收缩用力，蹬腿伸膝至还原。动作节奏：下蹲 2~3 秒，静止 5~10 秒，蹲起 2 秒。

需要提醒的是，做动作时一定要注意抬头。为了防止膝关节损伤，下蹲时膝盖不要超过脚尖，如果姿势不正确，易引起颈部、膝盖不适，甚至腰背酸痛。刚开始锻炼时要量力而行，哑铃的重量以下蹲时膝关节没有明显不适为宜，一定不要超过自己的负重能力。

这个方法看似简单，长期坚持能够起到意想不到的效果。中医认为"腰为肾之府"，通过强腰达到补肾的效果，疏通机体经络气血，改善勃起硬度。通过对盆底肌、下半身肌肉的锻炼，增强肌肉的收缩能力，能有效提高勃起的硬度，改善射精力度，获得满意的性爱。

运动处方 8　俯卧撑

随着年龄的增长，中老年人的神经和肌肉会退化，体能降低，从而影响性能力。常做俯卧撑，能起到改善血管弹性，增加四肢血液流动的作用，这对帮助勃起、缓解勃起功能障碍有较好作用。同时，俯卧撑运动对发展平衡和支撑能力起着重要作用，可以改善中枢神经系统，有益于骨的坚实、关节的灵活、韧带的牢固、肌肉的粗壮及弹性，同时可以调节人的心理，使人精力充沛，起到强壮体魄、陶冶情操、锻炼意志的作用。

动作要领　双手支撑身体，双臂垂直于地面，两腿向身体后方伸展，依靠双手和两个脚的脚尖保持平衡，保持头、脖子、后背、臀部以及双腿在一条直线上，两个肘部向身体两侧弯曲，身体降低到基本靠近地板。收紧腹部，身体保持在一条直线上，持续 1 秒钟，然后恢复原状。动作要点是全身挺直，腰部和臀部收紧，平起平落。

俯卧撑呼吸方法　一般情况下可以分两种呼吸方式，一种是每次俯卧时吐气（可以用鼻和口），撑时吸气（只能用鼻）；另一种是做两次或三次俯卧撑，然后完成一次吸气和吐气。呼吸的方式可以灵活掌握，以自己感觉不到呼吸困难为准。

变着花样做俯卧撑　俯卧撑对腹、背、胸部的肌肉都有良好的锻炼作用，还能做出很多花样，收到良好的健身效果。①两手距离变化：双手略宽（或略窄）于肩膀，肘部打开与地面平行。只要不是双手和肩膀相等，俯卧撑的难度就会相应提高。略宽于肩膀距离的方法，更偏重于锻炼胸大肌外侧和上臂后部肌肉的力量；略窄于肩膀距离的方法，则偏重于锻炼上臂和胸大肌内侧。②手法、脚法变化：手法可分为全掌撑、拳撑和指撑三种形式。全掌撑，就是用全手掌撑地；拳撑，就是用握拳的形式撑地；指撑，就是用手指第一关节撑地的方法。指撑所需要的力量大，难度也最高，全掌撑相对最容易完成。脚法可以分为两脚并拢和开立两种形式，两脚开立相对较容易完成。③身体倾斜的姿势变化：高姿俯卧撑，在做练习时，练习者的身体是脚低手高，手脚不在同一个水平面上，这种姿势适合初学者、力量不大的人；中姿俯卧撑，练习者的手和脚都在同一个水平面上，适合一般锻炼人群；低姿俯卧撑，在练习时，练习者的身体是脚高手低，脚可以放在矮凳、床上，手部撑地，手脚不在同一平面，这个姿势会将全身的重量压在上肢上，对健身者的身体素质要求很高。④锻炼频率变化：可以快慢结合，练习中先快做几次，再慢做几次。也可以定时计数，在单位时间内计算练习的次数。还可以单纯计数，练习者不间断地做俯卧撑，直到力竭。频率的变化能更好地刺激肌肉生长，交叉运用它们，锻炼中就不易感到疲劳了。

这里需要提醒的是，中老年人在做俯卧撑练习时，宜采用脚低手高的"高姿俯卧撑"。所谓的"高姿俯卧撑"，就是在做练习时，练习者的身体是脚低手高，手脚不能在同一个水平面上。练习者可以借助墙壁、床等物品来练习，避免造成血压急剧升高的危险。

运动处方9　吞津

咽津可以调补五脏，使五脏六腑保持平衡状态，不至于亢者很亢，虚者很虚。《仙术秘库》讲道："津液者吾身之精气，聚而成液，辅助五脏之机能，滋润六腑之作用者也。人无津液则五脏停其机能，六腑失其作用，气绝精尽而至于死，犹如水无源则流涸，灯无油则火灭也。"看完这段话似乎让人难以置信，但可以试一试，随时随地都可以做，尤其有口臭的人，见效很快。至于吞津之法，《逍遥子导引诀》中说："以舌搅牙龈之上下（一般36下为佳），每做3次乃止。""津液满口，分三口咽下。"什么意思呢？就是用舌在口中搅动，左转36下，以使口中充满津液，然后以此漱口，分3次吞咽。

清代名医程国彭在《医学心语》中很是推荐此法，用此法来治疗阴虚火旺之人，功能等同于今之六味地黄丸，像更年期综合征、腰膝酸软、遗精遗尿、阳痿早泄等患者不妨一试。

运动处方 10　伸懒腰

对于男人而言，伸懒腰可以养性。

伸懒腰时，人会习惯性打哈欠，人头向后仰，两臂上举。如此一来，流入头部的血也多了，大脑能得到充足的营养。身腰后仰时，胸腔扩张，心、肺、胃等器官功能明显改善，废物便能及时排除。伸懒腰时的扩胸动作还能助人多吸进一些氧气，加速新陈代谢，提高大脑和其他器官的骨质效率，减轻疲劳。

伸一个懒腰、打哈欠往往给男性带来好处。打呵欠时，一种叫做氧化氮的物质会进入大脑，它能抑制呼吸，给阴茎输送必要的能量。因此，伸懒腰是方便、价廉的阴茎保养法之一。尤其是清晨起床时，男性身体处在半睡眠状态，此时伸个懒腰，同时张大嘴巴打个哈欠，既可以让腰部得到锻炼，又能让氧化氮物质顺利到达阴茎，让性能力得到提升。

运动处方 11　按摩足心

按摩足心可以提高男性性能力。

中国有句古话："人之衰始于足。"摩足就是按摩足心，是我国流传已久的自我按摩法。搓摩足心，可以促进血液循环，祛病延年。它还有滋阴降火、强腰健肾、益精补髓的功效。对于男性来说，是便捷、作用显著的性保健方法。

摩足前，最好先用热水泡泡脚，端坐在椅子或与小腿等高的床边，自然放松。先把右小腿搁在对侧腿上，手扶住右脚脚踝，另一只手的手掌搓右脚脚心 120 下。搓完后，换左脚脚心，继续按摩。摩足要以两脚心都自觉微微发热为宜，每天坚持，很快就能见效。

运动处方 12　钩拉小手指

以下介绍的是两个养肾的小招数。

睡前手心贴腰眼　每晚临睡前将两手心紧靠腰部，仰卧于床上，5～10 分钟后，热感会慢慢传遍全身。这是因为人的两手劳宫穴紧贴腰部时，掌心的热量可以温煦肾部，将肾部虚寒之气逼出。不论是晚上还是白天，只要你躺在床上，坚持两手紧贴两肾半小时，便可收到补肾的作用。

钩拉小手指　常练小指头提水桶、水壶可以强肾，或者用左右手的小手指，像打钩钩那样牵拉，但要稍用力，也有较好的补肾作用。

第二部分　男性性欲减退

男性步入中老年后，或早或晚都会出现性欲减退的问题。中老年男性性欲减退，大多由衰老所引起，但有些损伤和疾病也能引起。中老年男性性欲减退就是对夫妻生活缺乏兴趣，严重的会厌烦性生活，常会影响夫妻关系。其原因主要有以下几种：

（1）先天性因素。如原发性曲精管发育不全症、激素异常综合征等。

（2）手术损伤。前列腺切除和膀胱括约肌切开术，可发生勃起困难。

（3）内分泌功能紊乱。如下丘脑疾病、脑垂体疾病、性腺疾病（如无睾症、阳痿等）、甲状腺机能减退症，约 80% 的男性患者有性欲减退，有 50% 发生阳痿，男性糖尿病患者 50%～70% 有阳痿。

（4）神经系统疾病。如抑郁症、精神分裂症、癔病、脑损伤、脊髓损伤、多发性硬化症、直肠手术患者，性功能也可能出现障碍。

（5）各种急、慢性疾病。如心肌梗塞，约 70% 的男性性交次数明显减少，有22.2%的出现阳痿。男性尿毒症的患者可出现睾丸萎缩和精子生成障碍，有80%阴茎不能勃起，或不能维持性交。慢性阻塞性肺部疾病患者中，约82%的男性性欲减退伴有勃起功能障碍。

对于中老年性欲减退现象，切不可着急、忧虑，随着原发病的好转，性欲减退的症状也会随之改善。对于因衰老引起的性欲减退，可采用以下运动方法进行治疗。

运动处方1　性爱保健操

（1）双掌推腹　仰卧，双手重叠，先沿上腹中线向下推至下腹部，重复做20次。再分别从两侧的肋骨下缘向下推至大腿根部，各重复做20次。然后顺时针方向按摩脐周围，并逐渐扩大到整个腹部，按摩2～3分钟，再逆时针方向用同样方法按摩腹部2～3分钟。此法要领缓慢用力。

（2）鱼际环推　仰卧，用右手大鱼际自耻骨联合处（小腹阴毛处）沿阴囊左侧，推至阴囊部，再从阴囊右侧回推至耻骨联合处，此方法环推20～30次。要领是用力要均匀，推摩时要注意拨动阴囊、睾丸和阴茎，至阴茎有兴奋感而勃起为佳。

（3）掌指拨推　仰卧，用一侧手掌从耻骨联合处缓缓下推至会阴部，再用此手的食指、中指、无名指和小指的指腹自会阴部回推至耻骨联合处，如此反复拨推2～3分钟。要领是缓慢，推按时有意拨动阴囊、睾丸和阴茎，以阴茎兴奋感增加为宜。

（4）按摩大腿根部　仰卧，双手掌连续搓摩两大腿根部2分钟。要领是用力要适中，且不可搓伤皮肤，以局部发红为度。

（5）搓拿阴茎　仰卧，双手掌相对，搓摩阴茎1～2分钟，然后用双手的拇指、食指从阴茎的根部至龟头再反复拿捏2分钟。要领是用力且柔和，精力集中，搓拿至阴茎挺立为宜。

（6）重搓强肾穴　站立，用双手掌根反复搓揉两侧肾俞穴（第二腰椎棘突下旁开1.5寸处）1分钟，再重复搓两侧八髎穴（骶柱两侧）2分钟。要领是用力要稍大一些，以局部皮肤发红、有温热感为最佳。

运动处方 2 提肾功

提肾，就是提生殖器官，常练提肾功可促进睾酮的分泌。

动作要领 端坐凳上，两脚踏地，两脚宽同肩，两手放在大腿上，掌心向上、向下均可。坐时注意不要坐满凳，可坐在凳前边。熟练后，可不拘形式，随时随地可以练。思想集中于会阴部，随着呼吸，会阴部肌肉一提一放、一紧一松，使暗劲向上向里提缩，如忍大便状。然后，用顺呼吸法，即呼气时腹部凹进，同时略用力将会阴部上提，即一紧；吸气时随着腹部凸出而下放，即一松。这样随着呼吸一紧一松，反复进行。熟练后，可不管呼吸，随时提放、紧松，甚至和别人谈话时也可进行。每次只宜提缩 10 余次，最多不超过 20 次。再练时，须隔半小时左右，否则会引起厌烦、紧张。晚上不宜练，以免影响睡眠。

运动处方 3 "吹"字补肾功

动作一：微屈膝下蹲，两手松开，内旋外翻，手心向外缓缓展开。

动作二：起身，两手外旋内翻缓缓收回，轻抚腹部。

动作三：两掌绕腰腹 1 周。

动作四：微屈膝下蹲，两手向下沿腰骶、双腿外侧下滑后顺势前摆。两手从腰部开始下滑，配合口吐"吹"字诀（先呼后吸，呼气时读"吹"字）。

动作五：起身，两手掌心向内，缓缓收回，轻抚腹部。如此反复 6 次。

动作六：最后一次做完，两手前摆收回至腹前后，微屈膝下蹲，两掌缓缓展开。

动作七：起身，两掌外旋内翻缓缓收回，两手虎口交叉相握，轻抚肚脐。

"吹字功"具有强身补肾的功效，对腰膝酸软、盗汗遗精、阳痿、子宫虚寒等疾病有一定的防治作用。

运动处方 4　壮阳强身法

壮阳强身法是延年益寿的要法，每天早晚在自身的几个部位上进行按摩，可以起到壮阳助性的作用。

第一种方法：

（1）每天早上醒来起床之前和晚上入睡之前，首先平卧床上，两腿自然伸直，两脚分开与肩同宽。

（2）左手握住阴囊，轻轻按摩两睾丸和阴茎根，以稍有痛感而又能忍受为度。

（3）右手拇指按压肚脐眼，用中指的指腹沿着肚脐眼到阴茎根往返按摩 7 分钟，按摩的速度开始几天可以慢一点，以后要逐渐增加到每分钟 100 次左右，一返一复为 1 次。两手同起同止，这是壮阳强身的要法。

第二种方法：

练完第一种手法之后，继续平卧床上，两手五指并拢，以肚脐眼为圆心，先用右手按顺时针方向按摩 108 圈，再用左手按逆时针方向按摩 108 圈，最后把左手掌停在肚脐下三横指处的丹田区片刻，并臆想气归丹田为收功，此法是健脾益胃的要法。以上两种方法既是统一的，又是独立的。第一种是启动真阳，壮阳强身，第二种是增强和巩固第一法的功效。练一次大约需要 10 分钟，此法可使饭量增加，夜尿减少，失眠者睡眠有所改善，慢性肠胃病、阳痿、妇科病得到缓解，精力充沛，性欲得到相对提高。

练功应注意下列事项：第一种方法右手中指用的力要适当，勿擦伤皮肤。练到 20 天左右，可能午夜阴茎勃起，此时要戒性交。平阳的方法是当阴茎勃起时，排除杂念，闭目内视会阴穴，并放松会阴穴解除性欲。

运动处方 5　踮脚走

踮脚走路，就是足跟提起完全用足尖走路，行走百步，可以锻炼屈肌。从经络角度看，还有利于通畅足三阴经，对泌尿生殖系统有强健作用。

踮脚走是一种方便简单的运动，方法是双足并拢着地，用力踮脚跟，然后放松，重复20~30下，可起到明显的健身效果。

自古以来，人们对双脚与全身的疾病关系就非常重视，并做过深刻的研究和探讨。《素问·日厥论》中说："阳气起于五趾之表，阴气起于五趾之里。"人的双足与周身阴阳、气血、经络有着密切的关系。解剖学告诉我们，在人全身的206块骨头中，一只脚就占了26块，脚有33个关节，20条肌肉和100多条韧带，脚承受着全身重量。据统计，人双脚的穴位占人体穴位总数的三分之一。中医经络学认为，脚心有肾经涌泉穴，足掌心内侧有足太阳脾经的太白、公孙等穴，足掌心外侧有足太阳膀胱的京骨、束骨、通谷等穴。踮脚运动可按摩这些穴位和脚部关节，促使气血周流，可使人补肾强腰、通利膀胱、舒肝利胆、和胃健脾，并能增强人体免疫功能。

人体下肢血液回流，可以靠踮脚跟时双侧小腿后部肌肉的收缩挤压来改善。据测定，双侧小腿肌肉每次收缩时挤压出的血量，大致相当于心脏的脉搏排出量。

踮脚运动不仅可以改善下肢血液回流，避免下肢麻木的感觉，还可借以活动四肢和头脑，清除长时间用脑高度集中突然站立而发生眼前发黑、头脑发晕的毛病，有利于自身健康的保护。

踮脚运动加上收肛，就是踮起足尖，同时上提肛门，可以预防痔疮的发生。

运动处方6　走"猫步"

"猫步"被认为是有增强性功能作用的"健美步"。

"猫步"的特点是双脚脚掌呈"1"字形走在一条线上。走猫步的时候，除了能增强体质、缓解心理压力外，由于姿势上形成了一定幅度的扭胯，这对人体会阴部还能起到一定程度的挤压和按摩作用。人体会阴部有个会阴穴，中医认为会阴穴属任脉，是任、督、冲三脉的交汇之点。按压此穴不仅有利于泌尿系统的保健，还有利于整个机体的祛病强身。男性每天抽出一定时间走走猫步，能补肾填精，增强性功能。扭胯不但可以使阴部肌肉保持张力，而且能改善盆腔的血液循环，对于男性来说，能预防和减轻前列腺炎的症状，而女性则可以减轻盆腔的充血，缓解腹部下垂和疼痛感。

此外，每天做做收腹提肛，也是提高性功能的好方法之一，对耻骨尾肌的锻炼非常有效，同时还可以减轻盆腔的充血。

运动处方7　踮脚小便

男人小便时多踮踮脚，益肾强精，对于改善性功能效果明显。

从经络角度看，踮脚尖有利于通畅足三阴经。这组经络分布在大腿内侧，上侧为足太阴脾经，中间为足厥阴肝经。肝肾脾都主升，三个脏腑都有激发中气的作用，从而达到补肾固本、强精的效果。

小便时踮起脚尖，双侧小腿后部肌肉收缩，挤压出的血液量可促进下肢血液回流，增强盆底肌肉的强度，从而改善阴茎勃起时的海绵体血液充盈，并减少血液回流，提高阴茎硬度和维持勃起的时间。如果男人们能在一天内做上五六次这样的踮脚尖运动，连续一个月或半年左右的时间，便能达到很好的强精又健身的作用。若患有慢性前列腺炎及前列腺肥大，小便时踮脚亦有尿畅之感。

古人认为，便中闭目禁言，可守神入舍，气不能散。男人小便时要咬住后槽牙，咬住牙齿收敛住自己的肾气，让它不外泄。这样不仅有利于浊气、糟粕的通畅排泄，还有固肾、防肾亏的作用。

运动处方8　穴位按摩

（1）商阳穴　位于食指尖端桡侧指甲旁。传统医学认为，刺激该穴具有明显的强精壮阳之效，可延缓性衰老。可在乘坐公共汽车或电车时，用食指钩住车内的扶手或吊环。或在闲暇时两手食指相钩反复牵拉，或利用伞柄等按摩食指。

（2）关元穴　中医认为，关元穴具有培元固本、补益下焦之功，凡元气亏损均可使用，临床上多见于泌尿、生殖系统疾病。现代研究证实，按揉和震颤关元穴，主要是通过调节内分泌，从而达到治疗生殖系统疾病的目的。

关元穴位于腹下部，前正中线上脐下 3 寸耻骨联合上 2 寸处，常用的方法是按揉或震颤法。震颤法是双手交叉重叠置于关元穴上，稍加压力，然后交叉之手快速地、小幅度地上下推动。注意不可以过度用力，按揉时只要局部有酸胀感即可。

（3）三阴交穴　顾名思义，是肝经、脾经、肾经三条阴经交会之处。三阴交穴本身属于脾经，位于胫骨内侧、脚内踝上约 10 厘米处，该穴是治疗女子性功能障碍最常见的穴位之一。因此，经常用手指按摩此穴可增强女子性功能。

（4）涌泉穴　涌泉穴位于足掌心，属于足少阴肾经。每晚临睡前用热水洗脚，以及用手指按压该穴，或放一条小圆木棍，赤脚踏上方滚动等，都可以刺激该穴，有助于增强性功能。

（5）筑宾穴　筑宾穴位于三阴交穴后上方约 2 寸、小腿肚内侧，属足少阴肾经，按摩此穴可提高性欲。

第三部分　女性性欲淡漠

女性步入中老年后或早或晚地都会出现性欲减退的问题。中老年女性性欲淡漠就是对夫妻生活缺乏兴趣，严重的会厌烦性生活，所以常常引起夫妻关系不睦。

女性一般在 45～52 岁间进入更年期，更年期之后，女性卵巢萎缩并硬化，排卵和月经停止，雌激素分泌骤减，同时乳房萎缩，外生殖器变小，宫颈萎缩。女性绝经后阴道日渐萎缩，分泌物明显减少，阴道出现干涩，从而导致"性趣"降低。中老年女性性欲减退大多由衰老所引起，但有些损伤和疾病也能引起。

（1）先天性因素。如先天性卵巢发育不全综合征、激素异常综合征等。

（2）手术损伤。如子宫切除后患者（有 37% 在手术后性反应明显减退），乳房切除术后的患者，因性欲降低，性生活次数明显减少。

（3）内分泌功能紊乱。如下丘脑疾病、脑垂体疾病、性腺疾病（如闭经等），女性甲状腺机能减退症患者，约 80% 患者难以引起性冲动，女性糖尿病患者有 35.2% 缺乏性高潮。

（4）神经系统疾病。如抑郁症、精神分裂症、癔病、脑损伤、脊髓损伤、多发性硬化症、直肠手术患者，性功能也可能出现障碍。

（5）各种急、慢性疾病。如心肌梗塞，有 80% 的女性尿毒症患者可出现性欲减退、乳房萎缩、萎缩性阴道炎等症状。女性慢性阻塞性肺部疾病患者，约 82% 的患者性欲减退。

（6）其他原因。有些中老年女性绝经后开始回避性生活，片面认为一个女人没有了例假，便彻底步入了老年，就应回避性生活。有的中老年妇女长期缺乏性生活，往往会发生"废用性萎缩"。也有的中老年妇女因长期操持家务，劳累、疲乏造成内分泌功能失调、性激素分泌减少，也容易造成性欲淡漠。

采用以下运动方法治疗，能使女性性冷淡症状得以改善，对床上之事有益。

运动处方 1　女子养肾导引法

平常之人，肾气往往不足，又由于肾经络之旺盈时辰并不在白日人体活动剧烈时候出现，因此要点燃真阳之火，从太阳膀胱经络以阳引阴，激发肾气。

（1）选择一个矮凳，如幼儿园小朋友坐的小椅子。

（2）两腿叉开坐，脚踏地面，两手松握拳，两拳眼相对，两小臂自然相平行，两肘在两肋外。

（3）吸气，淡淡留意足底和两肾。吸气满，两臂保持不动，身体向左侧转 60 度，屏息，意识在左肾。回转恢复正面状态，呼气。

（4）吸气，淡淡留意足底和两肾。吸气满，两臂保持不动，身体向右侧转 60 度，屏息，意识在右肾。回转恢复正面状态，呼气。

这样一左一右练习为一次，共 7 次。练习时松腰，身体重心在腰肾部位。稍加练习两肾即发热，发胀，健肾效果显著。

运动处方 2　练乳

练乳操就是按摩乳房，不但能让乳房丰盈有弹性，而且能刺激性激素分泌，保持身体活力及年轻态。古代养生书籍中都提到"男养珠，女练乳"，"男练珠"就是经常按摩睾丸，跟"养梨操"是一回事。女人要练乳，就是经常按摩乳房。

（1）左右拍打　用左手拍打右乳，再用右手拍打左乳，各50次。

（2）捻乳头　用左手拇指、食指轻捏右乳头，捻转50次，再换右手。

（3）左右揉搓　双手搓热后，用左手掌轻揉右乳房，左转50次，右转50次，再换右手。

（4）上下摩擦　左手掌上下摩擦右乳房50次，再换右手。

（5）提乳　左手拇指和食指捏住乳头，抖动50次，再换右手。

运动处方3　脚跟步

中医认为，人的衰老与肾气的衰弱有一定的关联，学会用脚后跟走路，可以刺激"肾穴"，有助于提高性功能。

（1）前进和倒走法　身体直立，头要端正，下巴内收，双目平视。上体稍微前倾，臀部微翘，两脚成平夹角90度外展，两脚脚尖翘起，直膝，依次左右脚向前迈进，或依次左右脚向后倒走，两臂自然随之摆动，呼吸要自然。

（2）前进后退法　进三退二，动作要求及要点同前。向前走三步，后退两步，也可左右走，或前后左右走。在室内、室外均可进行。

（3）下楼梯锻炼法　身体自然直立，头要端正，下巴内收。上体稍前倾，臀部微翘，两脚成平夹角90度外展。两脚脚尖翘起，直膝，精神集中，目视楼梯台阶，依次左右脚上下迈步，这种练习力度较大，主要适合于中青年人。老年人身体好，手脚灵便者也可进行"下楼梯锻炼"，但必须注意安全，有家属在旁陪练则更好。

（4）散步锻炼法　平时走路用脚后跟走，散步时有意识地用脚尖着地，两者交替进行。这样既能调节情趣，又能提高锻炼效果。

运动处方4　扭秧歌

秧歌舞俗称"扭"，最大的特点还在于一个"扭"字，但和现代迪斯科又有所不同。秧歌中的扭，以腰为轴，肩、臀配合，随着节奏强烈的器乐，走、摆、扭三种动作有机结合，动作连贯、流畅、自然，享有"中华艺术长跑"的美誉。

扭秧歌的运动量，可达最大心率的 60%～90%，最大摄氧量的 40%～60%，是一种典型的有氧运动。有人研究了锻炼秧歌 3 个月的中年妇女后发现，手、脚动作的准确率提高了 12.5%，错误率减少了 61.5%。扭秧歌增强了骨骼的弹性，骨密度增加了 13.6%，骨骼硬度指数增加了 32.7%，血液胆固醇降低，肺活量也增加了 9.37%。此外，还发现这些中老年妇女雌二醇提高了 14.61%，黄体酮提高了 10.39%。长期的秧歌锻炼，延缓了中老年妇女雌性激素分泌能力的衰减，明显减少了更年期症状。

秧歌是在开春时节插秧、薅秧等生产劳动过程中产生出来的，秧歌的舞步也是在插秧步法的基础上进行提炼、加工创造出来的。秧歌少则几人，多则数十人或者上百人，常以扇子、手绢、彩绸等为手中的道具，装扮成各种类型的人物。

扭秧歌也是一种体能锻炼，它节奏稳健，动作平和，很适合中老年人运动。扭秧歌有助于健康，好处有三：①"娱乐"。扭秧歌突出的就是一个"扭"字，锣鼓一敲，音乐一响，扭起来可以使人心情舒畅，精神放松，还可以唤起童年时代的感觉。②"交流"。21 世纪我国已经开始进入老龄化社会，中老年人从各自的工作岗位离退下来，主要是为子女带孩子，做家务，年复一年，日复一日，而子女大都在外忙于自己的事情，没有多余时间陪伴老人。每当夜幕降临，大家聚到一起，相互唠唠家常，说说自己的心里话，这样也可缓解中老年人的烦躁情绪和孤独的感觉。③"运动"。作为一种运动的形式，它可以改善中老年人的身体机能。舞动扇子、手绢，连走带扭可以帮助活动手、腕、肘、肩、胯、膝、踝、脚及腰部等诸多关节。常扭秧歌可改善中老年人的身体机能，疏通筋骨，促进身体的血液循环，增强身体的抵抗力，减少和预防中老年人疾病的复发。

运动处方 5　健身跑

健身跑步被视为"最完美的运动"，已经风靡全球。

跑步对于改善女性的性欲淡漠有独到的效果。跑步时体内可释放一种令人振奋的内啡肽，这种物质可以使人产生愉悦感，激起性欲望。跑步还能使盆骨肌、阴道区域的全部进入收缩，有助于骨盆血流分布的改善和充血量加大，使血流加快，从而使阴道、卵巢得到滋养。血流量越大，性生活时的感觉越敏感，骨盆肌血管分布的增加也会使性生活时阴道产生较多的黏液，从而起到润滑作用，并提高性爱时的快感。不仅如此，跑步能使女性腰腹部及下肢的肌肉群都能得到有效的锻炼，从而变得体形优美，更加性感、自信。

（1）慢速放松跑　快慢程度可从本人的体质情况来定。老年人跑的速度不宜太快，一般以比走步快一点为宜。跑步时呼吸要有节奏，做到深、长、细、缓，呼吸与脚步配合，可二三步一呼，二三步一吸。要用腹式深呼吸，吸气时鼓腹，呼气时要吐尽。步伐要轻快，肌肉要放松，双臂要自然摆动。运动时间每天半小时左右，跑步时心率每分钟不要超过120次，以皮肤出汗而不气喘为宜。

（2）变速跑　就是慢跑与中速跑交替进行。中速跑要求上体向前倾斜，双臂摆动幅度更大，双腿的跨幅更大，频率更快些，总之运动强度比慢跑更大，可根据本人的条件来确定和调整慢跑、中速跑的距离。

（3）定时跑　可分两种，一种是不限速度和距离，只规定时间，一种是有规定的时间和距离。这种跑法有利于提高老年人的耐力和体力，随着耐力和体力的提高，还可以调整时间和距离。

（4）原地跑　这种锻炼方法不受场地、气候的限制，可加大动作的难度，如通过小步跑、高抬腿跑、踢腿跑等办法增加运动量和运动强度。

中老年女性以慢跑为佳，每天慢跑20～30分钟即可，也可以在跑步机上进行锻炼。

第四部分　阴道松弛

阴道松弛多为阴道肌肉弹性减弱，紧张度降低所致。常见原因有多个方面，如女性流产或分娩之后，阴道经过扩张肌肉弹性减弱，导致阴道松弛，尤其是阴道生产的多产妇，胎头压迫可导致盆骨底和阴道肌肉变得松弛萎缩。产伤也可造成骨盆底肌肉松弛和阴道扩张，或韧带裂伤，而加重上述异感。

盆底肌缺乏锻炼也会引起阴道松弛。在女性盆骨底和阴道的肌肉中，有一束肌肉叫做"耻骨尾骨肌"，它犹如一张绷紧的吊床，支撑着骨盆内的全部脏器和阴道的肌肉。如果该肌缺乏经常的锻炼，而处于松弛或异常紧张的状态，将会引起阴道敏感性下降，性快感减弱，甚至导致小便失禁。也有的老年妇女会出现"阴吹"现象，常常给人带来尴尬和烦恼。"阴吹"多因阴道松弛，空气进入阴道，在身体活动或用力时，空气会随之排出而造成声响，传统医学称之为"阴吹"。

对于阴道松弛的预防和治疗，运动疗法往往优于药物治疗。

运动处方1　缩阴功

持之以恒地练习缩阴功，使整个骨盆底肌肉群变得坚实而富有弹性，有利于生殖器官的血液供应，改善阴道松弛现象，增强性感受能力。

（1）做收缩腹部、臀部和盆底肌肉的动作，即做收缩会阴部动作。在锻炼开始时，连续收缩10～15次，然后放松5秒钟，以后连续收缩30～40次，每天锻炼3次，疗程3个月。

（2）通过收缩阴道锻炼，增加耻骨尾骨肌的收缩能力。在做收缩阴道动作时仿佛是在阻断尿流，要将收缩动作专注于阴道、尿道上，而不在肛门。

这种锻炼方法分为两种：一是缓慢收缩，收缩10秒钟，放松10秒钟，反复10次；二是快速收缩，以尽可能快的速度使收缩与松弛交替进行，连续2分钟。开始锻炼时间稍短些，以后逐渐增加至2分钟。

注意：上述技巧一旦掌握后，在日常生活中行、走、坐、卧，甚至驾车或做其他运动时，均可配合进行。练习时可对效果进行自我测试，指标为能够控制排尿使尿流中断，说明已有收效。

运动处方2　憋尿功

用排尿训练来防治阴道松弛是一种不错的运动疗法。

如尿急时不要立即冲进卫生间，应先憋一会儿，等排尿感觉减弱。无论是否需要最好每小时排尿一次，逐渐增加排尿的时间间隔，直至能够憋尿3~4小时。

当出现排尿冲动时先放松，将注意力转向其他身体感觉，如深呼吸，缓慢做5~10次，这种训练可以干扰大脑传递的尿急错误信息。然后快速而有力地挤压盆骨底肌肉，每次5~10次，尿急冲动常常会减弱。

在排尿时也可以做停止排尿—开始排尿—再停止排尿—再开始排尿的练习，收缩括约肌3秒钟，然后放松3秒钟。以此来训练和控制括约肌，还可以在此基础上做盆底肌肉训练，就是收缩—放松肛门，每次3秒钟，重复10次，此为一组。不妨以坐位、站位和卧位3种不同的体位，分别各做1组，每天至少练习2次。

运动处方 3 健肾法

（1）**按摩腰眼** 腰眼穴位于背部第三椎棘突左右各距离3~4寸的凹陷处，是肾脏的位置。两手对搓发热后，紧按腰眼处，稍停片刻，然后用力向下搓到尾闾部位（长强穴），每日早晚各做100次。经常按摩腰眼，可以温煦肾阳，畅达气血。

（2）**晃腰健肾** 自然端坐，双手叉腰，呼吸自然，慢慢向左晃动腰身36次，再向右晃动36次，头部也随之而慢慢晃动，一般早晚各练1次。此法对老年人尿频、尿滴沥不畅等症状，有明显的改善作用。

运动处方 4 强健括约肌法

以下锻炼方法，可以改善中老年女性阴道松弛的状况，提高阴道的收缩能力。

（1）**括约肌收缩法** 采取坐位，有意识地收缩尿道、阴道、直肠括约肌，然后放松。如此反复50~100次，每日2~3遍。

（2）**中断排尿法** 小便时进行排尿中断锻炼，排尿一半时忍住让尿中断，稍后继续排尿，如此反复。经过一段时间的锻炼后，阴道周围肌肉张力提高，阴道收缩。

（3）床上训练法 仰卧，以头部和两脚跟作为支点，抬高臀部同时收缩会阴部肌肉，然后放下臀部，放松会阴部肌肉。如此反复20次，每日早晚各做一次。

（4）卧式锻炼法 臀部放在床沿后仰卧，双腿挺直伸出悬空，双手把住床沿以防下滑，双腿合拢，慢慢向上举起，双膝伸直向上身靠拢。当双腿举至身躯的上方时，双手扶住双腿，使之靠近腹部。双膝保持伸直，然后慢慢放下，双腿恢复原来姿势。如此反复5次，时间在10~15分钟，每天1次。

（5）收肛提气法 每天早晚在空气清新的地方，深吸气后闭气，同时如忍大、小便状收肛门，如此反复100次以上。当习惯以后，平时生活中都可以进行，不在于次数的多少。经过一定的时间训练，盆腔肌肉的张力就会大大地改善，阴道周围的肌肉也就变得丰实，有力。

运动处方5 仰卧起坐

阴道松弛是女性的常见疾病，很多女性都深受其苦。有研究证明，简单的仰卧起坐就能有效预防和治疗阴道松弛。

仰卧起坐是通过3个方面改善身体素质的。首先，仰卧起坐能锻炼腹部肌肉，使腹部肌肉收紧，更好地保护腹腔内的器官。其次，仰卧起坐还可以拉伸背部肌肉、韧带和脊椎，并可以通过拉伸脊椎调节中枢神经系统，从而改善身体的抗病能力。再次，做仰卧起坐还可以锻炼腹股沟，腹股沟有许多毛细血管和穴位，从而治疗和缓解阴道松弛。做仰卧起坐可以通过锻炼刺激腹股沟的血管，加快血液流动的速度。

规范的仰卧起坐，上体前屈时应呼气，仰卧时应吸气。在向后仰卧的过程中开始吸气，肩背部触地的瞬间屏住收腹，上体逐渐抬起。当上体抬起至腹部有酸胀感时，快速呼气，向前引体低头，完成整个动作。

用锻炼腹肌的方法治疗妇科疾病，是个可行的好方法。腰腹肌力量的加强对女人可以说是百利而无一害。从运动本身来讲，30岁以下，仰卧起坐的最佳成绩为45~50个/分钟，40岁应做到35个/分钟左右，50岁以上的中老年人应努力达到25~30个/分钟。

运动处方6 训练三方

（1）提肛肌训练 用力收缩肛门5~10秒钟后放松，每次连续进行10分钟左右，每日3~6次，最好每天清晨起床前进行1次。子宫脱垂伴张力性尿失禁患者，每次排尿中，根据个人情况有意识地停止排尿数次，并使之成为习惯。

（2）腹直肌、盆底肌训练 平卧在床上，两手放在身体两侧不用力，利用腹直肌等肌肉的收缩力使身体坐起，然后再仰倒，一卧一起，每次20下，每天坚持2次为佳。

（3）胸膝卧位训练 先在床上做下跪姿势，然后将胸部尽量往床面贴近，大腿与床面保持垂直，每次跪15分钟，每天2次。

第五部分 前列腺增生症

前列腺增生症是指前列腺结缔组织及平滑肌组织，逐渐增生而形成多发性球状结节的前列腺肥大疾病。前列腺增生症又叫前列腺肥大，是男性中老年人的常见病、多发病之一。病因主要是随着人体衰老，老年人体内出现内分泌紊乱，引起前列腺不规律的加速增长。在正常情况下，成年男子前列腺一般重量为20~30克，80岁老人的前列腺也只有40克左右。但是，前列腺增生症如果不及时治疗，前列腺的体积和重量会成倍增加。如50岁的前列腺增生症患者，到70岁时前列腺可增加到60克重。

前列腺增生的发病率随着年岁的增长而增加。有人统计，30~40岁男性的前列腺增生发病率只有8%，40岁以后发病率逐渐加速。在50~60岁男性中，发病率已达50%，到61~70岁时增加到75%以上，70~80岁者达到80%。而80岁以上的老年男性中，90%患有前列腺增生症。

前列腺增生的原因主要有四种

（1）性激素平衡失调。性激素平衡失调是引起前列腺肥大的主要原因，它可以直接导致前列腺体的内层部分增生。

（2）性生活过度。性生活时前列腺组织处于充血状态，若性生活过度，就会使前列腺长期处于充血状态，从而导致前列腺增生。

（3）久坐。有些男性一天到晚坐着不动，特别是年纪较大者，每天坐 8 小时是常事，容易造成男性阴部（包括前列腺）充血、肿胀、发炎，继而导致前列腺增生。因此，应引起中老年男士们的高度重视，要避免久坐。

（4）喜吃辛辣。有些人特别爱吃辛辣、肥甘、醇酒等刺激性食物，这些食物可以引起前列腺瘀血，久而久之，使前列腺纤维组织增生。

前列腺增生的症状主要表现在"尿"上

前列腺增生初期往往没有症状，只有通过定期体检（如直肠指检）才能发现。此时，通过治疗，可控制前列腺增生的速度。前列腺增生到一定程度后，就会发生排尿困难、尿频、尿急等症状，影响正常的生活和工作，许多病人这时才去医院求治。由于病变部位主要在膀胱出口处尿道周围的腺体内，故容易造成下尿道不畅或阻塞，其症状表现是尿频、尿急，继而排尿迟缓、断续、尿流变细，最后可发展至点滴不出，而使大量尿液积聚在膀胱内难以排出，这时不仅会使患者感到非常痛苦，而且还容易引起肾积水导致肾功能衰竭、尿毒症，从而严重威胁病人的生命。因此，中老年人对前列腺肥大必须引起足够的重视。

前列腺增生症患者应当心尿中毒

前列腺增生症要早发现早治疗，可是很多老年患者对该病重视不够，治疗上一拖再拖，几乎都是出现了非常严重的症状或并发症后，才不得不寻求规范化治疗，错失最佳治疗时机。在前列腺增生早期，尿道发生轻度梗阻，由于膀胱有代偿功能，病人能够按时排空小便，但排尿时间已比正常人延长。发展到中期，尿道梗阻加重，尿道阻力增加，并超过膀胱的排尿能力，病人便出现尿频、尿急等症状，膀胱内的尿液不能完全排空，因而出现残余尿。这时如果过度疲劳，受寒或饮酒过多就会使尿道黏膜水肿，加重梗阻，常可发生急性尿潴留。若能及时导尿、用药，一般仍能排尿。到了晚期，尿道梗阻严重，膀胱代谢功能不全，膀胱内残余尿不断增加，超过200毫升时，在病人的小腹部可摸到包块，排尿不成线，呈点滴状。由于膀胱内压增高，向上传递到肾脏，使两侧肾脏内压增高，引起双肾积水，损伤肾功能，从而导致慢性肾中毒，也给生命造成威胁。但是，很多人认为前列腺增生症是正常衰老的表现，所以普遍存在就诊意识低、就诊时间晚等问题，因此亟须提高就诊率，避免引发其他更严重的疾病。

不能把前列腺增生症与前列腺炎混为一谈

二者是有明显区别的，它们是两个截然不同的疾病。

（1）发病机理不同。前列腺增生症多是老年生理机能退化所致，前列腺炎多为细菌或支原体感染引起。

（2）主要症状不同。前列腺增生症主要表现为"小便不利"，尿道症状并不明显；而前列腺炎典型症状是会阴、腰骶部酸痛不适，并会出现各种各样的排尿受阻、尿道刺激等症状。

（3）发病的年龄段不同。前列腺炎多见于青壮年，而前列腺增生症大都是中老年人。

（4）治疗方法不同。前列腺增生症使用抗菌素不会收到任何效果，而前列腺炎使用抗菌素会收到较好效果。

前列腺增生症患者应学会自我养护

（1）不能憋尿。如果感到尿急就应当及时小便，将尿排干净，以免造成膀胱过度充盈，引起尿道肌肉的收缩，使膀胱逼尿肌张力减弱，加重排尿困难，诱发急性尿潴留。

（2）会排余尿。前列腺扼守在膀胱颈出口处，并紧紧包裹着后尿道，增大的前列腺直接挤压出口及后尿道，进而梗阻尿路，造成余尿。由于蓄积的余尿与新陈代谢的尿液汇聚于膀胱内，当尿液达到一定量时，就得排尿，致使排尿次数增多，特别是夜间更为突出，从而影响睡眠。前列腺患者最好掌握一些排除余尿的小妙招，可以减少排尿次数。即每次排尿约二三分钟后，手握拳轻轻拍击肚脐下部数十下后，尿意横生，余尿随即排出。如尚未排净，可反复1次即排净，此法可减少老年男性夜间排尿次数。

（3）戒酒或节酒。酒精可刺激前列腺部位尿道的交感神经，抑制膀胱收缩，影响排尿，诱发尿潴留。大量饮酒有引起急性尿闭的危险。

（4）勿久坐。以免引起盆腔瘀血，加重排尿困难。

（5）饮食宜清淡。忌食辣椒，少吃生姜、生葱、生蒜、胡椒等，不宜过量食用牛羊肉、海鲜、咖啡、可乐、浓茶等，可以适当多吃些苹果、番茄。多喝水，就像是给前列腺洗澡，能有效缓解前列腺炎症状。

（6）性生活不可过度。更不可用壮阳药助性。据称，年龄超过60岁，月平均性生活2次以上者，前列腺肥大即可加重。

以下运动疗法，不仅可以防治前列腺增生，还可防治前列腺炎。

运动处方1　前列腺按摩操

前列腺增生是中老年人的多发病，70%的男性难逃此病，但只要坚持每天睡前和起床前各练习1次按摩操，症状就会缓解或治愈。

（1）站在床边，双腿略弯曲，精神集中。先是左手中指与无名指向上顶住会阴穴（肛门与前阴连线的中点），右手中指与无名指从耻骨联合下沿阴茎根部按50~100下。

（2）左手将阴茎和睾丸全把抓住往上提，右手中指与无名指从会阴穴向上沿两睾丸中间纹（输尿管），用力上掭到阴茎中部50~100下。

（3）左手将阴茎提起紧贴肚皮，用右手掌揉搓阴茎50~100次。

（4）双手立掌来回揉搓腹股沟50~100次，着意用掌内侧搓腹部。

（5）立身背手搓两肾区（腰部两侧，在第十二肋骨与脊柱夹角处）50~100次，可起到降压健肾的作用。每项动作都应由轻到重，多搓更好。

每次仅需5、6分钟，常年坚持必有好处。

运动处方 2　保健操

（1）取站立位，连续做下蹲动作，每分钟做 20 次，然后静坐提肛 20 次，可有效加强尿道括约肌和骨盆底肌肉的锻炼。早晚各做 1 次，每次练习 10 ~ 20 分钟。

（2）腿坐，上身挺直，双手提住双脚并在一起，同时收缩骨盆底肌，整个身体左右摇摆 30 ~ 50 次。

（3）平躺在床上，在肩上、头部下端枕一枕头，双腿分开。练习时可用双手向内拉紧尿道与肛门之间的肌肉，并做收腹提臀动作，每次动作要稍用力，持续收紧动作 5 ~ 8 秒钟后放松，连续做 8 ~ 12 次，每天早晚各 1 次。

（4）取仰卧位，屈膝收腿成 90 度，同时两手水平伸直放在体侧，做抬臀挺胸向上动作，并保持静止 5 ~ 10 秒钟后，放下还原。反复练习 5 ~ 15 次。

（5）取仰卧位，直腿并拢，收腹举腿呈 30 度后，两腿做分开、并拢、交叉动作，反复做 20 ~ 40 次。再连续做俯卧收腹举腿，并抬起腰背部，足尽量后伸，反复做 10 次。

可选择上述 1 ~ 2 种练习，待适应后依次增加练习次数、组数。

运动处方 3　撮提谷道

撮提谷道就是提肛运动。

提肛运动是我国一种传统、古老的保健和治疗方法，它对提高抗病力、免疫力是很有帮助的。因为提肛运动是由肛门括约肌、盆底肌群共同协作完成的动作，它通过意识控制随意肌的收缩与舒张，并提高肛门括约肌的弹性，加强肛门的约束力。同时，通过提肛运动，还可以改善肛门及肛门周围组织的血液循环，减少静脉的淤血和曲张，并提高直肠平滑肌的收缩力，提高直肠、肛门及其周围组织的抗病能力。

经常做提肛运动，通过肛门和直肠的收缩运动，可以直接按摩紧挨着直肠壁的前列腺，一方面可以促进前列腺的血液循环，使前列腺组织的血液活跃起来，有利于前列腺、膀胱和尿道的功能康复，还可疏通前列腺管，排除前列腺液中的毒素和细菌；另一方面，慢性前列腺患者大多有情绪波动，这种运动还能转移患者的注意力，缓解心理压力。缩肛运动方法简单、方便，不受制约，每次 3～5 分钟，频率不宜太快，最好是慢收慢缩。

（1）夹腿提肛　仰卧，双腿交叉，臀部及大腿用力夹紧，肛门用力上提，持续 5 秒钟左右，可逐渐延长提肛的时间，重复 10～20 次。

（2）踮脚提肛　站立，双手叉腰，双脚交叉，踮起脚跟，同时肛门上提，持续 5 秒钟，还原，重复 10～20 次。

（3）屈腿提肛　仰卧，屈膝，双足跟尽量靠近臀部，双臂平放体侧，以脚掌和肩部支撑，盆骨抬起，同时收缩肛门，持续 5 秒钟左右还原，重复 10～20 次。

（4）坐立提肛　坐姿，双足交叉，然后双手叉腰并起立，同时肛门收缩上提，持续 5 秒钟，再放松坐下，重复 10～20 次。

（5）咬牙提肛　如果提肛训练再辅以咬牙屈指锻炼，会收到更好的健身效果。方法是：咬牙，一咬一松，咬牙时听不到声音，上下牙齿保持接触不离缝。屈指，将两手十指稍分开，微屈，指掌关节基本不动，其余指关节同时一屈一伸，保持十指既不过屈相握，也不过直，着重活动中、末指关节。提肛，肛门和会阴部收缩上提，一提一松。锻炼时要用力、咬牙、屈指、提肛"四同步"，放松时牙齿、肛门和伸指也同步，站、坐、卧均可，走路也可练。每天可练三、五回，每回 100 次，可酌情增减回数和次数。要求坚持天天练下去，一定会收到理想的健身效果。

（6）提腰提肛法　仰卧，双手放在体侧稍微离开，掌心向上，一边吸气一边腰向上提起，同时提肛。屏住呼吸几秒钟后，一边呼气一边放松肛门，复原，重复 10 次。

（7）抬头提肛法　仰卧，双手叠放在腹部上面，头部及上半身向上抬起，同时提肛。屏住呼吸几秒钟后，上半身复原，重复 10 次。

（8）扶椅提肛法　双手扶住椅子靠背，双脚分开与肩同宽，一边吸气一边提肛，然后一边呼气一边放松肛门，复原，重复 10 次。

撮提谷道疗法对防治中老年人尿失禁也有明显效果。

运动处方4 "一摩一扭"法

前列腺增生症患者，可利用小区的"立式腰背按摩器"和"扭腹器"，帮助缓解症状。

"立式腰背按摩器"按摩步骤 两腿分开，腰背紧贴圆滚，并以腰背为动力，推（碾）动胶辊旋转进行按摩。按摩过程中应侧重腰、肾部，让背向前稍倾，膝部也随着向左再向右的交替搓动按摩而有节奏地屈动。每朝左按摩1下，再朝右按摩1下为1个回合，每天1次，约10~15分钟。按摩时全身放松，富有节奏感。

"扭腹器"操作说明 手扶弯把，脚、膝、腰、腹同时扭动，推动托盘向左再向右交替扭动，每向左再向右扭动1次为1回合。每天1次，200~300个回合，约10~15分钟，扭动的幅度应大些且有力度，速度快慢皆可，全身放松，臂膀、肩胛、腰、腹、膝、踝等应灵活自然。此扭腹器，对增强踝、膝、腹、腰及上肢等柔韧性、灵活性大有好处，对活跃和强健前列腺及肾、膀胱等相关部位也很有益处。

一般坚持做半年左右，就会小便顺畅，尿线变粗，尿次减少，前列腺的功能趋于正常。

运动处方5 下蹲

下蹲时，身体两个最大的关节——膝关节和髋关节折叠到最大限度，各关节几乎不承受身体重量，躯干部肌肉却得到活动。下蹲运动有明显的防病健身作用，它能改善下肢的血液循环及神经功能，有效地促进静脉的血液回流和减轻静脉压，促进下肢血脉相通，能改善心、脑血管的功能，在稳定血压、调整内分泌紊乱、促进人体新陈代谢等方面起到一定的积极作用。也能增强腰、髋、膝和踝关节的活动范围，滑利关节、增强关节的灵活性，从而延缓关节的退变。下蹲时由于大腿与腹部肌肉的碰撞、臀部肌肉的收缩与舒张，以及腰部的屈、伸运动，所以对痔疮、前列腺炎、肾结石、便秘、腰肌劳损等疾病，都有很好的预防和治疗作用。

下蹲运动的方法有以下几种：

（1）借物蹲　练习者将自己的背部、腰骶部依靠在墙上，或是手扶栏杆，借以分散身体重量，使下蹲训练变得容易进行，从而蹲得深，蹲得久。练习时间可以从开始的 1 分钟，逐渐延长到 5 分钟。

（2）太极蹲　太极蹲是双脚尖并拢，双脚跟紧靠一起，然后双膝弯曲，弯曲到大腿腿腹与小腿腿腹紧贴在一起，经络穴位重叠，互相挤压，可起到推拿、按摩的效果。练习的时间为 1~3 分钟。

（3）八卦蹲　八卦蹲是从太极蹲演化而来的动作，即将太极蹲的下肢并拢变化成下肢分开，两脚分开与肩同宽，两脚平行，双膝弯曲小于 90 度，臀部不要左右扭曲，距地不超过 10 厘米，八卦蹲比太极蹲容易做到。练习时间为 1~5 分钟。

（4）踮蹲　练习者两只脚的前脚掌着地，脚后跟抬起离开地面，双膝弯曲，躯干下沉，大腿紧紧压在小腿上。练习踮蹲有一定的难度，初次练习时不要勉强，时间控制在 30 秒到 1 分钟为宜。

（5）跟蹲　跟蹲与踮蹲正好相反，即脚跟落地，同时足弓部分也着地；前脚掌悬空，即脚底的后 2/3 部分接触地面。由于练习时前脚掌悬空，身体重心会向后偏移，掌握不好的话容易向后倒，因此练习时要注意安全，时间控制在 30 秒到 1 分钟为宜。

（6）弓箭蹲　练习者左脚着地，右脚呈踮蹲状态，下蹲时将身体重量落在右脚上，每练习 30 秒调换一次左右脚，以改变两脚的受力情况。

（7）卧蹲　卧蹲分为仰卧式和侧卧式两种，是供练习者在睡觉前练习的姿势。练习仰卧式时，双膝弯曲，尽量贴近胸口，双手环抱小腿，能坚持多久就坚持多久，对于次数和时间，并没有一定之规。练习侧卧时最好由夫妻两人同时进行，背靠背躺下，各自双膝弯曲，尽量贴近胸口，双手位置依自己的舒适度调整，无时间和次数限制。从中医理论来讲，卧蹲可使人体经络相互挤压，从而形成自体经络按压的状态，有利于气血流畅，可减少冠心病和脑中风的发病率。老年人腿部关节不灵活，采用这种方式较好。

（8）背靠背双人蹲　此种练习为组合蹲一种，比较适合夫妻一起练习，练习者双脚尖并拢，双脚跟紧靠，然后缓缓蹲下，两人背靠背在一起保持平衡。双手向前平推，练习时间可以从开始的 3 分钟，逐渐延长到 10 分钟。

（9）车厢式双人蹲　练习者一个背靠墙蹲下，双手平缓推出，搭于前者肩上，前者蹲下时，腰背挺直，抵住靠墙者膝盖，双手也平缓推出。锻炼时间可从 3 分钟开始，根据自己的身体情况逐渐延长，次数不限。该姿势在一定程度上锻炼了腰背部肌肉，对腰肌劳损、椎间盘脱出等疾病均有很好的防治效果。

下蹲程度因人而异，身体较好的可以全蹲，蹲下后停一二秒钟再起立。老年人可以半蹲，甚至在开始时只略做屈膝状，逐渐加大下蹲程度，体弱者还可以双手扶着桌沿椅背。缺少体育锻炼、身体易前俯后仰者，可以背靠着墙壁下蹲，逐渐做到自己完全下蹲。一般每天锻炼 2 ~ 3 回，每回下蹲 36 次。锻炼一段时间，你一定会觉得有效果。

运动处方6　捏臀

（1）同侧捏臀　将身体重心移至右腿，左脚尖触地，左腿放松，用左手由左臀部下方至上方逐一用力提捏 36 下；再将身体重心移至左腿，右脚尖触地，右腿放松，用同样方法提捏右臀部 36 下，以有酸胀感为宜。

（2）交叉捏臀　将身体重心移至右腿，左脚尖触地，左腿放松。用右手四指指腹扶着左侧臀部下方，用手腕及手指颤动之力带动臀部肌肉做上下快速颤动 81 次。然后，用同样方法换右侧臀部，做快速颤动 81 次，使会阴部有明显的颤动感。

以上手法可活血化瘀，有利于气血运行，缓解前列腺充血，减轻前列腺增生症的症状。

运动处方7　弓背击臀

动作要领　仰卧于硬板床上，两手自然重叠置到脐上，或者置到体侧，双下肢微曲，用足后跟抵住床板，用力将臀部尽量抬高，以足后跟及后头部作为支撑点，使身体向上（前）弯曲成弓形。稍停片刻，然后放松，让臀部自然下落，叩击床板，发出"砰"的响声，这算是1次，可以连续做20次左右，时间是起床前或午睡时。

此法有行气活血、助肾壮阳之功，益智、美容、强身之效，可以防治泌尿系统、生殖系统等方面疾病，亦可调节会阴神经，防治便秘、痔疮、肛裂。特别是老年人由于肾气衰，易导致气滞血瘀、经络阻滞，形成前列腺肥大、阳痿、便秘、痔疮、肛裂、腰椎骨质增生、下肢无力等病痛，弓背击臀法可以帮助防治。

运动处方8　咬牙踮脚解小便

一般情况下，人们每日都要解小便五六次，前列腺增生症的患者可利用解小便的机会进行治疗，往往可以收到一定治疗效果。晚上睡觉前和早上起床后小便量较多，尤其不要错过这一时机。

动作要领　小便时，将两脚分开成内八字，抬脚跟，脚尖着地，尽量把脚后跟踮高，咬紧牙关，并将身体重量分别放在两足大趾上，如站立不稳可扶墙。小便过程中，有意中断排尿3次，即在小便畅快的时候，有意停止3~5秒后再继续排尿。如此停了再排，排了再停，连续3次。

咬牙踮脚能防治前列腺增生，改善尿频、尿急等症状，对防治阳痿、早泄亦有好处。

运动处方9　小指挂瓶

动作要领　先准备两个可乐或雪碧空瓶，灌满水。每个瓶颈处拴上一根短绳，再各打一个可供小指通过的空绳结。两脚分站，与肩同宽，下蹲后，左右手的小指各套上一个瓶子，绳子正好套在小指的第二节。两手分别将瓶子从地上提到与肩同高处，然后再放下，到接近地面时，双手再上提瓶子。双手向前，略微弯曲，瓶子上提时，身体站起，瓶子往下时，双膝下蹲成90度，如此连续做150次。初练时动作可稍慢，熟练后，可适当加快，一般做150次为5分钟左右，早晚

各练1次为宜。

小指与膀胱、心脏、子宫、睾丸、肾脏等器官关系密切，特别与泌尿、生殖系统的功能有关。因此，小指挂瓶有利于预防和治疗排尿障碍，有此疾患者不妨一试。

感觉器官老年病的运动疗法

第一节 了解感觉器的生理功能

感受器是使机体接受内、外环境各种刺激的结构。感受器接受刺激后，把刺激转化为神经冲动，该冲动经感受神经传入中枢神经系统，到达大脑皮层，产生相应的感觉。因此，感受器是人类认识世界的物质基础。

感受器结构的形式多种多样，一般都比较简单，如有的是游离的神经末梢，或是在感觉神经末梢周围包绕一些由结缔组织构成的被囊，但有的感受器则具有许多复杂的附属结构。后一类感受器称为感觉器，如感觉光刺激的视器、感觉声刺激的前庭蜗器。

人体内和体表分布着许多不同的感受器，以及主要由感受器组成的一些特殊的感觉器官。感受器和感觉器官的共同功能是，感受内外环境的各种刺激，将它转化成电信号，沿传入神经以神经冲动的形式传到中枢的相应部位，最后经大脑皮层分析处理引起不同的感觉。人体的感觉器官主要有视觉器官、听觉器官、前庭器官、嗅觉器官、味觉器官等。一般根据它们分布部位的不同，分为外感受器和内感受器。

以下重点介绍视觉、听觉器官，其他感官器官不再赘述。

视觉器官的生理功能

眼是视觉器官，视网膜的视锥细胞和视杆细胞是视觉感受器。视觉是通过视觉系统活动而产生的一种特殊感觉，视觉系统包括视觉器官、视神经和视觉中枢三部分，它可使人们获得外界各种物体、文字、图像等的形象与色彩的主观映象。据估计，在人脑获得的全部信号中，至少有80%以上是来自视觉系统。所以说，视觉具有极重要的意义，眼是人体最重要的感觉器官。人眼看近物时的调节能力，主要取决于晶状体变凸的最大限度，也就是决定于晶状体弹性的大小，一般常用近点来表示。所谓近点，是指人眼能看清物体的最近距离。近点愈近，表示晶状体的弹性越好，也就是眼的调节能力愈强。晶状体的弹性与年龄有密切关系。年龄越大，晶状体弹性越愈差，而眼的调节能力愈弱。8岁的儿童近点平均为8.6cm，进行调节时，所增加的折光能力为11.6D，20岁时近点平均为10.4cm。一般人在40岁以后调节能力显著减退，表现为近点变远，60岁时近点可延至83.3cm，这种人看远物正常，而看近物不清楚，称为远视，即平常所说的老花眼。

听觉器官的生理功能

听觉是以物体振动发出的声音为适宜刺激，被内耳所感受，经听神经传入，最后在大脑皮层听觉中枢所产生的一种特殊感觉。所以，耳是听觉的外周的感觉器官，听觉对于许多动物适应环境有着重要作用。在人类，语言还是人们互通信息、交流思想的重要工具。因此，听觉对于人们认识自然界和参与社会活动有着重要意义。

声音是靠外耳和中耳传导的，外耳由耳廓和外耳道组成。耳廓的形状有利于收集音波，还可帮助判断声音发声的方向。外耳道是声波传导的通路。中耳主要包括鼓膜、鼓室、听小骨等结构，它们在传音过程中起着重要作用。

听力可用来表达人们听觉的灵敏度。在听觉生理中，通常以分贝作为声音强度的相对单位。一般讲话的声音，其强度在30~70分贝之间，大声喊叫时可达100分贝。临床医学上，有时用分贝数来表示听觉灵敏度的丧失情况。

第二节　认识感觉器官老年病

人到老年，机体各器官功能都会衰退，感觉器官方面的老年病主要表现在视觉和听觉功能上，即所谓"眼花耳聋"。

随着年龄的增长，听力逐年减退

有调查显示，1/3 的中年人都有不同程度的听力损失。随着年龄的增长，人的鼓膜会逐渐变厚，耳道萎缩变窄。50 岁后听力会逐年下降，70 岁的人群中 70% 的人听力损失，如在嘈杂背景中听不清别人说话，常常感觉别人的话模糊不清；电视开的音量太大，常被人们提醒；有的耳聋耳鸣，难以听到周围的声音；有的对音调的辨别能力，尤其是高频声音的辨别能力下降，这种状况在 60 岁以后变得尤为明显，大约有 30% 的人会对高频的尖细声产生听力困难，听不到女性的高分贝音调；到了 80 岁左右，50%～70% 的老人高频听力损失达到 50～70 分贝。

人到老年，要保持乐观向上，不急不躁的情绪，否则，也会影响听觉系统。当人情绪激动或着急时，人的肾上腺素分泌增加，可使内耳小动脉血管发生痉挛，小血管内血流缓慢，造成内耳供氧不足，导致突发性耳聋。同时，应避免接触噪声，长时间接触噪声会导致噪声性耳聋，强烈的噪声对听力损害会更大。因此，应远离噪声，听收音机时间不宜过长，音量不宜过大，听久了就休息一会儿，避免听觉疲劳。此外，还要养成科学的饮食习惯，调整饮食结构，多食含锌、铁、钙丰富的食物，可减少微量元素的缺乏，从而有助于扩张微血管，改善内耳血液供应，防止听力减退。老年人还应慎用或禁用对听神经有损害的药物，防止药物性耳聋的发生，要严格掌握药物使用的适应症。氨基糖甙类抗生素是引发耳蜗损害最多的一种耳毒性药物，因此，避免滥用这类抗生素是降低药物性耳聋的一项重要措施。

眼球出现机能退化，多种眼病开始显现

人类从 45 岁左右开始，眼球出现机能退化，可能导致多种年龄性的眼病，对老年人危害较大，有的疾病还会导致失明。

（1）视力减退。人的视力从 30 岁以后开始下降，45 岁后看不清小字体，需明亮的灯光辅助阅读；50～70 岁多出现视力模糊、朦胧，

看不清近处的物体，或是对于细小的东西看不见或不能分辨清楚，这就是人们常说的老花眼，这一现象在老年人群中几乎不可避免。老花眼的主要原因是眼睛水晶体柔软度和弹性变差，灵活性下降，眼球晶体随年龄增长不断变厚。男子50岁以后会逐渐出现视力明显衰退，眼睛聚焦不准，无法将物体影像准确聚焦到视网膜上。

（2）视神经病变。调查显示，1/3的中年人都面临着视网膜疾病的威胁，75岁以上的老年人中，40%的人均有黄斑变性，看直线感觉其上下波动。黄斑变性是导致老年人失明的重要因素。

（3）爱流泪。60岁以上的老人更容易发生迎风流泪的问题，年龄增大使得泪管变窄，导致爱流泪。

（4）白内障。老年性白内障是常见的慢性眼病，中医称之为圆翳内障，多因年老体衰，肝肾两亏，精血不足或脾虚失运，精气不能上荣于目所致。白内障的主要症状是逐渐进行性视力下降，病人自觉眼前出现黑点或单眼复视，飞蚊症视物呈片状，视物不清，视力低下，严重的甚至失明。

中医则认为，老花眼是由肾亏、精血不足而引起。传统中医理论认为，眼与全身脏腑和经脉都有关联，目为肝窍，肝气通于目，视力减退意味着肝气亏虚和早衰的来临，脾为人体气血生化之源，将精微物质运送于目则能视。所以，中老年人出现视力减退现象，是由人体脏腑器官自然老化造成的，也是平时不科学的用眼习惯和各种眼病所引起。因此，应积极采取延缓视力下降的措施，进行自我保护。

第三节　感官器官老年病的运动疗法

第一部分　老花眼

老花眼医学上又称老视，多见于40岁以上，由于晶状体硬化，弹性减弱，睫状肌收缩能力降低而致调节能力减退，近点远移，发生近距离视物困难的症状。这是人体生理上的一种正常现象，也是身体开始衰老的征象。

老花眼是人体衰老的信号之一，大多数人在 45～50 岁眼睛会开始老花。近年来，患老花眼的平均年龄正越来越年轻，有些人刚到 40 岁就出现了近距离视物困难的现象。出现这种情况的原因有两个方面：一是这些人年轻时就患有远视；二是过度用眼，休息睡眠不足，精神压力大。年轻老花眼群体以白领和知识分子为主，由于社会竞争日益激烈，他们的精神长期处于紧张状态，平时又多与电脑打交道，长时间盯着电脑屏幕，加上睡眠不足，眼睛得不到足够的休息，致使眼睛劳累过度，提早患上老花眼。

当心用眼过度虚耗气血。不少中老年人也有"电脑瘾"，长时间盯着电脑，使眼睛布满血丝，视力模糊且干涩难受。有不少中老年人喜欢长时间玩扑克、下象棋，也有的中老年人连续十多个小时"战斗"在麻将桌上，对眼睛造成很大伤害。过度用眼使眼睛周围毛细血管血流变差，供给眼睛营养相对变少，同时晶状体周围负责调校对焦的肌肉过度疲劳、僵硬，眼睛便会出现肿胀、充血、干涩、流泪及视力模糊等症状，还可能出现肩膀酸痛、头疼，甚至引发注意力减退及全身疲劳等不适。从中医角度来看，长时间用眼过度，劳伤影响心神、虚耗气血，或本身体内肝血肾精不足，会使眼睛无法获得充分的滋养，易造成眼睛疲劳而加重花眼。

临床治疗针对体质征候的不同，主要可采用养心健脾、调理肝肾或补益气血等方式。中医治疗可用天王补心丸、归脾汤、杞菊地黄丸、八珍汤、清肝明目汤等方加减，但须视个别体质不同给药。人们平常也可用菊花、枸杞、决明子等煎煮茶水饮用，对眼睛可发挥保健调养的作用。

平时多做闭目、眨眼、仰望俯视、远眺、近观等眼部运动，可有效舒缓眼球肌肉紧张，改善老花眼症状。

运动处方1　护眼操

历代医家都存在着一个共识，那就是"目宜常运"。眼球只有多运动，才能保持它周围的血液循环，减少眼部疾病。

（1）转眼球　挺胸站立，双目平视前方。两眼球一起顺时针转 3 圈，停下默数 5 个数，然后再一起逆时针转 3 圈，停下来再默数 5 个数。每日早晚各 1 次，每次做 15 个来回，关键在于长期坚持。

（2）猛睁眼　每日晨起，双眼球从右到左，再从左到右各转 5 次，然后突然睁眼，极目远眺。眼球依次转向左、右、左上、右下、左下、右上，反复 5 次。然后，用干净的两手中指由鼻梁两侧内角鼻凹处开始，从上到下环形按摩眼眶，然后眨眼 20 下。

（3）鸣天鼓　两手五指并拢，两手掌心分别贴近双耳，五指朝后紧贴后脑枕部，五指指尖从中指第二节上滑下，叩击枕骨，发出"咚咚咚"的声响，耳朵里听起来好像敲鼓一样，如此反复 50 次。这种方法不仅能保养眼睛，而且能够提高人的记忆力，预防神经衰弱和老年痴呆。需要注意的是，敲击时不要用力过猛，以自己感觉舒适为宜。

（4）挠梳头　双手五指分开，由上而下挠头皮 30 次。需要注意的是，不要用指甲狠挠，而应该用指腹触碰头皮，这样不会划伤，还有按摩作用。当手指到达脑后风池穴（颈后枕骨下面两条大筋外侧的凹陷处），用指腹轻轻按压 5～10 次。

然后，仍然是双手五指分开，由下向上推梳头 5 次，最终到达头顶部的百会穴（两耳尖沿头部连线与前后中线的交集点）时，用指肚轻轻按压 5～10 次。挠梳头可以起到明目提神的作用，并且对预防高血压发作也有疗效。

（5）按双腿　在床上坐稳后用拇指按压左腿的足三里穴（外膝眼下四横指、胫骨边缘）10 下，或者将手握拳，用靠近小指的侧边敲打亦可。同样做法用于右腿足三里，拍打 10 下，随后，用右手拇指按压左脚太冲穴（足背侧，第一跖骨间隙的后方凹陷处）10 下，同样做法用于右脚。

需要注意的是，按压经络固然可以养护眼睛，但切忌贪多贪快，每次按摩最多不超过 20 分钟，时间过长容易损耗气血，反倒对身体不利。

运动处方2 眼部按摩操

眼部按摩操，每天做1~2遍，对于缓解老花眼、消除眼疲劳有较好的作用。

（1）**按摩睛明穴** 轻闭双眼，用双手无名指轻按睛明穴（位于鼻根部紧挨两眼内眼角处），中指扶眉，食指扶眼眶，先用指压法轻柔按摩外眼角和太阳穴。

（2）**按摩眼球** 用双手食指，从两侧内眼角开始，沿上眼睑，以轻柔手法按摩至外眼角，操作时微闭双眼。

（3）**推眼皮** 用双手拇指和食指螺纹面相对，置于下眼皮正中，然后将拇指和食指沿下眼角分推到两眼角处，再以同样手法按摩上眼皮。

（4）**转眼球** 按顺时针和逆时针方向各旋转眼球20次。

（5）**按摩眼眶** 用双手食指，沿上下眼眶从外到内推到两眼角处，再以同样手法从内推到外。

运动处方3 眼保健操

（1）**慢动作** 眼望天棚，睁大眼睛，头不动，然后顺时针慢而有力地转动眼睛30次，接着逆时针转动眼睛，做同样动作30次，约14分钟。

（2）**快动作** 闭上眼睛，先顺时针转眼，后逆时针转眼，也是各做30次，约4分钟。

（3）**使劲闭眼** 猛睁眼，连续做30次，约2分钟。

以上动作每天早晚各练习1次。

运动处方4 武当明目功

（1）**眼周按摩** 以两手的食、中、无名三指指肚按住眉骨，由中间向两边滑动指肚，反复多次。然后以中指指肚按住眼窝下沿，向外、向下滑动，沿颧骨、面颊，止于咬肌。反复多次。

（2）掌压眼睑　双手搓热闭眼，以掌心轻按眼球数次，注意随着眼球的自然反弹松开手掌，反复数次，帮助眼球晶状体恢复原位置，锻炼其弹性。压弹数次，两手掌轻按眼睑，由中间向面颊两侧滑开，并牵拉眼睑。

（3）拽耳　耳朵上的许多穴道与眼睛相连，用拇指和食指捏住耳朵上部，两指一边搓动耳翼，一边向下滑动，至耳垂，整体下拉，然后反方向由下向上运动，最后上提耳翼。反复进行数次，直到搓热，眼睛亦有发热的感觉。

动作要领　手指按压时带上力量，但不要僵硬，按压眼球时注意节奏。自然呼吸，不急不躁，意念守中，气沉丹田。多做几次，面部的血液循环会加速，眼睛中分泌出泪水，视疲劳自然得以缓解。

运动处方5　道家明目功

若能坚持练习道家明目功，可保持眼睛视力，对老年视力衰退和近视、弱视、散光、花眼等都有防治作用。在依山傍水之地练习，每天半小时，效果更佳。

（1）闭目养神　在持续看书、写字1小时后，闭目，双手交叉放于桌面，低头使前额贴于两手臂；或闭目，双手自然下垂，静坐；或闭目，靠椅静坐，持续2～10分钟。此法关键是闭目，以松弛眼肌，解除疲劳，姿势以练习者习惯、舒适为原则。

（2）极目远眺　练习者在室外或隔窗向远处眺望，越远越好，中间需无障碍物。如地平线或远方的山丘河湖、天空等，可以任意眺望。也可定视或追视远方的一个目标，如晚上的星星，天空中的飞燕等，持续2～5分钟。此法的关键是向远处眺望。

（3）定点细观　练习者在近处周围确定一目标，如墙壁上的一个黑点或树上的几片绿叶。也可以在眼前伸出自己的手指或用书上的几个字作为目标，仔仔细细地察看，持续2～5分钟。此法的关键是在近处确定目标，仔细察看。

（4）远近交替　此法可分为两步进行：第1步，平伸手臂，竖起食指，远近移动，目光追视手指，并意念目与指间有牵动感，一般移近时有意念排斥感，移远时有意念吸引感。第2步，先视周围树上之绿叶，再望远方的一片山丘。上两步各做15~30次，持续2~8分钟。此法的关键是近看和远望的交替，以调节眼球的前后径，防治近视和远视。

（5）眼观四方　此法分两步：第1步，头平正，颈不转，用目视自身，即向上看前额，向下看鼻尖，向左看左耳，向右看右耳（注：不一定要真正看到），或用手指在上、下方向的不同，眼睛也随着向四方转动。第2步，头额可转动，如上仰头看天，下伏头看地，右转及左转看颈后等，持续1~3分钟。此法的关键是眼球的四方转动（第1步）及颈项的四方转动（第2步），通过增加眼球活动，不使其与周围组织粘连，并加强颈椎活动，加强脑组织血供，保证颈椎组织的营养面达到明目健脑的目的。

练功时应形体放松，排除杂念，自然呼吸。上述方法可按顺序锻炼，也可根椐自身情况选择一部分练习。

运动处方6　活动手指

通过活动手指的方式可以有效地预防老花眼。中医认为，眼与人体的关系密切，通过经络的内外联系，"五脏六腑的精气，皆上注于目而为主精"，人体气血充足而畅通，眼睛就不容易老花。人体手指上分布着六条经络，其中手阳明大肠经、手少阴心经、手少阳三条经络循行都经过眼部，通过活动手指，可以加强眼部的气血流通，使眼睛精气充足，预防眼花。

（1）敲击手指法　十指微弯如托球状，每根手指各自找对应的指头，指尖对指尖，轻轻敲击，会有奇妙的感觉在十指间传递，轻重缓急，各依当时感觉而定。

（2）滑搓手指法　十指微微分开，双手手指在对方指缝间滑行搓动，可以连手掌一起搓，像取暖一般。也可以手掌拉直对立，如此可让指缝得到足够的刺激。

（3）捏动手指法　不断捏动手指，刺激指关节、指根、指尖的经络，防治疾病的效果较好。除了预防老花眼以外，对肝、肺、心方面的疾病亦有防治作用。

（4）拍击手掌法　反转双手，手背对手背轻轻拍击，这需要从手肘到手腕的灵活性，才能手背到手背，手指靠手指，动作要轻，避免受伤。

运动处方7　运眼法

（1）眨眼　平时一有空就利用眨眼法来维护眼肌，使眼肌延缓衰老。

（2）摩眼　在眨眼的同时用双手轻轻地搓眼睑，使之增加眼球的湿润性，闭眼时竭力挺起双肩，两眼紧闭一会儿。经常做些眼部按摩，可以增加血液循环，对保护眼肌功能大有好处。

（3）转眼　经常上下左右转动眼球，以利于改善眼肌血液循环。

（4）远眺　每天远眺1~2次，每次10~15分钟。

（5）敷眼　每天晚上临睡前，用40℃~50℃的温水洗脸。洗脸时先将毛巾浸泡在热水中，取出来不要拧得太干，立即趁热敷盖在额头和双眼部位，头略上仰，两眼暂时轻闭，热敷1~2分钟，待温度略低后再拿开洗脸。

（6）眯眼　从暗处到阳光下要闭眼，平时为预防日光直射，防紫外线损伤晶状体，宜常眯眼。

运动处方8　护眼法

（1）远眺法　每天远眺1~2次，每次10~15分钟。

（2）眨眼法　平时一有空就利用一开一闭的眨眼方法来振奋、维护眼肌，延缓眼肌衰老，与此同时用双手轻轻地搓眼睑，增进眼球的滋润。

（3）转眼法　经常上下左右转动眼球，以利于改善眼肌血液循环。

（4）热敷眼部法　每天晚上临睡前，用40℃~50℃的温水洗脸。先将毛巾浸泡在热水中，取出时不要拧得太干，并立即趁热敷盖在额头和双眼部位，头略上仰，1~2分钟后再洗脸。

（5）冷敷眼部法　每天早晨起床后，坚持用凉水洗脸、洗眼。首先将面部浸泡于冷水中1~2分钟，然后擦洗脸部及眼肌周围，用双手轻轻搓揉 20~40 次。

（6）按摩眼睛法　两手食、中指弯曲，轻柔眼球，并轻轻按压，用力适中，做 5~10 分钟，再用食指尖按双侧太阳穴、攒竹穴（眉头）。每日早晚各做 1 遍，不仅可推迟老花眼，还可治疗白内障等眼疾。

只要坚持上述方法，一般半年左右便有明显作用。

运动处方 9　按小腿

中医认为，加强肝脏气血流通能有效防治老花眼。肝胆经脉循行经过小腿，其中胆经光明穴连通肝胆经络，是治疗老花眼的特效穴，常常点按小腿能促使气血流通，使眼部得到足够的营养。

动作要领　坐姿，先用手掌在小腿胫骨内侧从膝盖至内踝向下揉小腿 10 次，然后从外踝至膝盖向上揉小腿外侧面 10 次，重点揉外踝尖直上 5 寸的光明穴 1 分钟。按揉时以有热感为佳，点穴时最好有酸胀感。每天 1 次，每次练习 10~15 分钟，常常练习可有效防治老花眼。

运动处方 10　按揉内眼角

以下按摩法可以减缓老花眼。

动作要领　双手食指指尖按压眼内角上的睛明穴，每次半分钟，再用两手拇指背侧按摩双眼攒竹穴，每次 1 分钟，早晚各 1 次。

另外，日常生活中应经常远眺，选择一个最远目标，目不转睛地看 10 分钟；经常眨眨眼睛，每次约 15 下；经常转动眼球，可增强眼肌功能，延缓衰老。另外，读书、看报及看电视时，应保持一定距离，时间不宜过长，以减轻疲劳。

运动处方 11　眼周按揉法

（1）用双手中指来回按摩眉毛 20 次。

（2）用双手四个手指向两侧按摩眼睛 20 次。

（3）用双手中指从下至上按摩鼻梁 20 次。

（4）用双手中指顺时针按摩太阳穴 20 次，再逆时针按摩 20 次。

（5）用双手拇指按摩耳根 20 次。

（6）用双手拇指和食指捏住耳垂往下拉 20 次。

长期坚持做这 6 个动作，不但可以防止老花眼，而且还能减少皱纹，保持头脑清醒。

运动处方 12　穴位按摩

老花眼几乎不可避免，但是可以延缓出现的时间，即使已经有目视昏花的情况了，也可以通过穴位按摩来缓解，这就是著名的养老穴和光明穴的作用。

（1）**按摩养老穴**　养老穴在前臂背面，尺骨小头近端桡侧凹陷中。有个特殊而准确的定位方法，掌心向下，用另一手指按在尺骨小头（身背横纹近小指一侧高起的骨头）最高点上，然后掌心转向胸部，这时你会发现手指下的变化，刚才还是高高突起的骨头，现在变成了一条缝隙，这个缝隙就是养老穴了。

（2）**按摩光明穴**　光明穴位于小腿外侧，外踝尖上 1.5 寸，腓骨前缘。从外踝尖到外膝眼一共是 16 寸，中下三分之一交点，再向下一指就是光明穴。

养老穴，养护老年人，防治老年病；光明穴，带给您光明的穴位。这两个穴位结合起来运用，对于治疗老年人目视昏花是再好不过了。按摩时应先揉养老穴，再揉光明穴，揉到局部有明显的酸胀感，每天不拘时间和次数。

（3）**按摩后溪穴**　后溪穴是小肠经上的一个穴位，位于小指外侧，即第五掌指关节处，很容易找到。把手握拳，掌指关节后横纹的尽头，也就是第五掌指关节后的手掌横纹处。这个穴是奇经八脉的交会穴，通督脉，能泻心火，壮阳气，调颈椎，利眼目，正脊椎。它可以调整长期伏案或在电脑前学习和工作给身体带来的腰酸、脖子疼、眼睛不舒服等一切不利影响，只要坚持，百用百灵。

用这个方法非常简单，而且容易坚持。坐在桌子旁，把双手后溪穴的这个部位放在桌子沿上，用腕关节带动双手，轻松地来回滚动三五分钟，每个小时刺激一次就可奏效。

运动处方 13　交替远近视物

老花眼是眼部肌肉调节功能减弱的结果，通过锻炼，可以使全身肌肉的协调性得到加强。当然，眼睛也可以进行适当的锻炼，有规律地进行远近交替使用眼睛，便是一种锻炼，如每隔 10 分钟交替进行远距离、近距离视物，远距离视物时，最好视野开阔一些。每天进行 1 小时的训练，对延缓眼睛衰老肯定有好处。大多数"年轻的老花眼"，可能还只是处于调节功能减弱的阶段，这就需要平时学会合理用眼，定期休息，经常做户外运动，保证充足的睡眠，让眼睛得到真正的休息。

运动处方 14　咀嚼

如日常不好好咀嚼食物，会造成视力下降。咀嚼不亚于眼保护操。

由于眼睛的视力是由眼球晶状体决定的，而眼球晶状体的厚薄则是由脉络膜组织的活力进行调节，并使所视物体在视网膜上成像的。如果眼肌力量薄弱，脉络膜组织的活力就会下降，对眼球晶状体的调节就会乏力，视力随之就会减弱。而脉络膜功能的提高，有赖于面部肌肉力量的增强，则得益于进食时的咀嚼。因此，咀嚼对于提高视力起着重要的作用。现代人由于食物软化甚至汁化，进食时咀嚼很少或根本不需要咀嚼，使面部皮肤肌肉力量变弱。在饮食生活中，多精食品少纤维都会造成咀嚼无力，从而造成面部肌肉力量变弱，眼球水晶体的调节机能就不能很好地工作，导致视物减弱，视力也随之下降。所以，要想提高视力，就要多吃硬的食物，也可经常咀嚼口香糖。

运动处方 15　对墙拍打乒乓球

动作要领　在室内找一块 1～2 米见方的光线比较好的墙壁，再准备一对乒乓球拍和一个乒乓球。开始时用一只手将乒乓球拍到墙壁上，

当球弹回来时再紧接着拍打回去，这样一下一下地拍打。当两只手都能拍打时，可以两只手轮换着双打。从来没有打过乒乓球的人，开始时，可以等球掉到地上再拍打回墙壁，待熟练后再直接把球打回去。拍打的次数可以逐步提高，拍球的速度可以慢慢加快，人和墙壁的距离也可以适当加远，还可以改变打法，如添加抽球、削球等，可以一个人单独拍打，也可以几个人轮流拍打。

对墙拍打既能锻炼身体，灵活手脚，又能训练脑子的反应力及防治老花眼。因为拍打来自各方和不同距离的乒乓球，势必调动双脚忽前忽后地奔跑，随时采用不同的手势去迎接，这就大大地锻炼了手臂、腿脚的肌肉骨骼韧带关节。在捡球、接球中，不断弯腰、抬头，会使腰部、腹部、颈部的肌肉也得到充分锻炼，同时又锻炼了机体的应变能力，使人的防跌能力大大提高。此外，因为球的运动速度比较快，眼睛要紧紧盯住小球，睫状肌就要不断地收缩和舒张，从而大大地促进眼球组织的血液循环，改善了睫状肌的调节功能，不但能及时恢复长期用眼者的视疲劳，而且长期锻炼能提高人的视觉灵敏度，从而提高大脑的反应能力。

第二部分 干眼症

许多老年人发现，年纪大了，皮肤变干，头发变干，眼睛也变涩了。其实，变干也是衰老的信号之一。

干眼症又称角结膜干燥症。人到中年后，眼睛会逐渐变得干涩，经常不自觉地想要揉眼睛才能舒服一些，这些都是人体衰老导致的眼老化。眼老化，是指眼球结构和功能的衰老退化，除了眼内发痒干燥、视力减退，还会有怕光、流泪、轻度的结膜充血或慢性结膜炎发作等症状。

为缓解眼老化带来的眼睛干涩症状，中老年人在日常生活中要养成多眨眼的习惯，饮食上应多吃一些新鲜的蔬菜和水果，同时增加维生素 A、B、C、E 的摄入，尽量减少使用空调，少呆在湿度较低的房间里，让眼睛定时休息，看书或使用电脑 50 分钟之后，就应休息 10

分钟，等等，这样就能有效缓解眼干的症状。

运动处方 1　眼保健操

不用手接触双眼，也能缓解视疲劳。如果眼睛干涩疲劳，可以按以下方法给眼做个体操。

（1）身体坐直，眼睛看向正前方，先上下左右活动一下眼球，给眼睛做个热身，吸气并尽量睁大眼睛，再呼气闭上双眼。胳膊伸直，手里拿一支笔放在面前，双眼盯住笔尖看，然后慢慢地把笔移近双眼，直到触到鼻子。然后继续盯住笔尖，慢慢地把笔移回原处，重复 2 ~ 3 次后闭眼放松。

（2）坐在房间一角，眼睛从左到右，挨个看房间里的物体，然后再反方向看回来，持续 2 分钟。或者想象前方 3 米远处有一个 "8" 字，慢慢沿着 8 字形转动眼球，单向做几分钟，再反方向做 3 分钟。

（3）尽量紧闭双眼，让眼部肌肉紧绷，保持这个姿势 3 秒钟，然后放松，重复动作 7 ~ 8 次。这样做能使眼部肌肉深度放松，并且特别适合在眼部出现轻微紧张感时进行。

（4）盯住远方（约 50 米之外）的物体看几秒钟，然后慢慢地把视线移近一些（约 10 米之内），看几秒钟之后再重新看远处的物体，重复做 5 次即可。

运动处方 2　养肝保健操

经常做做养 "肝功"，不仅有吐故纳新、行气活血、通畅经络、刺激肝脏功能的作用，还可以治疗因肝虚火旺引起的食欲不振、消化不良、两眼干涩、头晕目眩等症状。

（1）面朝东站立，两脚自然分开，与肩同宽，两膝微屈，头正颈直，含胸收腹，直腰挺背。两手自然下垂，两腋虚空，肘微屈，两手掌轻靠于大腿外侧，全身放松，两眼睁开，平视前方。

（2）采用腹式呼吸，呼气时收腹、提肛，用鼻子吸气，用口呼气。两手缓缓上提（掌心向上），经腰上肩过头顶后，两手重叠，右手掌覆盖在左手掌上。掌心向里，手臂轻压耳后，头慢慢转向右侧，微向右上方仰起，上半身随之稍微向右侧转。转动过程中慢慢吸气，待转至右侧，头仰定，两目怒睁，用力呼气，同时发出"嘘"字音。

（3）头慢慢转向左侧，微向左上方仰起，上半身随之稍向左侧转。转动过程中慢慢吸气，待转至左侧，头仰定，两目怒睁，用力呼气，同时发出"嘘"字音。如此左右反复三遍。

（4）两唇轻合，舌舔上颚，上下齿轻轻相叩36次，口中生津，用力猛咽。

"养肝功"宜每天早晚各练1次。

运动处方3　养目护眼法

早在《黄帝内经》中就将"目不劳，心不惑"、"游行天地之间，视听八达之外"作为重要的养生明目手段。古人养目护眼的方法是很有效果的，不妨一试。

（1）闭目放松法　静心闭目片刻，以两掌轻捂双眼，两肘支撑在桌子边沿，全身肌肉尽量放松，30秒钟后，睁眼闪眨多次。每日做3~5次。

（2）入静养目法　端坐，全身放松，眼微闭，双手放在膝头，心中反复意想：我在气中，气在我中，天人合一，气为我用。静想15分钟，然后慢慢睁开眼睛，深吸3口气，气沉下丹田。每日早晚各做1次。

（3）远眺按摩法　每日早起，在空气新鲜处闭目，眼球从右到左，再从左到右，各转5次，然后突然睁眼，极目远眺。平静端立，用眼依次注视左、右、右上角、左上角、右下角、左下角，反复5次。用洁净的两手中指由鼻梁两侧内角鼻凹处开始，从上到下环形按摩眼眶，然后眨动20次。

（4）转动眼球法　坐在床边或椅子上，双目向左转5圈，平视前方片刻，再向右转5圈。每日早晚各做1次，持之以恒，必见成效。

运动处方4　多眨眼

中年人尤其是50岁左右的妇女，因激素水平的改变易发生干眼症状。预防干眼症可试试以下二法：

多眨眼睛，眼部按摩　　眨眼是一种保护性的神经反射动作，泪液层可以使泪水均匀地涂在角膜和结膜表面，使眼睛保持湿润而不干燥。眼部的按摩可刺激眼部周围的穴位和皮肤肌肉，增加眼窝内血液循环，改善神经营养。大脑和眼球内的血液循环畅通了，眼内调节肌可以及时排除积聚的代谢产物，达到消除眼疲劳的目的。

眼睛清洁、热敷　　用毛巾沾高于体温但不太烫的水，闭眼敷于眼睛上，每次 10 分钟左右。早上最好能热敷一次，由于夜间睑板腺分泌最旺盛，潴留的分泌物最多，热敷可以帮助潴留物排出。一天多几次热敷，效果会更好。

运动处方 5　　按揉膝盖

据统计，65 岁以上人群中有 75% 患有干眼症，这与随年龄增大泪液减少、易使眼睛受刺激有关，多伴有烧灼感、痒感、羞明畏光、红肿疼痛、视物模糊等症状。中医认为，干眼症是老年人肝经血虚，感受风热引起，按摩膝盖内侧的曲泉穴有较好的治疗作用。曲泉穴为足厥阴肝经合穴，具有补肝养血、疏解风热的作用。以大拇指垂直按压同侧曲泉穴，两手同时进行，并同时做眨眼运动，每次 5 ~ 10 分钟，每日早晚各做 1 次。

第三部分　　老年性白内障

老年性白内障是常见的慢性眼病，中医称之为圆翳内障，多因年老体衰，肝肾两亏，精血不足或脾虚失运，精气不能上荣于目所致。人的眼睛在正常情况下，瞳孔的后方有一透明而有弹性的凸透镜样结构，叫做晶状体。若透明的晶状体变为混浊，就称为白内障。白内障是一种常见的眼病，目前无论是发达国家还是发展中国家，白内障都是引起失明的主要眼病。引起白内障的原因主要有：

（1）晶状体营养代谢障碍。如营养代谢障碍，体内缺锌，都可能是发生老年性白内障的原因。

（2）内分泌紊乱。常见的糖尿病、甲状腺功能减退。

（3）紫外线照射及外伤性损害。目前认为强烈的阳光对眼睛的长期刺激，可能与白内障的发生有关，例如西藏高原地区，白内障的发病率就很高。

（4）遗传因素。部分老年性白内障也与遗传因素有关。

（5）生活习惯因素。成年人每天吸烟、饮酒，会增加患白内障的发病机率。平均每天喝酒 1 次以上者，白内障的发病率是不喝酒的 4 倍。吸烟者的白内障发病率是不吸烟者的 3 倍，吸烟越多，危险程度也越大。近年来，医学家还发现，肥胖的老年人容易发生白内障，体重超过正常体重标准20%的人，白内障的发病机率增加两倍。肥胖不仅使老年性白内障的人数增多，还会使患病年龄提前，体重超标时，早年就可能发病。我们了解到这些造成白内障的因素后，就应该有意识地加以注意，还是可以起到预防作用的。

老年性白内障一般可分为四期，即初发期、膨胀期、成熟期及过熟期。白内障的主要症状是逐渐进行性视力下降，病人自觉眼前出现黑点或单眼复视，飞蚊症视物呈片状，视物不清，视力低下，严重的甚至失明。

目前公认的紫外线照射、饮食结构不良、滥用药物等都可使白内障提前到来或加重。阳光中的紫外线、红外线可使人的眼睛水晶体皮质变混而成为白内障，夏季出门戴一副合适的墨镜（太阳镜），确有一定的防护作用。茶色镜片主要滤去紫外线，绿色镜片可滤去红外线，灰色镜片则可等量均匀滤去各种可见光线。一般出门旅行可选用灰色、绿色和茶色镜片，透过这些镜片所看到的景物宜人，颜色变异小，不造成色觉干扰。千万不要以为墨镜越黑越好，殊不知过黑的墨镜迫使瞳孔散大，反而加重光线损伤及其他不适。

运动处方 1　眼球操

常做眼球操可防治中老年人白内障，对白内障初期疗效较好。

动作要领　闭上眼睛，转动眼球，向左转 60 圈，然后再向右转 60 圈，睁眼。每天做 1 次即可。

做眼球操可促进眼部的血液循环，避免或改善眼部的血液循环障碍。转动眼球的效果可能比按摩眼睛周边穴位还要好，且除了刚动过手术的病人，普通人都可以进行。

运动处方2　健目功

练功时取坐位或卧位均可，垂目调息，气沉丹田或意守丹田，提肛缩阴。

（1）正按式　闭目片刻，两手相摩令热，然后将食、中、无名三指并齐，分别置左右眼睑上使中指正对瞳孔，接着三指同时按眼球，使之有轻微胀感后放松，如此按松 12～36 次。

（2）侧按式　用左或右手拇、食二指，张开如钳状，各按两眼之外眼角处，再向中间相对用力推按，使之有胀感放松，如此按松 12～36 次。再用两手食指分别按同侧之攒竹穴，拇指按太阳穴，中指按睛明穴，三指同时用力按压眼球和穴位，使之有轻微胀感后放松，如此按松 12～36 次。

（3）收功　左右运目数次，然后张眼远望片刻。

本法能增强目力，又能防治各种目疾，具有解除眼疲劳，预防和治疗近视、远视及老年白内障之功效，但急性青光眼或严重眼疾者慎练。

运动处方3　眼部运动

坚持眼部保健按摩，可振奋视中枢，使眼球不致因年龄增长而减弱弹性。同时，对眼睛周围的经常刺激，加强了眼肌的调节机能，可增强视力，防止老年性眼睑下垂和防治老年性白内障、青光眼等疾病。

（1）点按四白　四白穴在瞳孔直下 1 寸处，以双手食指分别按于双侧四白穴处，大拇指支撑在下颌骨凹陷处，其余三指弯曲，在四白穴点按或做环形按揉，以有酸胀感时为度。

（2）晶体运动　晶体活动可使眼球内晶状体得到锻炼，具体的方法是用眼睛交替望远、望近，先向 5 米以外的物体远眺，做半分钟可使眼肌松弛，然后将视线由远移近，注视眼前 30 厘米处的物体，此时眼肌处于紧张状态。这样反复交替做远看、近看的动作，每次做 10～

15 分钟，每日做 3~4 次。此运动能使晶状体充分伸展，从而解除眼肌疲劳，恢复眼的生理调节功能，达到改善视力的目的。

（3）浴眼转眼　先凝视，轻闭双眼，眼球做顺、逆时针方向的旋转，各 5~6 次，然后睁开双眼，凝视一个物体片刻。双手握拳，用大拇指背轻擦上眼皮，左右各做 10 次。此浴眼法不拘时间地点，可把它作为缓解眼部疲劳的预防操。

（4）揪捏眉心　用拇指和食指揪住眉心部位的皮肤，然后突然放开，重复做 10 次；同时，一只手在脑后发际处向下捋按，做 10 次。

（5）转眼　将双目从左至右转动 12 次，然后紧闭一下再睁开，用大拇指弯曲尖揉抹眼窝和上眼皮 5~6 次。此法可改善眼球血液循环，增强视神经、动眼神经及眼肌的功能，还可防止视力疲劳，预防近视或远视的发生。

（6）撸眼　两手四指分按两眼上，指尖向上，而后转手指向两侧，撸过两眼（此时闭目）5~10 次，可改善视力。

（7）揉眼角　双手轻握拳（拇指尖握在食指内侧），用拇指节骨按在左右内角（睛明穴），轻轻摩 5 次，然后擦过上眼眶，至外眼角轻轻转摩 5 次，再擦过下眼眶到两眼内角。如此反复 5 次，可改善视力。

运动处方 4　眼周保健

对于早期老年性白内障，通过眼周保健，可以大大延缓其病情的发展过程，提高视力。

（1）患者用双手中指分抹眉弓 5~8 遍。

（2）两手快速搓热，迅速抚于眼部，重复 4~5 次，使眼部感温热舒适。

（3）两拇指弯曲，用拇指背关节处轻擦两上眼睑 10~20 次。

（4）用拇指、食指捏揪两眉之间印堂穴。

（5）用五指拿捏脖颈。

（6）最后，两眼向左右方向各旋转十余次。

运动处方 5　拍打头部

中医认为白内障是脏腑虚衰，精气不能上输濡养眼目所致，拍打头部能有效预防。

在头顶，前发际正中直上 2.5 寸，旁开 1.5 寸处有承光穴。一侧四指并拢，中指贴鼻，往上插入头发中，中指根部顶住前发际时，小指尖所对应的部位，就是对侧的承光穴，刺激此穴，会使膀胱经气血再次受热传入眼睛，使眼睛发亮。拍打前，先两手搓热，以两手心分别对准同侧承光穴，交替拍打，每次持续 3 分钟，每日 2 次，长期坚持可有效预防白内障。

第三部分　耳鸣耳聋

耳鸣是指病人自觉耳内鸣响，如闻蝉声，或如潮声；耳聋就是听力障碍，耳鸣耳聋是中老年人的常见病证。耳鸣可伴有耳聋，耳聋亦可由耳鸣发展而来。二者临床表现和并发症状虽有不同，但在病因病机上却有许多相似之处，均与肾有密切的关系。中医认为，心主血脉，可濡养滋润耳窍，若心之气血不足，肾精亏损，则耳鸣。

全球 3.6 亿人有听力障碍，占全球总人口的 5%，全球每 3 个 65 岁以上老人中，就有 1 人存在耳聋或听力障碍问题。在我国，60 岁以上的老年人，听力残疾的比例高达 11%。按此推算，我国 60 岁以上的听力残疾人总数超过 2000 万。另有资料显示，我国 60 岁以上的老年人中，有 30%～50% 患有耳鸣、耳聋，65 岁以后达 72%。但是，如果你平时也能听到"脑袋里鸣叫"，耳中出现铃声、哨声、波浪声等，而周围环境并没有相应的声源时，就得小心了。

"三高"问题是诱发老年性耳聋的一类危险因素

（1）高血压是听力的"杀手"。高血压会导致全身血管病变，影响到身体许多组织器官的微循环，其中包括内耳微循环，造成内耳血氧缺乏，导致听力减退。随着高血压病情的加重和患者年龄的增加，听力损害会更加明显。有研究发现，高血压不但会导致听力丧失，而且特别容易导致高频听力的下降，高频听力一旦下降，就会影响日常的语言交流。

（2）糖尿病会增加失聪危险。有学者认为，糖尿病患者的听力问题发病率比非糖尿病的健康人群高两倍多。长期高血糖会导致血管受损，听力丧失危险随之增加，这是因为血糖会损害内耳神经和组织，破坏听觉能力。女性糖尿病患者，特别是糖尿病病情没有很好地通过药物控制的患者，更容易发生听力丧失的问题。

（3）高血脂对听力的伤害不可轻视。高血脂有关研究发现，高血脂导致的耳聋大多发生于中老年患者中，且发病过程缓慢。究其原因，高血脂可导致内耳脂质沉积，过氧化脂质增加，直接导致内耳毛细胞损伤，血管萎缩，最终导致耳聋。另外，由于高血脂会导致血液黏滞度增加，使血小板聚集性增加，容易发生动脉粥样硬化，而内耳的动脉非常细小，且又无侧枝循环，使血流更为缓慢，导致内耳供血不足，引起内耳微循环障碍，进而影响内耳的听力，造成双耳对称性高频下降的感音神经性聋，并持续性高调耳聋。

耳鸣耳聋可不是什么小毛病，如果遇有这种情况可要注意自己的身体了，这往往是身体的"报警"信号。

七种情况提示听力减退

若老年人出现以下七种情况，需要警惕是否听力出了问题。

（1）说话时经常打岔，答非所问。

（2）经常侧着脸说话。

（3）说话时留意对方口型。

（4）看电视时声音开得非常大，别人已觉得很吵了，他（她）才觉得刚好。

（5）说话声音很大。

（6）经常要求别人重复所说的话。

（7）要求别人站在他的一侧讲话。

运动处方1 聪耳操

用以下十式按摩耳朵可起到补肾益气、提高听力的作用。此操是源自元代的十式聪耳操，对延缓耳聋耳鸣和听力下降大有益处。

（1）辨微音 选择一个安静的地方，端坐椅子上，双手自然放在两侧大腿上，全身放松，双眼闭合，用耳朵去聆听周围的细小声音。刚开始会觉得四周安静无声，练习久后感觉能听到心跳，甚至血液流动的声音以及周围一些细微的声音。每次练习2分钟。

（2）击高骨 练习时两手掌心紧按两耳孔，两手的食指、中指和无名指分别轻轻敲击后脑高骨（后脑部骨头突出的地方，即枕部最高处）60下。酉时（每天17时至19时）为肾气充盛之时，习练效果最好。

（3）提耳尖 拇指、食指夹捏双耳尖（耳廓最高点）向上提、揪，反复15至20次，感到耳朵发热发红为宜。

（4）摩耳轮 双手握空拳，以拇、食二指沿耳轮上下来回推摩，直至耳轮充血发热，每次练习约1分钟。

（5）捏耳轮 用拇指和食指分别揉捏双耳垂约2分钟，力度要稍重，感觉微痛为宜。

（6）抖耳道 先用右手食指插入右侧耳道内，上下快速抖动30次，然后用左手食指插入左侧耳道内，上下快速抖动30次。抖动耳道具有通经络、开耳窍、益肾气等多种保健功效。

（7）擦耳廓 用双手掌先由后向前擦耳廓，再由前向后摩擦耳廓。如此反复30次。

（8）压耳屏 坐定，双手搓掌心20次，掌心发热后，屏住呼吸，用双手食指向内按压耳屏，使之闭住耳孔，如此反复5次，有助于改善耳鸣、耳聋、误听等症状。需要注意，压耳屏时不能呼吸。

（9）敲耳背 耳背分布有60个穴位，用食指敲打耳背，每次24下，每天2次。

（10）刺翳风 耳背后有一个叫翳风穴的重要穴位（下颌骨后面的凹陷处），用拇指指尖点刺时，会有一种酸胀感传到舌根。指尖点刺翳风穴，力度以感到酸胀为宜，每次 1~3 分钟，每日 1 次。

运动处方 2　耳朵操

双耳经常嗡嗡作响者，可以试试耳朵操。

动作要领　早晨用双手掌拍打双耳 100 次，中午可捏耳垂区域，每次捏到耳廓发热，晚上坚持用热毛巾搓耳朵，上下轻轻按摩双耳各 40 次，毛巾凉了换热毛巾再搓，这样也可有效预防感冒。

人的耳朵分布着诸多穴位，它们通过经络与身体保持着密切联系，所以，早拍午捏晚搓做耳操可祛病健体，是年老体弱者适用的锻炼方法。

运动处方 3　防聋操

经常按摩耳朵，对预防和缓解老年性耳聋、耳鸣很有帮助。

（1）捏耳廓　双手掌心面对耳廓，先顺时针揉动 20 次后，再逆时针揉动 20 次，早晚各做 3 次。揉动时不要用力过猛，以双耳廓充血发红为宜。

（2）捏耳屏　耳屏亦称小耳朵。以拇指、食指不断挤压，放松耳屏，左右耳屏同时进行，每次捏 20~30 下，捏时以双耳屏发热为宜。

（3）按耳廓　双手掌心面对耳廓，向内耳方向轻轻按下，然后轻轻松手，反复进行，刚开始每次 3~5 分钟，以后可增加到 5~10 分钟，早晚各 2 次。

（4）拧耳朵　食指轻轻插入外耳孔，来回转动各 20 次，用力要均匀，速度不宜过快，以防损伤耳内皮肤。不要双耳同时进行，应先左后右交替进行。

（5）拉耳廓　每天起床后，用右手从头上拉左耳廓上部 20 次，再用左手拉右耳廓上部 20 次。

运动处方 4　健耳功

健耳功能增强听力，预防和治疗耳聋、耳鸣和其他耳病，尚有益精强肾、健脑安神之力，能调节血压，治疗眩晕、失眠、遗精、早泄及中气下陷等，但耳内或耳外患急性炎症，或有其他严重耳病者慎练。

练功时取坐位或卧位均可，垂目调息，气沉丹田或意守丹田，提肛缩阴。

（1）上提式　两手拇指在前，食指在后，分别轻提同侧耳廓（轮）之上端，然后用拇指按摩耳廓内侧，使之有热感为度，再用两指轻提耳廓，如此反复12～36次。

（2）下捋式　两手食指在前，拇指在后，相对握住耳垂，略用力向下拉捋并按压，反复12～36次，使耳垂有热胀感。

（3）中按式　两手握拳，拇指分别竖起按压耳屏，使之正好堵住耳孔，勿使其漏气。按压时用力宜轻缓，使有温热感。按压片刻即放松1次，反复36次。体虚欲补者，闭口按压；病实欲泻者，张口按压，用力稍重。

运动处方5　护耳四法

听觉器官会随着年龄的增长而逐渐老化，听力慢慢减退，这会给人们的生活造成十分严重的影响。中医认为"肾开窍于耳"，所以，中医往往采用补肾的方法来防治听力减退。

（1）击高骨　双手掌对搓至微热，掌心紧按两耳孔，双手的食指、中指和无名指分别轻轻敲击脑后高骨（后脑部骨头最突出的地方，即枕骨最高处）60下。每天下午5～7时为肾气充盛之时，按摩效果最好。

（2）提耳尖　双手拇指、食指夹捏双耳尖（耳廓最高点）向上提起、放下，反复15～20次，以感到耳朵发热为宜。

（3）摩耳轮　双手以拇指、食指二指沿耳轮上下来回推摩，直至耳轮充血发热，每次约1分钟。

（4）压耳屏　双手搓掌心20次，掌心发热，屏住呼吸，用双手食指向内按压耳屏（外耳门前面的凸起部位），使之闭住耳孔，坚持约1分钟，反复6次即可。

运动处方 6 　按揉手腕

手腕上有阳谷穴，可达耳中，并联络心脏，对治疗耳鸣、神经性耳聋有明显效果。

动作要领 　伸开右手，手腕小指根部连接手腕横纹处，即为阳谷穴。拇指按压住阳谷穴 3 分钟，然后按揉另一只手上的阳谷穴，早晚各 1 次。长期坚持可防听力下降。

运动处方 7 　穴位按摩

耳朵前面有 3 个穴位，分别是听宫穴、听会穴和耳门穴。听宫穴位于头部侧面耳屏前部、耳珠平行缺口凹陷处；听会穴位于耳珠前下方，将嘴张大，按之有个空凹的地方；耳门穴位于耳朵前方靠近脸颊，张开口时在耳珠上方出现的凹陷处，这三个穴位常常被针灸医生用来治疗耳鸣、耳聋等疾病。一般患者可以经常用力按压这 3 个穴位，对于缓解耳鸣有一定的效果。操作时不用理会这 3 个穴位的具体位置，只需将食指侧立起来，来回擦热这个纵向凹陷处就可以了。

另外，太溪穴和人们熟知的涌泉穴也是治疗耳鸣的穴位，每天按摩对缓解症状也有效果。太溪穴位于足内侧，内踝后方与脚跟骨筋腱之间的凹陷处，即是涌泉穴。

运动处方 8 　弹击后脑勺

弹击后脑勺，对防治耳鸣耳聋会有意想不到的效果。

人体的一些重要穴位都分布在后脑勺上，经常按摩、弹敲可以缓解疲劳、预防头晕、促进听力、防治耳鸣耳聋。

（1）盘腿静坐或端坐，凝神静心，然后用两手掌心捂住耳孔，两手五指对称横按在两侧后枕部，两食指压中指，食指迅速滑下，叩击枕骨。此时，可听到类似击鼓的声音，可连续弹击 24 下或 36 下。每天在早晨起床后、晚上临睡前进行。

（2）敲打时将双手掌心分别按紧两侧耳朵，用三手指（食指、中指、无名指）轻轻弹后脑勺。此法能刺激耳廓周围的穴位，可防头晕、耳鸣，保听力。

（3）用大拇指指腹紧压另一手指的指甲端或指背，被扣之指用力滑脱弹出，使指背着力弹在后脑勺上。

（4）用两手掌心紧按两耳外耳道，两手的食指、中指和无名指分别轻轻敲击耳后枕骨，然后掌心掩按外耳道，手指紧按脑后枕骨不动，再很快脱离，这时耳中有放炮样声响。如此反复做上 5～10 次。

弹击后脑勺所用到的穴位，玉枕穴：在后发际正中直上 2.5 寸，旁开 1.5 寸平枕外粗隆上缘的凹陷处；风池穴：在颈后枕骨下，与乳突下缘相平，大筋外缘凹陷处；脑户穴：在枕骨粗隆上方。

练习时的掩耳和叩击可对耳产生刺激，同时刺激大脑神经，起到耳聪目明的作用，这个动作在起床后、睡前或平时空聊时都能做。中医学还认为，肾开窍于耳。因此，该练习还可以达到调补肾元、强本固肾之效，老年人不妨多做。

内分泌系统老年病的运动疗法

第一节　了解内分泌系统生理功能

内分泌系统包括内分泌器和内分泌组织两部分。

内分泌器即内分泌腺，是指结构上独立存在、肉眼可见的内分泌器官，如甲状腺、甲状旁腺、肾上腺和垂体等；内分泌组织是散在于其他器官组织中的内分泌细胞团块，如胰腺中的胰岛、睾丸中间质细胞、卵巢中的卵泡和黄体，以及消化管壁内的分泌细胞等。

内分泌是相对于外分泌而言

内分泌因其分泌的物质直接进入血液循环或其他体液，而不像外分泌腺（如消化腺、汗腺、泪腺等）那样通过导管排出胃肠道或体表。传统的内分泌概念，是指内分泌腺的功能活动而言。在近代，由于新的激素和激素类似物在全身各器官组织的不断发现，内分泌的概念已有所扩大，包括了散在于全身各器官组织的内分泌细胞及其激素的作用，如胃肠内分泌、肾内分泌、心脏内分泌等。内分泌的作用途径，也有传统的血液循环途径，扩大到包括局部体液途径及神经纤维轴浆运输。由此可见，人体内分泌系统是一个包括全身各内分泌腺和散在于机体各处的内分泌细胞（或兼有内分泌功能的细胞）的大系统。

人体内分泌系统具有广泛的功能

内分泌系统参与机体各种生理过程的调节，主要表现在调节代谢与生殖器官，促进生长发育，维持内环境稳态等方面。但是，内分泌系统不是独立于神经系统之外的单独的调节系统。在人类，神经系统已高度发达与完善，成为机体功能活动的主要调节机构，许多内分泌腺都是直接或间接地受神经系统的调节。因此，它是在神经系统主导之下起调节作用的。它与神经系统密切配合，从而使机体更好地适应体内外环境的变化

内分泌系统是通过内分泌细胞释放激素来发挥作用的

激素是内分泌细胞产生的传递信息的化学物质的总称，不同的内分泌细胞，合成和分泌不同的激素。激素能有选择地作用于某器官（包括内分泌腺）和组织细胞，称为激素的特异性。激素是高效能的生物活性物质，它在体液中的含量很少，一般在每100毫升血中含量仅为纳克，甚至皮克的水平，但可起到显著作用。若某内分泌腺分泌的激素稍有过度或不足，便可引起机体的代谢或功能明显的异常，分别称为该内分泌腺功能亢进或功能减退，如甲状腺功能亢进、肾上腺皮质功能减退等。激素是一种化学信使，能使某种信息以化学方式传递给靶器官，从而调节其代谢过程和功能活动，是指加强或减弱。各种激素的作用可以相互影响，从而相互协调或拮抗。

第二节　认识内分泌系统老年病

内分泌系统对人体内起着举足轻重的作用，但随着年龄的增长，内分泌腺也会逐渐老化，功能显著下降，从而给中老年人的身体造成一系列变化，每种内分泌腺的变化会分别导致相应的疾病。

（1）肾上腺皮质功能减低。随着年龄的增长，肾上腺皮质功能往往会逐渐降低，从而造成人体对外伤、感染等有害刺激应激能力降低，即使比较轻微的病症，也能夺去一些老年人的生命。

（2）甲状腺功能降低。甲状腺激素水平的降低，可使血中胆固醇含量增加，会加重动脉硬化。随着动脉硬化的发展，中老年人常见的高血压、脑卒中、冠心病就会显现出来。

（3）生长素减少。科学家们深信，生长素在人的衰老过程中，同样起着不可替代的中心作用。随着年龄的增加，中老年人体内生长素的分泌量，会逐步减少。从12岁到31岁，人体内的生长素大约减少了15%，到60岁减少到还不到原来的一半。生长激素促进核酸和蛋白质代谢，影响DNA的复制及RNA的转录，促进RNA及DNA合成增加。生长素的减少，直接导致免疫力下降，让人步入衰老过程。

（4）降钙素、雌激素、甲状腺旁素等激素水平下降。这几种激素的降低，往往会导致钙的吸收减少而流失增加。钙吸收减少，就会使骨质钙含量降低，骨质逐渐变脆。有研究证明，人体骨骼最强健的时期在20～40岁，40岁以后，骨质流失的速度就超过形成速度，骨量开始下降，骨质逐渐变脆。随着年龄的增加，组成骨的无机盐中的钙含量逐渐减少，由于缺钙骨皮质变薄，髓质网眼扩大，形成骨质疏松症，骨的脆性增加，因此老年人容易发生骨折，且骨折后愈合缓慢。关节软骨发生退行性变化，出现纤维化、骨化，形成骨赘，造成骨质增生。70岁老人的骨质增生发生率几乎百分之百。

（5）胰岛素分泌不足。胰岛素分泌不足会引起糖尿病，其特征为血糖过高、糖尿、葡萄糖耐量减低及胰岛素释放试验异常。久病者常伴发心血管病，肾脏、眼部及神经等病变，严重病例可发生酮症酸中毒、高渗性昏迷等而威胁生命。

第三节　运动防治内分泌系统老年病的作用

运动诱导生长激素分泌

随着年龄的增加，我们体内生长素的分泌量会逐步减少。生长素的减少，直接导致免疫力下降，让人步入衰老过程。运动可以诱导生长激素的更多分泌，从而增强老年人的免疫力，提高抗病能力。

有规律的运动可以降低血糖

运动锻炼是糖尿病的一项基础性治疗，患者通过运动可促进机体胰岛素与细胞膜受体结合，增加代谢。运动既增加骨骼肌细胞对葡萄糖的消耗，又可以降低患者体重。运动还可增加体质，提高机体抵抗力。对于不能户外活动的老年体弱者，更要注意室内体育锻炼。

糖尿病患者体育锻炼要先从短时间的轻微活动开始，然后逐步增加运动量及时间，每周3小时的举重训练加上有氧运动，例如跆拳道，可以把糖尿病的风险降低58%。老年患者不需要进行剧烈的运动，每天试着步行30分钟，规律的步行能提高胰岛素的敏感性和加强血糖的控制。如果你终日懒散在家，不从事体育锻炼已经很长时间了，请立即开始锻炼，从每日15分钟的步行逐渐增加到每日30分钟的步行，然后是45分钟直到1小时。每天可以锻炼数次，每次15～30分钟。锻炼方式要因人而异，根据家庭环境及条件确定，诸如室内散步，原地踏步或跑步行走，做体操、跳舞、打太极拳等。有条件的可借助室内健身器材锻炼，无条件者可采取做家务活的方式进行锻炼。

糖尿病病人自诊断了糖尿病后几乎与美食绝缘，其实把血糖控制住，不仅是要注意饮食，还要通过增加运动量去降低血糖，不让糖留在血液里。肌肉是身体里最大的糖脂代谢库，所以说如果肌肉组织相对来说发达的话，它对控制血糖是有好处的。当然，糖尿病患者如果是做些强度较大的力量训练，则要注意避开急性发作期与因药物作用血糖下降的高峰期。如果体力差的话，每天拿两个矿泉水瓶装点水，做些轻重量多次数的锻炼也可以。

糖尿病患者不适合在早晨运动，因为早晨通常是人体在一天中血糖最低的时间，再加上空腹，此时运动容易出现低血糖反应，甚至引起低血糖昏迷，尤其是注射胰岛素或口服磺脲类降糖药物的糖尿病人。另外，静卧一夜之后，血液的黏度增加，老年糖尿病人的血管收缩功能差，对气温下降的适应能力较差，容易引起心绞痛、心肌梗死、脑出血、脑血栓等急性情况的发生。

运动防治骨质疏松症效果明显

预防骨质疏松症应该多晒太阳、平衡饮食，但更应该进行运动锻炼。适当的运动可以增强骨骼密度和质量，使骨质疏松的发生减缓，或使其程度减轻。每周进行 3～4 次，每次 30 分钟到 60 分钟的走动或调节运动，有助于骨质的生长与加强，一直很少运动的人要遵医嘱进行适当的运动。这里所说的运动锻炼，必须有一定的运动量，绝不是一般家居杂务（如扫地、拖地、抹窗等）能够替代的。

近年来，一些科学家对"单纯补钙和维生素 D 就可以增加骨密度"的观点提出了质疑。有人发现，长期卧床的老人，尽管补充许多钙或维生素 D，但他们的骨质疏松症照样发展。宇航员的饮食中并不缺钙，但他们在失重状态下大量丢失钙而造成的骨密度下降，则需要在返回地球后，经过很长一段时间才能逐渐恢复。对此，有关研究认为，提高骨密度，防治骨质疏松，一方面需补充钙质，另一方面必须在负重状态下，钙质才能被有效地吸收。所以，补钙结合适当的运动，是防止骨质疏松最有效的方法。规律而持久的运动能预防和减缓骨质流失，甚至可以强化造骨细胞骨骼的耐受力。因此，运动是最安全又没有副作用的妙方。

但在运用运动疗法治疗时，应注意以下事项：一是由于运动主要增加用力部位的骨质，故应有目的、有选择性地对对骨质疏松好发部位的相关肌群进行运动训练；二是运动锻炼应循序渐进，逐渐加力，不超过患者原则的耐受力；三是以伸展和等长运动为主，少做屈曲和等张运动，对脊柱骨质疏松禁用屈曲和等张运动，兼用负重训练，这样，才能收到事半功倍的效果。

第四节　内分泌系统老年病运动疗法

第一部分　老年糖尿病

糖尿病，是一种常见的内分泌疾病，可分为原发性和继发性两大类。原发性者，其基本病理生理为绝对或相对性胰岛素分泌不足所引起的代谢紊乱，包括糖、蛋白质、脂肪、水及电解质等，严重时常引起酸碱平衡失常，其特征为血糖过高、糖尿、葡萄糖耐量减低及胰岛素释放试验异常。临床症状多表现为多食、多饮、多尿、善饥、消瘦、疲乏无力等症群。久病者常伴发心血管病，肾脏、眼部及神经等病变，严重病例可发生酮症酸中毒、高渗性昏迷等而威胁生命。继发性者又称症状性糖尿病，大多继发于拮抗胰岛素。

糖尿病患者要知晓该病的诊断标准

空腹血糖≥5.6mmoI/L 者，隐型糖尿病；空腹血糖≥6.1mmoI/L 者，糖尿病。如果空腹血糖介于 5.6mmoI/L 至 6.1mmoI/L 之间，尚处于隐型糖尿病状态时，必须及时启动你的健康管理计划，积极采取运动和饮食控制计划行动，这样你才可能不被戴上糖尿病的帽子。

老年糖尿病与糖尿病不尽相同，在诊断、治疗上也有一些区别。《中国糖尿病防治指南》将老年糖尿病患者定义为年龄 >60 岁的糖尿病患者，包括 60 岁以后才发病或者 60 岁以前发病而延续至 60 岁以后。对于老年糖尿病患者，在了解其特点的基础上应给予个体化治疗，以改善患者预后。老年人应保持健康的生活方式，加强预防，40 岁以上人群应每年检测血糖，必要时通过口服葡萄糖耐量试验（OGTT）进行糖尿病筛查，尽早诊断。

老年糖尿病有自身发病特点

流行病学资料显示，随着年龄增长，2 型糖尿病患病率升高。全国大城市调查显示，北京 60 岁以上人群，2 型糖尿病患病率为 15%。老年人糖尿病患病率的总体趋势为：发达国家高于发展中国家，我国北方高于南方、东部高于西部、城市高于农村，但无明显性别差别。

（1）起病缓慢，诊断时多无症状。"三多一少"即多饮、多食、多尿及体重减少是糖尿病典型的临床表现。老年糖尿病患者常无典型症状，往往在常规体检或因其他疾病检测血糖或尿糖时才被发现。其主要原因：一是老年人口渴中枢敏感性较年轻人低，不容易出现口渴多饮；二是老年人常伴有肾动脉硬化、肾小球滤过率降低，致使老年人肾糖阈较年轻人高，血糖轻度升高时不出现明显的多饮、多尿症状。

（2）症状为非特异性。老年糖尿病患者常有疲乏、无力、轻度口渴、尿频、多汗、皮肤瘙痒、阳痿等非特异性症状，若临床上出现2种以上症状，应监测血糖以尽早了解代谢情况。

（3）偶有特殊表现。老年糖尿病患者有时伴有特殊表现，如肩关节疼痛、肌痛、精神心理改变、足部皮肤大疱，少数患者表现为低体温、多汗、恶液质、肌萎缩、认知功能障碍等。

（4）少数以并发症为首发表现。部分老年糖尿病患者以慢性并发症为首发表现，病程隐匿。以急性并发症为首发表现的老年糖尿病患者，多表现为糖尿病高渗状态甚至昏迷，死亡率高达15%～20%。

（5）常伴有代谢异常。老年糖尿病患者常伴有代谢异常，主要包括肥胖、高血压、高甘油三酯血症、高密度脂蛋白胆固醇和低密度脂蛋白胆固醇。由此可见，老年糖尿病患者大血管并发症的危险性显著升高。

（6）治疗依从性及耐受性差。由于记忆和认知能力下降、经济条件受限等，老年糖尿病患者对治疗依从性差。

糖尿病发病有征兆

有研究表明，25%的患者发病后还不知道自己已经患上糖尿病。美国专家提示，以下10个糖尿病征兆应引起注意。

（1）多尿。糖尿病患者机体内食物转化为糖的效率下降，导致血液中的糖含量升高。身体为了保护自己，不得不通过尿液排出多余的糖分，只是尿量明显增多。

（2）口渴。排尿增多会导致口干舌燥，这时不要用含糖饮料解渴，以免增加血液中的糖含量，加重病情。

（3）体重略减轻。超重是糖尿病的危险因素，体重略减轻听起来似乎非糖尿病的标志。其实，糖尿病引起体重略减轻主要有两个原因，一是部分水分从尿液中排出，二是排尿频繁也会带走一些热量。

（4）虚弱和饥饿感。高血糖意味着身体调节血糖出现了问题，如果吃了高碳水化合物食物（如精米和白面），胰岛素会升高，引起血糖迅速下降。这会使人感到虚弱，进而渴望获得更多碳水化合物，导致恶性循环。

（5）持续疲劳感。持续疲劳是一个重要特征，这可能意味着吃的食物没有分解或被细胞利用，由于机体没有得到所需要的能量，就会感觉很累。2型糖尿病患者随着一段时间内血糖水平的升高，这些症状往往出现较慢。

（6）喜怒无常，脾气暴躁。血糖异常时会感觉不舒服，可能变得更加暴躁。事实上，高血糖还可能出现抑郁症状，如感到很累，不喜欢做事情，不想外出，只想睡觉。

（7）视物模糊。在糖尿病的早期阶段，因为葡萄糖在眼睛积聚，暂时改变其形状，导致眼睛不能聚焦。在血糖稳定下来后六至八周，视物模糊症状就会消失，眼睛也会自动调整。需要注意的是，糖尿病早期的此症状，多不是糖尿病性视网膜病变。

（8）伤口愈合慢。糖尿病患者血糖水平升高，免疫功能下降，导致身体愈合能力减弱。

（9）脚发麻。血糖浓度升高后，可能出现轻度神经损伤，引起双脚麻木。

（10）更容易发生尿路和酵母菌感染。尿道和阴道糖水平升高将成为细菌和酵母菌感染的温床，要警惕反复感染。

有研究发现，患糖尿病后不及时控制血糖的时间越长，发生心脏病、肾病、失明等严重并发症的风险就越高。因此，有糖尿病危险因素者应定期评估，如果已出现了以上信号，应到医院检查相关指标。

老年糖尿病患者可以不苛求血糖达标

严格控制血糖虽能降低并发症，但易发生低血糖。血糖过低会出现低血糖反应，严重的低血糖还可致残甚至致死。最新研究认为，过度强化降糖、降压和联合降脂，对于糖尿病患者并无明显的综合获益，甚至可能增加糖尿病患者的病死率。

尤其是老年糖尿病患者，机体各脏器调节功能降低，更易发生低血糖。老年人感觉减退，出现缺乏饥饿感、心慌、出冷汗、头晕等低血糖的预警症状，会直接进入昏迷状态。如果抢救不及时，就会危及生命。老年糖尿病患者易发生动脉硬化、高血压、冠心病，一旦发生了低血糖，极易诱发脑卒中、心肌梗死，甚至心源性猝死。

血糖达标固然重要，但并非糖尿病防治的全部，而应是控制血糖、保护胰岛细胞、减少低血糖"三管齐下"，应打破"降糖必须达标"的传统观念。血糖控制应因人而异，综合考虑低血糖、肝肾功能、心血管风险、体重增加等多种因素，"全面考量、综合治理"，从而有效地改善糖尿病患者的长期预后。

2013 年更新的《中国 2 型糖尿病防治指南》制定的血糖达标标准是：空腹血糖 3.11~6.11 毫摩尔/升，餐后 2 小时血糖 5.0~7.8 毫摩尔/升，糖化血红蛋白 <7%。对于年纪较大、合并症较多的糖尿病患者，降糖达标水平可适当放宽：空腹血糖 <8.0 毫摩尔/升，餐后 2 小时血糖 <10.0 毫摩尔/升，糖化血红蛋白 <7% 即可。

自测血糖时应注意的六个方面

对于患者来说，自我监测血糖是监控疾病的重要一环，有关专家总结了一些自测血糖时的注意事项，以帮助患者提高精确度。

（1）自测血糖的时间应放在早晨六七点钟　相对来讲，内分泌系统的疾病对就诊时间的要求很严格，对于糖尿病来说，在早上六七点钟测的空腹血糖是相对准确的。所以，糖友们自测血糖时，应注意这一点。

（2）测试前用肥皂水洗净双手　自测血糖相当于在试纸上进行一项血生化试验，任何"污染"都可能干扰结果。测试前，最好用肥皂水洗净双手，然后反复冲洗，并保持手指彻底干净。

（3）保证没有酒精或消毒液残留　很多患者并没有意识到，酒精也可能影响血糖读数。因此，在用酒精棉签或其他消毒液涂抹后，一定要保持手指上没有残留。采血前，注意双手要彻底干透，或用消过毒的纱布擦拭干净。

（4）定期校准血糖仪　再好的仪器也要经常进行校准，因此每开启一盒新的试纸，检测结果突然"走偏"，或血糖仪不慎掉落、磕碰之后，都最好重新进行校准。

（5）血糖仪和试纸不能随便放　很多人知道胰岛素不能乱放，可对血糖仪马马虎虎。事实上，这个小仪器也是一座小型实验室，需要按照说明书的规定条件储存。太阳直射、温度太高或太低、过于潮湿的浴室等，都不宜长时间存放。

（6）留意有效期　为了节省，不少患者会忽视这一点。随着时间的推移，测试条会逐渐降解，"过期"的结果可不能轻信。

降糖标准还可以进一步适当放宽。

老年糖尿病患者要建立健康管理计划

糖尿病的治疗非常棘手，症状常常反反复复，所以老年糖尿病患者要建立一套健康管理计划。

（1）适当地多运动，保持理想体重。40岁以上的人，体重每增加1kg，糖尿病发病危险增加9%。当体重＞正常范围的35%～40%时，组织对胰岛素的敏感性将下降30%～40%。

（2）保持血糖稳定。保持血糖稳定是饮食治疗的关键，尽量避免血糖波动，采取"少食多餐"的方式，即保持一日三餐的总量不变，而改成五至六顿来吃，以避免血糖忽高忽低，尽量使血糖保持在一条直线上，这一点非常重要。

（3）每日主食150～300克，最多不超过300克。一般200～250克，至少应超过100克，如果达不到这个量，就会破坏营养平衡，会使身体发生异常反应。主食应多选择慢释放能量的碳水化合物，再加上一些蛋白质，这就意味着下面的这些食物都是可选的：坚果、水果、"种子类"蔬菜（玉米、豌豆、青豆）、粗粮、蚕豆或小扁豆，它们既含有缓慢释放能量的碳水化合物，又含有蛋白质。

（4）多食用豆类及豆类制品。豆类及制品（黑豆、豌豆、豇豆、绿豆、蚕豆、扁豆等）对血糖的影响不大，是高蛋白低脂肪的食物，是糖尿病人优质蛋白质的最佳来源之一，是所有食品中的最佳选择。副食品要少吃红肉类，多吃白肉类。尤其是常吃深海鱼类，可以降低胆固醇和三酸甘油酯，降低血液黏稠度，有利于预防心血管疾病，降低心脏病发作和中风的几率。

（5）多食用蔬菜。每天吃500~700克新鲜蔬菜，而且保证每天吃的蔬菜颜色超过5~7种。新鲜蔬菜尽量生食或轻微烹制，饥饿时可以吃黄瓜、西红柿等含糖低于3%的新鲜蔬菜充饥，可选用苦瓜、洋葱、黄鳝、菠菜根、白萝卜、蘑菇、芹菜、冬瓜、空心菜、豌豆、豆腐渣、银耳、木耳、魔芋、猴头菌、玉米须等食物。应禁食含大量淀粉的食物，如土豆、红薯、藕粉、粉条、芋头等。

（6）多喝纯牛奶及酸奶。在多喝奶的同时，还要多吃虾皮、海带、奶酪、发菜、排骨、酥鱼、芝麻酱、黄豆等富含钙的食物，以保证大量钙的摄入。多选用菌藻类食物，如海带、紫菜、木耳、香菇，以保证B类维生素和矿物质的摄入。

（7）选择性地食用水果。在血糖控制很好的情况下，可以选择一些低血糖生成指数（GI≤55）的水果，如苹果、梨橙子、柚子、猕猴桃等等，菠萝、香蕉和水果干对血糖的浓度影响最大，应避免食用。

（8）多做足部保养。脚部最易受到糖尿病的影响，足底按摩、泡脚对糖尿病人是非常有益的。

运动处方1　八步床上健身操

老年糖尿病患者在药物治疗的同时，不妨尝试运动疗法，对治疗也有一定的积极作用。稳定期的1型糖尿病患者，体重超重、病情控制稳定的2型糖尿病患者，均适合采用此套床上健身操。

第一步：拉伸全身肌肉　双臂高举过头，伸展脚趾。早上醒过来后，做些全身拉伸运动有助消除睡意，为身体活动做准备。

第二步：身体平躺，一侧膝部尽量向胸口弯曲　保持姿势，深呼吸几次，然后换另一侧，重复同样动作。重复3至5次，可放松身体关节。

第三步：保持俯卧姿势，身体向上弯曲　伸展双臂，双手压床，上身向上抬起，头部尽量看天花板。保持姿势，深呼吸，拉伸后背肌肉。

第四步：坐起身，双腿打开　吸气时，尽量举起双臂，再呼气，将身体向右腿倾斜，双臂尽量伸向脚趾方向。保持姿势，做3次深呼吸，复位，然后换左侧，重复相同动作。

第五步：自行车踩踏动作锻炼腹部肌肉　平躺后伸出双腿，双手手指交叉抱住脖子，上身稍微离开床面，一侧膝部尽量靠近胸口，然后转体并用反侧肘部碰到弯曲膝部。之后，换另一侧，重复同样动作，做 10 组练习。

第六步：侧卧，一只手臂伸展过头部，另一只手臂置于身体一侧将上面一条腿尽量上举，再慢慢放下。重复 10 次后，换另一侧，重复相同动作。

第七部：平躺，完成举腿动作，将右腿尽量高举　保持姿势，深呼吸一次，然后缓慢放下。重复 10 次后，换另一条腿重复同样动作。

第八步：平躺，双膝弯曲，双脚尽量靠近臀部　双手置于身体两侧，盆腔尽量抬高，呈桥状。保持姿势，深呼吸一次，然后慢慢放下腰部。动作重复 5 次。

运动处方 2　站桩（同站桩功）

站桩是一种武术基本功，也是一种医疗体育运动，方法简单易行，不受年龄、性别、身体状况、场地、条件的限制，有病者治病，无病者防病，静中生动，动中求静。通过调整神经系统功能，促进血液循环，增强新陈代谢，调整恢复人体各个器官组织的功能，对保持健康、治疗疾病具有显著的疗效。

动作要领　两腿分开与肩同宽，两膝微屈，双臂平举，手高于肩，肩高于肘，周身放松，空胸实腹，如抱气球，举轻若重，意守丹田，心中坦荡，内涵万物，两目微闭，透视苍穹，通体蓬松，内心宁静，精神愉悦地站立。

站桩主要锻炼身心，让心态平和，令周身气血顺畅，内外一体，如此则"气血冲和，万病不生"，"经络顺畅，何病之有"，达到养生防病、强身健体、培植元气、增强力量、内健外强的效果。

对于糖尿病患者而言，站桩练习应以循序渐进为原则。开始每次以 10～20 分钟为宜，然后根据个人体质强弱和病情不同，逐渐延长时间。

在练习过程中，最容易出现的反应有肌肉震颤、微痛、肢体酸麻、坠胀、周身温热感、微微出汗，这些都是正常现象，不必恐慌。出现这种情况，多半是肌肉不够强健、气血欠畅通的表现，坚持练习10日左右，站桩后就会感到全身轻松愉快，各种不适感随之消失，渐渐体会到气血畅通，肌肉灵活，疲劳感减轻，随之会出现流眼泪、打哈欠、打饱嗝、矢气、腹鸣等症状，这是经络和气血壅塞消除的好现象，表明大脑完全放松，消化系统、运动系统、神经系统的生理功能得到改善，身体就会产生一种特别舒畅的感觉，这种舒畅感随着练习的持续会越来越显著。

运动处方3　强化散步法

散步，是日常生活中最简单易行的锻炼方式，它能够缓解压力、强健肌肉、减轻体重、加快血液循环速度。中速或快速的散步有助于高血压、糖尿病以及高血脂的治疗。有专家认为若能给散步加点难度，能让身体获得更多的能量，强身健体的效果会越好。

（1）负重走　出门前，从家里拿两个大一点的塑料瓶子，装满水，作为简易哑铃。两手各拿一个，保持左右重量一致，对老年人的步态平衡也有很大的作用。

（2）轻拍双臂、轻揉耳朵　老年人在散步时可以前后拍掌，敲打身体两侧胆经。轻揉耳朵、轻拍双臂都是很好的辅助动作，可以促进经络畅通，气血调和。

（3）爬坡走　与在平地上散步相比，爬坡走能更多地锻炼到背部、臀部和大腿肌肉。爬坡走15分钟，然后又以相同时间回到起点，就相当于行走了3.2公里。但是，老年人最好不要尝试过大的坡，以免膝关节受损。

（4）延长步幅　散步时加大步幅，可以使腿窝和臀部多用力，燃烧掉更多的热量。

（5）不断调整散步速度　这意味着在散步过程中可以小步跑一段，然后再恢复到散步的状态，循环进行。变速走，能够调动更多的肌肉参与到锻炼过程中，更好地锻炼心肺功能。

散步时，要将注意力集中在脚底的涌泉穴，如果感觉到脚底微微发热，效果最好，这有助于改善神经衰弱、失眠等症状。此外，老年人走路时还要随时关注周围环境，不要漫不经心，以免摔倒受伤。

运动处方4　仿生体疗法

适宜于糖尿病患者在药、食疗控制血糖和尿糖基础上，进行合理的运动，可有效地加强神经和内分泌系统对代谢的调节，促进糖和脂类的代谢。

（1）企鹅步行　并腿站立，两手放松垂于体侧。①两手向前后摆动，右腿屈膝向前迈出半步（肢体重心由足跟移至足尖），模拟企鹅缓缓蹒行。②左腿屈膝前迈，右脚随即呈蹬立，两手向前后摆动一次。③～④与①～②动作相同，重复4～5次（40～50米/次）。

练习时，两腿向前迈步和两臂摆动力求连贯、协调；步行忌空腹（可食少量乳汁或糕饼），晚上应在餐后1.5～2小时进行。

（2）猿人走跑　并腿站立，两手放松垂于体侧，模拟猿人直体姿势进行走步、慢跑或走跑交替的体疗练习（走跑交替是一种慢走一段，再慢跑一段的体疗方法，走走跑跑交替进行，根据患者不同病情类型，选编运动负荷）。①步行450米—慢跑50米—步行900米—慢跑100米。②步行400米—慢跑100米—步行800米—慢跑200米。

该疗法可有效加强胰岛素的调节，降低血糖。练习时要步履轻松、缓慢，呼吸均匀；慢跑时，动作放松、协调、有节奏感。负荷强度一定要控制在最大耗氧量的50%左右，练后心率110～130次/分钟。练习时禁忌空腹，以免引起低血糖反应。

运动处方5　强健五脏法

常练强健五脏法，可收到明显的降低血糖的功效。

（1）健肝法　站立，两手置于身体两侧，交替下按，意念送至掌心及指尖，各做30次。然后双手置于胸前，手心向前推，意随手走，反复做3次。再以双手向身体两侧平推，用意念把身体内的浊气通过手推至体外。

（2）健心法　站立，左手轻握右手背部，置于胸前，然后沿着胸壁移动。向右移时，左臂贴胸，向左移时，右臂贴胸，各做 10 次。然后，双臂交叉前伸与后甩，各做 10 次。

（3）健脾法　保持立正姿势，双臂同时向一个方向摇摆。手摆向左侧时，头要转向左侧，意念从胸至左足；手摆向右侧时，头亦向右，意念从胸至右足，反复做 30 次。

（4）健肺法　保持立正姿势，双手掌心向后，俯身擦足 3 次，再双手掌心向前，俯身擦足 3 次，反复做 10 次。

（5）健肾法　站立，双手握拳，紧抵左右腰部，身体向两侧摇摆 30 次。再将双臂伸直下垂，右手盖在左手上，身体向两侧摇摆 30 次。

运动处方 6　自我按摩法

近年来，自我按摩成了防治糖尿病的一种行之有效的辅助手段。

第一步　取站立位，两足分开，与肩膀同宽，先用掌摩腹部 100 次，擦两侧胁肋部 100 次，用中指按揉中脘、神阙、气海、关元穴各 100 次，用双手掌擦腰骶部，用拇指按揉足三里、三阴交、阴陵泉穴各 100 次，以有酸胀感为好。

第二步　用左手捏拿右上肢，自远端向近端捏拿 10 遍，用拇指按揉曲池、合谷、外关穴各 1 分钟，以有酸胀感为度。用右手以同样方法捏拿和按揉左上肢。双掌搓热蒙面部，可做 50 次左右，然后再闭目养神 10 分钟。

第三步　按压耳后窝。耳后窝位于双侧耳垂后方凹陷处，有降糖调血第一窝之说。"耳后窝"深层分布有迷走神经，通过刺激可使迷走神经兴奋，促进胰岛素的分泌，从而有效降低血糖。此外，按摩耳后窝还可激发三焦经之气，调气血，预防糖尿病并发症。患者用双手拇指缓缓用力按压耳后窝，慢慢吐气，持续 5 秒再松手，如此反复按压 10～15 分钟，每天午饭、晚饭后半小时各按摩 1 次。

运动处方 7　日行万步法

步行是一项健身效果显著，同时安全可靠，且肌肉和韧带受伤概率小的中等强度的体力活动，国外普遍推荐的处方是每天步行 10000 步，而我国则推荐每天 6000 步到 10000 步。健步走有助于降低代谢综合征的发病率，如对高血压、高血糖、脂代谢紊乱等降糖作用尤为明显，身体条件许可的中老年人可选择此法。

（1）千步为尺　千步是一把尺子，能够衡量活动量。以中速步行 1 千步为 1 把尺，度量你每天的活动。各种活动都可以换算为 1 千步的活动量，不同活动完成 1 千步活动量的时间不同。日常生活中的中等速度步行，走 1 千步的时间大约需要 10 分钟，而许多活动都可以通过 1 千步的活动量来衡量。相当于 1 千步的活动时间（分）是：熨烫衣服为 15 分钟、照看孩子为 13 分钟、中速步行为 10 分钟、拖地吸尘为 8 分钟、中速骑车为 7 分钟、健身操为 6 分钟、负重步行为 5 分钟、慢跑、中速游泳为 3 分钟。

（2）不拘形式　累计日常生活、工作、出行和运动等各种形式的活动，而活动量最好能达到 4 千步、7 千步或者 1 万步的活动量。达到每天相当于 1 万步的活动目标，可以通过以下方式实现：日常生活和工作中的活动，步行或骑自行车出行往来，运动锻炼。

（3）循序渐进　在开始参加锻炼或调整活动量时，需要逐渐增加活动强度和时间，给身体一个适应过程，避免突然增加活动量造成意外伤害。

（4）感觉用力　活动时的力度需要根据每个人的体质和感觉来选择，如果想更有效地促进健康，需要每天 4 千步以上的中等强度活动，如快走、上楼、拖地等。每次活动应在 1 千步活动量或 10 分钟以上，此时锻炼者会感到心跳和呼吸加快，用力但不吃力，可以随着呼吸的节奏连续说话，但不能唱歌。

运动处方 8　糖尿病并发症预防法

（1）举沙瓶练上肢肌肉　糖尿病患者的肌肉质量都很差，在矿泉水瓶里灌满沙子，糖尿病患者一手握一个，像举哑铃那样，双臂向上伸直高举过头顶，然后恢复原位，反复数次。很多糖尿病人在看电视时，身体像泥一样瘫在沙发上，甚至看着看着就睡着了，坐那儿就犯困，这个时候就可以举矿泉水瓶，一直举到胳膊有酸痛感即可。这么做不仅能锻炼上肢肌肉，对于女性来说还可以预防乳腺癌。

（2）使劲睁眼，预防糖尿病眼　糖尿病是全身性疾病，并发症最可怕，为了预防糖尿病眼病，有一个特别简单的方法，那就是使劲睁眼，再使劲闭眼，这样做可以让血液瞬间被挤回心脏，再把新鲜血液输送至眼睛。这个动作可以预防糖尿病眼，对防治白内障、近视、眼睛干涩也大有益处。

（3）努力张手指，缓解关节炎　一旦出现糖尿病关节炎，全身都会疼。这样的患者，以及有类风湿性关节炎的患者，可以努力张开双手十指，伸直，停顿一下后再弯曲指关节呈爪状，然后用力握拳。因长期使用鼠标造成的手指疼痛，也可以靠这套动作得到缓解。

运动处方 9　饭后走

不少糖尿病患者在治疗时，常常遇到一个十分棘手的难题，那就是单纯依靠口服降糖药或者皮下注射胰岛素，常常难以降血糖，特别是餐后血糖降至正常水平。其实，要想解决这个问题并不难，患者只要在每餐饭后半小时行走 5000 步，同时配合饮食疗法，日复一日，就能有效地使血糖保持在正常或接近正常水平。

以餐后行走来降低血糖，机理比较复杂。人在静息的状态下，肌肉代谢的主要燃料是游离脂肪酸，糖只占极少量，但是在运动时，肌肉能量的需求加大，糖的分解代谢也随之增强。餐后行走不仅能促使血液中葡萄糖迅速进入肌肉和其他组织，加速糖的氧化、利用过程，还可以减轻或消除胰岛素的抵抗现象，增强各组织器官对胰岛素的敏感性，从而提高肌肉利用胰岛素的能力，把居高不下的餐后血糖很快地降下来。坚持散步还能促进脂肪代谢，提高肌肉对脂肪酸的利用率，降低血浆甘油三酯，减轻体重，增强体质，提高抵抗力，改善全身机能状态，防止和减少心血管等并发症。

　　葡萄糖耐量降低者是糖尿病人的后备队，以饭后行走进行干预，还能卓有成效地预防糖尿病，减少发病率。

运动处方 10　腿疗

　　临床实践证明，腿疗可以辅助降糖，对糖尿病引起的下肢神经病变有明显的改善作用。所谓腿疗就是以穴位按摩为主，重点为以下 3 个穴位。

　　（1）太溪穴　太溪穴位于足内侧，内踝后方，内踝尖穴与跟腱之间的凹陷处。可用拇指或中指按揉 3 ~ 5 分钟，以局部酸胀为宜。

　　（2）血海穴　屈膝，手掌掌心朝下，指尖指向大腿内侧处，即髌骨内侧端上约 2 寸的地方就是血海穴，可用拇指或中指按揉 3 ~ 5 分钟，以局部酸胀为宜。

　　（3）胰反射区　在足内侧的大脚趾骨根部，用温水、药物或手法进行刺激，就会通过经络传到胰腺里，慢慢增强胰岛功能。可以每天把胰腺反射区揉一揉、掐一掐，注意动作要轻柔，不要用力太大，每次大概 1 ~ 3 分钟。

运动处方 11　背撞墙

　　糖尿病患者尤其是体弱多病的老人，不妨采用"背撞墙"的运动方法，也能达到降糖的目的。

　　动作要领　人体后背依靠墙壁站立，脚后跟离墙体约 10 厘米，双手叠加捧小腹。运动时先前倾身躯，当背部离开墙壁 5 ~ 10 厘米时返回碰撞墙壁，重点撞击脊柱两侧部位，力度应适中，每分钟撞墙约 30 次左右，一般不超过 20 分钟。初锻炼者先进行短时间的适应性运动后，再逐步延长运动时间，还可使用无靠背的座位实施坐姿"背撞墙"运动，则更轻松。由于人体所有器官，特别是胰脏对人体长期直立运动缺乏敏感性，实施"背撞墙"运动能产生罕至的有氧反序"横向震动"，比起步行运动，更有利于激活胰岛 B 细胞功能，从而增强胰岛素的分泌代谢而降低血糖。另外"背撞墙"还能消耗身体热量（一般撞墙达 50 次时浑身有发热感），因此，对于某些糖尿病患者，只要坚持锻炼，合理治疗，就能控制血糖，有助于逐步减少对药物的依赖。

"背撞墙"运动还有一大作用，那就是能对脊柱附近的大量经络穴位起到一定的按摩作用，疏通经络，激活背部皮下组织中处于休眠状态下的大量免疫细胞，提高人体免疫功能。

运动处方 12   跳跃

老年糖尿病患者，如果每天坚持做一些力所能及的跳跃运动，不仅可提高心肺功能，预防骨质疏松的发生，还可以加强体内的糖、脂质等物质的代谢，有助于降低血糖，预防和延缓糖尿病并发症。适合糖尿病患者的跳跃运动主要有以下几种：

（1）原地跳　站立，两脚自然分开，与肩同宽，两手在身后十指相扣。膝关节稍微屈曲，用前脚掌蹬地向上跳跃，然后落地。连续跳跃 10～30 次，每日 1 回。

（2）开合跳　站立，双臂自然下垂，两臂向前摆，两足向上跳时左右分开，然后下落时两足合并，两臂还原。也可以两臂侧平举，两足向上跳时前后分开，下落时两足合并还原。连续跳 10～30 次，每日 1 回。

（3）单腿跳　双脚并立站稳，将一只脚向后弯曲，保持离地状态，然后另一只脚稍微屈曲，向上跳跃后着地。连续跳跃 10～30 次，每日 1 回。

刚开始练习跳跃时，可以根据自身的情况，少跳几次，跳跃速度也可以适当放慢一些，等到适应之后，再增加跳跃的次数、速度及跳跃的难度。

第二部分   骨质疏松症

世界卫生组织（WHO）将骨质疏松症定义为因骨量低下、骨微结构破坏，导致骨脆性增加，易发生骨折为特征的全身性骨病。美国国立卫生研究院于 2001 年提出骨质疏松症是以骨强度下降、骨折风险增加为特征的骨骼系统疾病。骨强度反映骨骼的两个方面，即骨矿密度和骨质量。骨质疏松症是一种严重影响中老年人健康和生活的常见病，尤其是中老年妇女。骨质疏松症可分为两种：原发性骨质疏松和继发性骨质疏松。原发性骨质疏松包括绝经后骨质疏松和老年性骨质疏松，继发性骨质疏松则是因为某些疾病或长期服用某些药物，如皮质类固醇激素而引起的。

骨质疏松是一个世界范围的健康问题，全球范围内估计有 2 亿人受骨质疏松的影响，全世界每年因骨质疏松而导致骨折的有 890 余万起。据不完全统计，在我国有近 1 亿的骨质疏松症患者，40 岁以上人群发病率为 16.1%，60 岁以上人群则为 22.6%，80 岁以上老人则达到 50%。骨质疏松的主要表现是骨量减少，骨组织结构破坏，骨脆性增加，骨髓变得如同多孔的海绵，稍有不慎就会引起骨折，同时可出现周身酸痛、乏力、抽搐、身材缩短、驼背等表现，严重影响老年人的生活质量。

骨质变"松"有个渐进过程

骨质是如何变松的？这得从人的生长发育说起。人体 30 岁以前，由于成骨细胞的作用，人体摄入的钙很快被吸收进入骨骼中沉淀，这时骨小梁最多、骨皮质最厚、骨头最强壮。一般人在 35 岁以后，骨质量会开始慢慢减少，每年流失 0.5% ~ 1%。当骨质流失后，骨骼外形看起来虽然仍跟正常差不多，但实际上原本紧密的骨头，生长了许多空洞而呈现中空疏松的现象。40 岁以后，由于胃肠功能逐渐减退，人体降钙素、雌激素、甲状腺旁素等激素水平下降，导致钙的吸收减少而流失增加，体内的钙呈负平衡。为了弥补血液中钙质的不足，身体需要不断地从骨骼中转移出钙来补充，因此出现骨代谢的天平倾斜，导致骨内孔隙变大变多、骨小梁变小、骨皮质变薄、骨密度变小的骨质疏松现象。一般而言，45 岁以后，每 10 年骨质脱钙率为 3%。

祖国传统医学早在两千多年前的《黄帝内经》中，就对骨质疏松症作过论述："肾气虚，则腰脊不举，骨枯而髓减，发为骨痿。"这里所说的"骨枯"、"骨痿"就是现代医学所说的骨质疏松。导致骨质疏松的主要原因有四种：一是女性由于雌激素缺乏造成骨质疏松，男性则为睾酮水平下降引起的；二是胃肠道疾病。炎性肠病导致的吸收不良和进食障碍，导致快速的体重下降以及营养不良，也会出现骨质疏松；三是长期过量饮酒导致钙吸收障碍；四是长期卧床、运动不足，长期室内工作也会让骨头变松。

三大症状警惕骨质疏松症

骨质疏松症患者由于早期没有特殊的临床表现，并且发展过程缓慢，容易被大多数人所忽视，有的患者甚至骨折才意识到疾病的危害性，有的甚至因骨折并发症而死亡。那么骨质疏松症有哪些表现呢？

（1）疼痛和肌无力。骨质疏松症状较轻者通常无特殊的临床表现，不易被发现，较重者可有疼痛表现，其次是肩背、颈部或腕、踝部甚至全身骨痛。初期病人常感腰背痛，尤其在由静止状态转而开始活动的时候，如翻身、起床时。随着病情的逐渐加重，疼痛转为持续性，当出现骨折时，活动明显受限。

（2）身长缩短、驼背。这是骨质疏松症继腰背痛之后出现的另一种临床表现，是由于脊柱不断萎缩、变薄所致。脊柱楔形性压缩性骨折而使脊柱变形、缩短，这是老年人身体变矮、驼背的主要原因，由此可以出现胸闷、气短、呼吸困难等不适。人有24节椎体，正常人每一节椎体高度约2厘米，老年人骨质疏松时椎体压缩变短，每一椎体缩短2厘米左右，伸长平均缩短3~6厘米。日常生活中，当发现自己的身高在变矮时，应想到骨质疏松症的发生。

（3）骨折。这是骨质疏松症给人体造成的最严重的危害，它不仅给患者造成直接的、巨大的痛苦，由于长期卧床限制活动，还可进一步加重骨质疏松的病情。骨质疏松症引起的骨折比一般外伤性骨折更容易发生，有的甚至一屁股坐在地上都可引发骨折。骨质疏松最常见的部位有：脊柱、髋部、肩部和腕部。

骨质疏松往往"偏爱"女性

骨质疏松症是中老年人常见的骨骼病，其中女性骨质疏松症患者是男性的 4 倍。女性由于绝经期后雌激素水平的下降导致骨量减少，从而比男性更易发生骨质疏松症，年龄也比男性早。有资料统计，40岁以上的女性骨质疏松发病率约为 20%，60 岁以上的女性则达到50%，而 75 岁以上的妇女，骨质疏松症的患病率高达 90% 以上。另有统计显示，25～39 岁的年轻女性中，有 2%～2.5% 的人正面临骨质流失的威胁。从事体力劳动强度越小的职业者，骨质疏松患病率越高。

哪些人该去检测骨密度

鉴于原发性骨质疏松在人群中的多发性和普遍性，因此建议符合以下任何一项者到医院就诊，做骨密度测定。

（1）女性 65 岁以上和男性 70 岁以上，无论是否有其他骨质疏松危险因素。

（2）女性 65 岁以下和男性 70 岁以下，有一个或多个骨质疏松危险因素。

（3）有脆性骨折史或脆性骨折家族史的成年人。

（4）各种原因引起的性激素水平低下的成年人。

（5）X 线片检查已有骨质疏松改变者。

（6）接受骨质疏松治疗、进行疗效监测者。

（7）有影响骨代谢疾病或服用影响骨代谢药物史。

运动处方 1　防治骨质疏松保健操

防治骨质疏松操是在易筋经五印健身操的基础上增加了对骨骼的静态负荷锻炼，使骨骼在平稳安全的状态下消耗能量，让骨骼感觉到"饥饿"，骨骼"饥饿"了就会自觉地吸收能量、补充能量，促进新陈代谢和全身血液循环，增强骨骼组织对所需营养，特别是对钙质的吸收，久而久之自然会使骨骼的硬度和韧性得到提高，达到预防和改善骨质疏松的目的。

（1）双手下按　动作：双脚分开站立比肩稍宽，两臂自然下垂，手指微张并稍向前翘起，掌心向下，双目前视，呼吸自然，全身放松，稍臆想着腹部。然后，稍稍调整姿势，把身体重心移到右脚，把左脚脚跟稍稍提起成虚步状态，随后双手屈臂上提到两肋后双掌逐渐用内力下按，双掌下按的同时双脚五趾微张并踏步（左脚点地），头上顶，臆想自己呈顶天立地的姿态；稍停，再做屈臂上提和双掌下按的动作。如此，一次屈臂一次下按为两个节拍，重复这一动作两个八拍后把身体的重心移到左脚，使右脚脚跟提起成为虚步状态，继续做屈臂上提和双掌下按的动作两个八拍。本节动作共做四个八拍后，还原为两脚分立比肩稍宽、两臂自然下垂的起始姿势。

（2）双手前推　动作：接前式，同前式一样站好后稍微调整姿势，把身体重心移到右脚，把左脚脚跟稍微提起成为虚步状态，之后开始做动作：双手屈臂上提到胸前，手指向上，掌心向前，之后双掌逐渐用内力向前推，双掌前推的同时双脚五趾微张并踏地（左脚点地），头上顶，臆想自己成顶天立地的姿态；稍停，再做屈臂内收到胸前和双掌向前推的动作。如此，一次收臂—推掌为两个节拍，重复这一动作两个八拍后，把身体的重心移到左脚，使右脚脚跟提起成为虚步状态，继续做收臂—推掌的动作两个节拍。本节动作共做四个八拍后还原为两脚分立的起始姿势。

（3）双手上推　动作：接前式，同前式一样稍微调整姿势，把身体重心移到右脚，把左脚脚跟稍微提起成为虚步状态，之后开始做动作：双手屈臂上举到与肩平，手指向后，掌心向上，之后双掌逐渐用内力向上推，双掌向上推的同时双脚五趾微张并踏地（左脚点地），头上顶，臆想自己呈顶天立地的姿态；稍停，再做屈臂内收和双掌向上推的动作。如此，一次收臂—推掌为两个拍节，重复这一动作两个八拍后，把身体重心移到左脚，使右脚脚跟提起称为虚步状态，继续做收臂—推掌的动作两个八拍。本节动作共做四个八拍后，还原为两脚分立的起始姿势。

（4）双手侧推　动作：接前式，同前式一样站好以后稍微调整姿势，把身体重心移到右脚，把左脚脚跟稍微提起成为虚步状态，之后开始做动作：双手屈臂上提到胸前，手指向上，掌心向前，之后双掌逐渐用内力分别向两侧推出，双掌侧推的同时双脚五趾微张并踏地（左脚点地），头上顶，臆想自己呈顶天立地的姿态；稍停，再做屈臂内收到胸前和双掌侧推的动作，如此，一次收臂—侧推掌为两个节拍，重复这一动作两个八拍后，把身体的重心移到左脚，使右脚脚跟提起成为虚步状态，继续做收臂—侧推掌的动作共两个八拍。本节动作共做四个八拍后，还原为两脚分立的起始姿势。

（5）转身推手　动作：接前式，两脚分立比肩稍宽，两手小臂前屈向上提至胸前，掌心向前，双目前视，呼吸自然，全身放松，稍臆想着脐腹部，然后上身向右转，同时双掌逐渐用内力向两侧外推，双脚五趾微张并踏地，头上顶，臆想自己呈顶天立地的姿态；稍停，上身转回至面向前方，同时两手收回至胸前，掌心相对，全身放松；稍停，上身逐渐向左转，同时双掌逐渐用内力向两侧外推，双脚五趾微张并踏地，头上顶，臆想自己呈顶天立地的姿势；稍停，上身转回至面向前方，同时两手回收至胸前，掌心相对，全身放松；如此，一次右转—放松—左转—放松为四个节拍，重复这一动作，共做四个八拍。

运动处方2　骨质疏松操

（1）尽力伸展四肢，收腹伸背。
（2）举臂后落下，用力按压床面。
（3）抱膝展臂，双腿靠近胸部。
（4）手臂外展90度，上臂用力压床。
（5）伸展背部，膝关节做屈伸运动。
（6）收缩背、腹、大腿肌肉，臂、腿用力下压。

运动处方3　医疗体操

（1）坐位腰背伸展训练　患者坐位、挺腰，同时双臂于体侧屈肘90°，握拳，双肩后展。
（2）结合胸肌牵伸和腰背伸展的深呼吸训练　患者坐位，挺胸，同时双手十指交叉于枕后部，双肩后展，深吸气。
（3）仰卧位腰背伸展训练　患者俯卧位，胸腹部垫枕，头向后伸，同时双手后上举。
（4）改善腰伸肌和臀大肌的训练　患者掌膝跪地，双手撑于床面，下肢保持膝跪位，另一下肢于屈膝状态抬髋，左右交替。

（5）等长牵伸腹肌训练　①患者仰卧位，双下肢并拢，足背绷直，双下肢离开床面。②患者仰卧位，双膝屈曲（双膝屈曲角度为90°），双手交叉置于腹部，头向上抬起。

练习时应避免做腰椎屈曲训练，以防构成后凸姿势，加重对骨质疏松椎体的压缩。

运动处方4　强骨七法

（1）正确站姿的训练　学习正确站姿的方法可以改善姿势。在练站时，可以靠墙站，同时让头、肩膀以及臀部紧贴着墙面，脚跟则离墙面5~10厘米。站立时让两边肩膀放松，同时维持腰部的弧部，让下腰部可以轻松放入一个手掌，然后缩下巴，紧缩腹部和臀部肌肉，用背部压墙面，如此可以强化背肌，同时也可以让人习惯挺立的姿势。

（2）走路姿势训练　走路可以强化腿部的肌肉力量、心肺耐力以及平衡能力。要维持良好的走路姿势，走路时必须让眼睛直视正前方，尽量保持背部和颈部伸直，下巴和地面平行，微收小腹，让肩膀自然摆动。

（3）扶墙运动　这个运动可以伸展肩部和小腿，同时强化腹肌和背肌。做运动时先面对墙壁站立，两脚离墙面约15厘米，同时两脚打开与肩同宽。吸气，先缩小腹同时将手抬高扶墙，吐气时将双手放下回到原来的位置，之后再于吸气时将右手抬高，左手反方向向下伸展，吐气时将双手放回原位置。然后，换手重复同样的动作，连续做5次。

（4）缩下巴运动　这个运动可以让颈部及肩膀挺直。做这个运动时先坐在椅子上，两眼直视前方并将双手放在大腿上，然后做缩下巴的动作，过程中不可以有低头的动作。在此同时，将双手下压大腿以伸直背部，维持这个姿势几秒钟后再放松。过程中会感觉背部及颈部有被伸张开，重复同样的动作5次。

（5）扩胸运动　这个可以扩展胸部，改善肺活量及躯干姿势。运动时可以坐在椅子上，两脚平放在地上，同时挺直背部，两眼直视前方，之后将双手向外张开到与肩同高的位置，然后弯曲手肘让双手碰触胸口，这样的动作连续做 10 次。

（6）扩背运动　此运动可以扩展胸部、强化上背肌力及改善背部姿势。运动时坐在椅子上，两腿平放在地上，同时挺直背部，两眼直视前方，将手肘弯曲 90 度。然后，在觉得轻松的状态下将双手肘及肩膀尽可能地向后扩展，当做到极限时维持该姿势 5 秒钟，再恢复原本的姿势，过程中尽量放松呼吸，这样的动作连续做 10 次。

（7）压臀运动　这个动作可以强化下背肌及腹肌。做此运动时先平躺床上，膝盖弯曲让双脚轻松地放在床面，并维持背部稍微拱起的幅度（不需刻意抬高背部），然后缩小腹让屁股及背部贴平床上，此时须避免依靠屁股与大腿的肌肉用力，维持这个姿势 5 秒钟后再放松。同样的过程中尽量放松呼吸，如此动作连续做 10 次。

运动处方5　健骨法

（1）弹着走——强健足部的骨骼　抬头挺胸，双臂随走步一前一后摆动，前臂摆动到胸前，后臂尽量向后摆动，迈出一只脚，脚掌与脚趾用力绷紧，加重前脚掌和脚趾蹬地的力量，落地时脚后跟先着地，然后脚掌、脚趾按顺序依次落地。在这只脚脚趾落地的瞬间，发力蹬出另一只脚，感觉身体往上"弹"。

这种锻炼方法，强化了足部肌肉的弹性和足部骨骼的质量，延缓了脚弓的退化，尤其对"糖尿病足"的康复有帮助。

（2）提踵练习——坚固下肢力量　双手扶椅，身体挺直站立，接着双脚尖点地，抬起足跟保持，尽量让全身肌肉都能感到紧张，保持一会儿，慢慢还原，再抬起，大约做 10 分钟或做 100 次。如果能在前脚掌下垫一个 10 厘米左右的小平台，效果会更好。

提踵对脚踝是一种综合锻炼，可有效提高脚踝的能力，对老年人退行性脚部疾病有非常好的治疗效果和康复作用。

（3）10 点 10 分操——远离颈肩骨骼问题　身体挺直站立，双手侧平举（相当于 9:15 的位置），手臂尽量向两侧伸展开，同时尽量向后靠。五指并拢略微向上翘起，接着手臂以肩为轴向后、向上抬起约15 度（相当于时钟 10:10 的位置），然后还原。做的时候手臂尽量向后贴，避免靠惯性摆动。

这是颈部骨骼、关节、肌肉的一种综合锻炼，可缓解颈部许多问题，对颈肩关节、骨骼有问题的人是一种很好的恢复练习，对预防肩周炎也有一定的作用。

（4）单腿抬高——腰椎好起来　抬头挺胸站立，双手叉腰，大拇指可以按住脊柱两侧肌肉，一条腿站立支撑全身，接着将另一条腿伸直向后抬起。抬起时脚尖往回勾，抬起的高度为脚底离地面约 15 厘米，此时上身要略微向后反躬，稍微停顿后慢慢放下，然后脚再抬起来，左右脚轮换进行。动作过程要缓慢而匀速进行，在最高点稍微有所停留。

这是腰椎、腰背部肌肉的一种综合锻炼。此锻炼可缓解腰部许多问题，对中老年人抬高腰部力量和活动能力是一种很好的练习手段，对腰肌劳损、腰部受伤、椎间盘突出、腰骶滑脱等有明显的缓解作用，对臀部肌肉也有明显的锻炼效果。

（5）慢蹲起（负重）——骨骼的负重训练　抬头挺胸站立，双脚分开与肩同宽，脚尖朝向正前方，双手垂于体侧或手持重物，身体慢慢屈膝下蹲到大腿与地面平行，双臂在下蹲的同时向前伸直慢慢举起，到与肩同高的位置，再慢慢还原。

此方法能锻炼下肢、臀部和腰部的肌肉，提高肌肉的质量，预防代谢性疾病。另外，对提高膝盖的功能有很好的锻炼价值，对缓解膝盖不适有很好的康复作用。

（6）徒手夹胸——完善上肢骨骼的质量　双脚与肩同宽直立，两手自然垂于体侧。将双臂抬起至胸前，双肘弯曲使两小臂与地面平行，双手合十，肩部与胸部同时用力，想象双手中有物体被压扁，体会胸、双臂、双手同时用力。双手用力均匀，动作用力保持不变，手臂保持与地面平行的姿势最有效果。

这个动作是对胸部、手臂肌肉群的一种综合锻炼，在用力的同时也为上肢骨骼增加了必要的力量。

运动处方 6 大树参天

"大树参天"是针对全身骨骼关节的练习，伸直到位可以锻炼全身的各个关节，并对预防全身的骨质疏松有一定作用，同时也是一种全身性肌肉的锻炼。下蹲与提踵练习下肢力量，夹胸练习上肢力量，并可以集中你的注意力、控制力，从中改善平衡能力，手脚协调及配合能力。

动作要领 双脚分开与肩同宽，脚尖朝前，目视前方，挺胸收腹下蹲。提起脚跟，使臀部可以触碰到脚跟，大腿与地面平行，双臂弯曲在胸前，双手合十。上肢用力合十，感到双臂肌肉的紧张，缓慢地用下肢力量站起，并始终保持脚跟抬离地面，完全站起后控制平衡，继续收腹，夹紧双腿。双臂向上伸展，抬头目视上方，用力将颈、背、腰、臀以及腿部拉伸。想象自己是一棵大树，双腿及躯干是笔直的树干，双臂是树干，双手是茂密的树枝，双脚则是牢牢抓住大地的根基。保持 30 秒后，回到初始姿势。

运动处方 7 防疏"八练"

防治骨质疏松，可以采取以下运动方式。

（1）伸展锻炼 做伸展运动时须缓慢及稳定，每个动作维持 10 ~ 15 秒后放松，每个运动左右脚轮流做 5 次。①仰卧，双膝屈曲，双手握住双脚，一起向头部拉伸。②两腿一前一后站立，前腿弯曲下压，后腿尽量伸直。③两腿并拢站立，重心移在一腿上，另一腿屈曲上抬。④仰卧，双腿屈曲上抬，双手抱膝，头部上抬，前额尽量贴近膝盖。伸展运动和平衡锻炼能提高柔软度和平衡力，使身体更加灵活，防止因跌倒而引致骨折。

（2）肌力锻炼 ①两脚分开站立，两腿交替前踢，前踢时腿尽量向上伸直，维持 3 ~ 5 秒钟，慢慢放下，连续做 10 次。适应之后，逐渐将维持时间增加至 10 秒钟。为了加强肌肉力量，可在脚踝部加上沙包，以增加负重。②面墙站立，两腿分开，两手上抬伸直，放在墙面上，掌心贴墙。两手用力压墙，身体轻微向前倾，手臂弯曲，收紧腹肌，而后放松，手臂伸直，反复10次。

（3）平衡锻炼　每个动作反复10次。①手扶椅背，左右脚交替向后上抬，使大腿和小腿成90度角。②双脚原地高抬踏步，高度根据个人能力而定，双手前后摆动。③站立，双腿并拢，腰背伸直，先将重心移至脚尖，抬起脚跟，然后放下脚跟，抬起脚尖重心后移，双手可轻轻扶着椅背。④双脚微分，抬起一脚，双手及上身转向抬腿的一边，然后重复再做另一边。

（4）静力性体位锻炼　坐或立位时应伸直腰背，收缩腹肌和臀肌，增加腹压，吸气时扩胸伸背，接着收颏和向前压肩，或背靠椅坐直。卧位时应平仰、低枕，尽量使背部伸直，经常睡硬板床。对所有骨质疏松患者，无论有无骨折都应进行本项训练，使其通过训练习惯这种姿势，以防骨折、驼背的发生。

（5）步行锻炼　每日步行以5000～10000步为宜（2～3千米），适合中老年骨质疏松患者，主要用于防治下肢及脊柱的骨质疏松。最新研究发现，步行能有效维持脊柱及四肢骨盐含量，每日步行少于1000步则骨量下降，多于万步则骨量增加不明显，而两者之间则骨量显著增加。

（6）握力锻炼　每日坚持握力训练30分钟以上，能防治桡骨远端、肱骨近端骨质疏松症，适用于中老年人骨质疏松患者。

（7）疾走锻炼　每星期至少有3～5次的快速步行运动，每次半小时左右，初练走5～10分钟即可，慢慢增加运动量。步行前要做热身运动，步行之后要做整理运动，使身体有个逐渐适应过程，减少运动损伤。做整理运动时，节奏及速度都比热身运动要缓慢。疾走进而肌力锻炼不仅能增强肌肉力量，而且能促进雌激素分泌、改善骨质血流量、阻止骨钙丢失、促进钙吸收和骨形成。

（8）耐力训练　耐力运动以慢跑为主要方式，每日2000～5000米，主要适合老年人。

运动处方8　上下跳跃

骨质疏松是老年人的大敌，因此，预防骨质疏松是中老年人保健的重要环节。对于如何预防骨质疏松症，跳跃运动便是一种简便易行的好方法。研究发现，做跳跃运动时肌肉的收缩可以刺激骨膜，诱导骨细胞的生长。跳跃运动还可以提高骨的弹性和韧性，增加骨密度，推迟骨细胞的老化过程，尤其会对髋部起到很好的骨源性刺激。

美国研究者对绝经前后的妇女进行了观察，发现每天坚持做上下跳跃的女性，一年后便可使骨质密度增加，最容易发生骨折的髋部，其骨质密度增加3%。研究者认为，这是由于在跳跃运动时，不但加速了全身的血液循环，而且地面的冲击力也激发了骨质的形成。有专家认为，妇女在中年期就应该开始多做跳跃运动，中老年男性也宜尽早多做跳跃运动，并随着年龄的增长长期坚持下去，如此便可大大增高骨密度，对预防骨质疏松症极为有益。

跳跃运动预防骨质疏松症，做起来简便易行。做时找一块较为平坦的地方，周围没有什么障碍物或锐利物，双足蹦起，上下跳就行了。每天只要坚持做50次跳跃运动，便能收到增加骨密度，防止骨质疏松的效果。倘若觉得这样跳枯燥，可用跳绳的方法，或者两者交替进行。值得提示的是，跳跃运动预防骨质疏松症，不可急于求成，贵在坚持，只有在长期的坚持下才能收到良好的效果。

运动处方9　肌肉练习

凡已经发生骨质疏松的患者，除了一般性的锻炼外，还可以进行一些定位肌肉练习和床上肌肉练习。两种练习是十分安全的运动，特别适宜于骨质疏松较为严重的患者，可以起到加强肌肉力量，稳固关节，促进钙质沉淀的作用。

（1）定位肌肉练习　就是保持身体不动，有意识地控制肌肉收缩，比如在双腿站立不动的情况下，用力收缩大腿肌肉。定位肌肉练习可以站立练习，也可以卧位练习，每次肌肉收缩应维持6秒钟以上。

（2）床上肌肉练习　先取仰卧位，双上肢放于身体两侧，双腿轮流高抬（腿与床铺夹角 10 度，下同），每条腿重复 20 下，稍休息片刻，双腿同样抬高，重复 20 下。俯卧位，双手交叉抱头，双腿轮流向背后抬高，每条腿重复 20 下。休息片刻，双腿同时向背后抬高，重复 20 下。应该注意的是，双腿抬高时动作要慢，抬到位后要停顿几秒钟，以保证肌肉得到足够的收缩时间，双腿练习次数应量力而行。

运动处方 10　踢腿

经常练习下面两个踢腿动作，可防止骨质流失，加强骨密度，还可以缓解关节疼痛。

（1）平躺在床上，两下肢伸直，分别做两膝关节的弯曲伸直运动，类似踢腿的动作，每次 30 ~ 50 下。

（2）双手扶单杠，一脚抬起，分别做小腿的前后踢动作，逐渐加大踢腿的力度、频率。此种锻炼方式简单方便，但是力度不宜过大，否则会影响关节稳定性，坚持做 3 分钟就行。

运动处方 11　怪走

进行多姿势的行走运动，对祛病延年、养生健身是大有裨益的。

（1）脚尖行走　提起足跟用脚尖走路，可促使脚心与小腿后侧的屈肌群紧张度增强，有利于三阴经的疏通。

（2）脚跟行走　翘起脚尖用脚跟走路，两臂有节奏地前后摆动，以调节平衡。这样可以锻炼小腿前侧的伸肌群，以利于疏通三阳经。

（3）内八字行走　一般人行走多为外八字或直线前进，如改为内八字行走，可消除疲劳。

（4）倒退行走　倒行时全身放松，膝关节不屈，两臂前后自由摆动，可刺激不常活动的肌肉，促进血液循环。另外倒行还可防治脑萎缩，对于腰腿痛有显著疗效。

（5）两侧行走　先向右侧移动几十步，再向左侧移动几十步，具有预防神经失调的作用。

（6）爬行运动　徐徐下蹲，两手着地，背与地面略成平行，手爬脚蹬，缓缓前进。此运动可增加头部供血量，减少心脏负担，对颈椎病、腰腿痛、下肢静脉曲张等多种疾病有疗效。

中老年人如能将此运动灵活运用，不但能使身体气血流畅，增强体力，改善生理功能，而且能不断地提高免疫功能。

运动系统老年病的运动疗法

第一节　了解运动系统的生理功能

运动系统由骨、骨连结和骨骼肌三部分组成。骨和骨连结构成人体的支架，称骨骼。肌肉附于骨的表面，它与骨骼共同完成支持人体、保护体内器官和运动等功能。运动是由肌收缩牵引骨骼而产生的，在运动过程中，骨是运动的杠杆，骨连结是运动的枢纽，肌是运动的动力。

骨　主要由骨质、骨膜和骨髓等构成，是坚硬并具有生命的器官。成人约有骨206块，每块骨都具有一定的形态和特有的血管、神经，它不但能生长发育，而且还具有不断改建自身的结构和修复损伤的能力。骨根据骨在体内的部位，可分为躯干骨、颅骨和四肢骨三类；根据骨的外形，又可分为长骨、短骨、扁骨和不规则骨等。

骨的连结　骨与骨的连结装置称骨连结。根据骨连结的构造形式，可分为直接连结和间接连结两类。骨与骨之间借致密结缔组织、软骨或骨直接相连，其间没有腔隙。这类连结，运动性能很小或完全不能运动。如颅骨之间的缝，椎骨之间的椎间盘等。间接连结又称滑膜关节或关节，是骨与骨之间借膜性的结缔组织囊相连，在相对的骨面之间具有腔隙。这类连结，具有不同程度的运动性能，是人体骨连接的主要形式。人体各部关节的构造虽不尽相同，但每个关节都具有关节面、关节囊和关节腔等基本结构成分。

肌　运动系统的肌均属骨骼肌，每一块肌都有一定的形态结构和功能，有丰富的血管分布和一定的神经支配。若肌的血液供应阻断，或支配肌的神经遭受损伤，可分别引起肌的坏死和瘫痪。

肌的分类方法多种多样，根据肌的外形，可分为长肌、短肌、扁肌和轮匝肌；根据肌的作用，又可分为屈肌、伸肌、内收肌、外展肌、旋内肌和旋外肌等；根据肌的部位，分为躯干肌、头肌、四肢肌。

第二节　认识运动系统的老年病

人体运动系统的衰老和人的五脏六腑是同步的，不过，运动系统的衰老表现得更直接、更明显罢了。

肌肉萎缩、肌力下降，往往导致老年人手脚不灵，行动迟缓

年龄渐增，而肌肉减衰，这是人体老化的显著表现之一。一般来说，在 20～40 岁之间，肌肉的变化不大，但到了 50 岁，肌肉量就开始快速走下坡路，同时，肌肉力量也开始衰退，质量变得疏松，水分相对不足，外形显得干瘪，缺乏原有的弹性及韧性。进入中年后，每过 10 年，肌肉会递减 5～10 个百分点。一般在 50 岁后，我们的肌肉活力就会逐年丢失，特别是主责运动的骨骼肌的减少对人体的影响更大，骨骼肌质量平均每年减少 1%～2%，60 岁后更显著，80 岁以上丢失率甚至高达 50%，骨骼肌萎缩，肌群体积变小，关节活性差，活动范围缩小。随着肌肉的减少，肌力也会下降，75 岁时的握力只相当于 35 岁的 75%，肌腱韧带萎缩并变僵硬，故老人腿脚不便，行动迟缓。

由于每块肌肉衰退速度不一致，老年人常常会感觉力量失衡，从而影响肌肉、骨骼、关节的正常功能，引起关节不稳病症、骨质增生症、椎间盘突出症、骨质疏松症等疾病；同时因肌肉减少，往往导致运动功能障碍、骨折，跌倒风险也会大大增加。再则，肌肉质量下降、脂肪比例增加时，也容易发生胰岛素抵抗、2 型糖尿病等慢性疾病，对老年人的健康危害甚大。美国一项调查研究显示，肌肉无力还会增加老年人患老年性痴呆的风险。老年人如果肌肉力量大，那么患老年性痴呆的风险就要小些，认知能力减弱的程度也更轻微些。

关节老化、磨损加重，常会引发一系列骨关节疾病

人过中年后，人体关节软骨逐渐加速退化，关节活性差，活动范围缩小，关节间隙越来越狭窄，甚至逐渐消失，退行性骨关节炎是此阶段最多见的膝关节疼痛的原因。骨关节的生理结构也会发生变化，特别是脊柱的椎间盘发生生理性改变，使得脊柱生理弧度发生变化，相应的腰背部逐渐弯曲，所以人老了会出现身体变矮，同时，脊柱的各个关节也会发生不同程度的磨损、增生，周围韧带出现钙化，使得胸椎后凸加大，腰椎前凸消失，形成典型的老年性驼背。

不少中老年人的脊椎会出现侧弯，往往带来很多疾病。女性和男性相比，发生脊椎侧弯的人群会多 3 倍。脊椎侧弯的人群特别脆弱，仅仅是搬一次东西就可能导致一两个月的卧床。另外，脊椎疾病还可能影响到心脑血管和心理健康。

若背部关节出现早期退化，常见症状是拎着东西时多个关节剧痛，很难钻进或钻出较低的汽车，或坐在里面不舒服。有的中老年朋友睡觉时常因关节痛而惊醒，有的因膝盖、臀部和背部疼痛而不敢坐较低的椅子或沙发，或因颈部肌肉僵硬而不敢转动脖子，走完路后关节剧痛等。

韧带磨损、撕裂，导致老人运动能力下降

人在婴幼儿时，可以轻松啃到自己的脚趾头，到年纪大了弯腰拉住脚都非常困难。这是"筋"的老化，是衰老的重要标志，也是身体老化的主要原因之一。筋老了，就是出现"筋缩"，也就是筋变短了，导致中老年人的活动能力受限。筋短了就会出现颈部紧痛、腰强直痛、腿痛及麻痹，不能下蹲，长短腿（双下肢长短不齐），脚后跟有放射性的牵引痛，步伐展开不大，密步行走，髋关节的韧带有拉紧的感觉，大腿不能抬举或不能横展，身体不灵活，肌肉收缩或萎缩，手不能正常伸屈，手、脚、肘、膝活动不顺。上面的 15 条症状，有任何一条经常出现，影响正常活动，就意味着身体的相应部位可能已经出现筋缩的表现了。由于关节、肌肉、韧带等组织的老化，运动能力随之下降。

有的刚刚步入中年，上三层楼就需停下休息，并伴有头疼、眩晕、气喘现象；有的用力时头晕眼花，弯腰后站起时目眩等。

骨质增生，常常引起老年性骨性关节病

骨质增生也可称为骨刺，是一种老化、退化现象，好发于中老年人。骨刺的形成是一个比较复杂的问题，至今在医学上还没有完全认识它。人体的骨关节是相对平衡与稳定的，但随着年龄的老化，一些组织发生退变，骨与关节也不例外，负重与活动多的关节尤其容易发生，外伤、劳损等因素可促进退变的发生与形成。退变，首先损害了关节软骨，软骨的老化是骨刺形成的基础。软骨可以发生变形、软化、破裂、脱落，以致软骨完全磨损，这样就破坏了骨、关节的相对平衡。为了维持骨关节的相对平衡与稳定，在承受磨损较小的关节的外围软骨面变得肥厚，使关节边缘形成厚的软骨圈，通过软骨内骨化，形成"骨刺"。骨刺改变了骨关节的承受重力，使关节面上各部位承受重力的分布更不均匀，这一变化持续下去，将造成关节的疼痛和运动的受限。所以说，老年性骨关节炎完全是骨质增生惹的祸。

目前，骨性关节炎已成为发病率仅次于冠心病的第二位常见的老年病，60岁以上病人的患病率为50%，75岁的人群则已达到80%，且这一数字还呈增长趋势。原发性骨性关节炎的年龄多在50岁以上，女性稍多于男性，受累关节常为多数，在脊柱多见于颈椎和腰椎，在下肢多见于膝、髋、踝和第一跖趾关节，在上肢多见于肘、远侧指间关节和第一腕掌关节。继发性骨性关节炎的年龄较小，平均在40岁左右。除继发于多发关节畸形的病例外，受累关节常为少数，而以膝、腰椎、肘、髋、踝等关节最为常见。对于很多中老年人来说，骨关节病年年治、年年发，像个摘不掉的"紧箍咒"，带来了许多烦恼。

第三节　运动防治运动系统老年病的作用

"不练则退"是运动系统功能的重要特征，如果缺乏锻炼，运动

系统的老年病就会接踵而来，人体明显衰老，生活质量也会大打折扣。如果中老年人能加强运动锻炼，就会大大推迟运动系统老年病的步伐。

运动能使肌肉丰满而富有弹性

随着年龄的增长，人体每 10 年就会丧失约 2.3 公斤的肌肉，而脂肪在同期会增加 4.5 公斤左右。因此，为了保持肌肉和脂肪之间的平衡状态，中老年人在不患有严重疾病的前提下，应当进行适当的肌肉力量训练。研究显示，仅仅进行 26 周的力量锻炼，就能从基因层面上逆转老龄化的进程。老年人每周至少应有 3 天进行增强肌肉平衡能力和预防跌倒的活动，为何要重视老年人肌肉平衡训练呢？

运动时，肌肉内丰富的毛细血管网开放数量比安静时多 20～50 倍，这样，肌肉就能达到充足的血液供应，营养和氧气的大量增加使肌肉丰满而富有弹性，关节、韧带、肌肉都得到加强，从而使骨骼更强壮。

运动可以把肌肉丢失的速度放缓

随着年龄的增长，一般 50 岁后肌肉活力就会逐年丢失，骨骼肌质量平均每年减少 1%～2%，60 岁后更显著，80 岁以上丢失率甚至高达 50%。锻炼是健康的第一要素，没有足够的锻炼就无法保证健康。对于所有人来说，肌肉萎缩是健康的大敌，所以，老年人应加强肌肉锻炼。美国心脏学会最新一期《保健指南》第一次提出，65 岁以上的老年人每周应做 2 次 8～10 种的力量锻炼，简单易行的是那两个矿泉水瓶子，在家里可边看电视边做平举、侧举、上举等。另外，专家还指出，平衡训练可以激活小脑，延缓衰老，建议闭眼单腿站立，先在平地上，然后在不平的地上练习，也可以打太极拳，等等。哑铃、拉力器的主要功能是锻炼肌肉。美国有研究显示，如果不去刻意锻炼，30 岁开始人的肌肉便逐年减少，到 75 岁时会消失 50%，这时慢性病是想防也防不住了。

运动可以强健筋骨，延缓骨骼的老化进程

经常锻炼的老年人，骨骼血液供应得到改善，骨骼物质代谢增强，

从而可防止无机成分的丢失。保持无机成分与有机成分的正常比例，使骨骼的弹性增加，对预防老年性骨折，延缓骨骼的老化进程，有着重要的作用。据调查，一组平均年龄为 64 岁的农业劳动者，其骨骼密度增加，骨质量占 80%；另一组平均年龄为 52.3 岁，因经常坐着工作，很少参加活动，其骨质密度降低，骨质量仅占 61.1%，这充分显示了运动的抗老防衰作用。

体育锻炼有助于保护骨骼，因为在锻炼时对骨骼形成载重压力，从而促使分泌有利于骨细胞生长的激素。由于摔跤是骨折的主要原因，因此通过锻炼来增长力气，保持走路平稳从而防止摔跤也是很重要的。很多人不是一天不运动，而是长年累月不运动，以至于搬自行车、抬煤气罐，就有可能"闪了腰"，打个喷嚏也能"打"出个腰椎间盘突出。现在得糖尿病、高血压的比比皆是，要知道，不运动是要折寿的，不运动就会得病，就会遭受痛苦，所以若几天不运动，就应该有一种恐惧感。

运动可预防骨和关节疾病

人要是不运动，或者人体受不到力的刺激或受力不合理，就会得脊柱疾病（主要有颈椎病、腰椎间盘突出症）、关节疾病（主要有髌骨软化、股骨头疾病、肩周炎）、骨骼疾病（主要有骨质疏松）。有些人认为，这些疾病属于退行性疾病，其实主要还是生活方式的问题。人本来应该运动，可有的人却不运动，骨骼、肌肉、韧带长期缺乏力的刺激，钙的流失是惊人的。人体骨骼里的钙含量，随骨骼本身所受力的状况发生改变，经常受力的骨骼中，钙的含量就相应高；缺乏受力的骨骼中，钙的含量就相对减少。总之，一个人长期缺乏运动就会缺钙，因为这是人体的生物力学规律，是自然的法则。

坚持体育锻炼，对骨骼、肌肉、关节和韧带都会产生良好的作用。经常运动可使肌肉保持正常的张力，并通过肌肉活动给骨组织以刺激，促进骨骼中钙的储存，预防骨质疏松。同时，也使关节保持较好的灵活性，韧带保持较佳的弹性。此外，锻炼还可以增强运动系统的准确性和协调性，保持手脚的灵便，使人轻松自如、有条不紊地完成各种复杂的动作。

运动可以通经活络，畅通气血

人体躯干和四肢分布着大量的经络和穴位，由于中老年人活动减少，就会使经络发生阻滞，进而出现气滞血瘀的一系列症状。运动疗法中一些体操和功法，可直接按摩、刺激躯体和四肢的经络和穴位，使得经络更加通畅，促进全身气血运行，从而增强机体的抗病能力，调整机体的状态，促进膝关节的康复。

防治运动系统老年病要抓住重点

（1）关节锻炼重在肩和膝。随着年龄的增长，肩关节及其周围组织会发生老年性退变，所以要尽早对肩关节的功能进行锻炼。锻炼方法以肩关节前后内外摆动法、画圈法和手臂爬墙法最好。膝关节是一个结构复杂、稳定性差的关节，人们常说"人老腿先老"，而腿老就是从膝关节开始的。膝关节最合适的锻炼方法有跑步、深蹲以及爬楼梯等。

（2）肌肉锻炼腰背为先。最佳的腰背部锻炼姿势是面朝下平躺，臀部和骨盆放平，双手置于下颌下，或成支撑姿势，在必要时予以辅助。收紧背部下半部的肌肉，挺起胸部，与地面成 30～35 度角，坚持一段时间后缓慢下降，然后收紧腰部肌肉，将一侧下肢伸直后缓缓向腰的方向抬起，一侧锻炼过后换另一侧。此项锻炼最适合早晚在床上进行。

（3）椎体锻炼为立身之本。椎体腔内含脊髓，是中枢神经系统的重要组成部分，保护好椎体，是改善中枢神经系统功能的重要措施。为此，在体育锻炼时应注意椎体的活动，增强脊间韧带的柔韧性，保持椎体的灵活性，避免脊柱强直。每天要有规律地活动颈、胸、腰、尾椎，尤其是颈、腰椎，可依次做前后、左右屈，左右转动，顺、逆时针方向旋转等颈椎、腰椎活动。幅度由小到大，速度由慢到快，次数适量。

第四节　运动系统老年病的运动疗法

第一部分　老年性驼背

　　驼背由多种原因引起，患有脊柱结核、强直性脊柱炎、类风湿性脊柱炎等疾病，均会引起脊柱畸形和驼背。人到老年脊柱发生退行性变，加上骨质疏松，亦发生驼背。

　　俗话说："人老背先驼。"人到了一定年龄，各个组织、器官均会先后出现不同程度的退行性变。如从 30 岁以后，椎间盘即开始出现退变，逐渐形成脊柱后凸。老年性骨质疏松，容易继发单个或多个椎体压缩性骨折。同时，脊柱的各个关节也会发生不同程度的磨损、增生，周围韧带出现钙化，使得胸椎后凸加大，腰椎前凸消失，形成典型的老年性驼背。生活中驼背的老人比比皆是，老年人驼背绝大部分并非疾病所致，而是一种衰老的表现。

　　有研究发现，保持良好的生活习惯，老人可以轻轻松松地防止驼背。老人应注意从一点一滴做起，防止脊柱和肩背骨骼因为长期劳累而变形，故应少坐沙发、少下棋、少打麻将等。沙发由于弹性太强，老人躺坐时无形中会让脊柱成弧形，加重驼背的形成。下棋或打牌需要久坐，而且姿势固定，身体容易前倾，易于驼背形成。偶尔长时间下棋、打牌后，有意识地给身体供点氧，比如做做扩胸运动，增加肺活量，增强细胞的携氧能力等，对预防驼背也有益处。

　　驼背会影响人体的姿态美观，严重的还会导致胸廓变形、胸腔变小，影响心肺及消化系统功能，妨碍日常生活。老年姿势性驼背，一旦出现早期体征，应及早纠正。首先，要在日常生活中有正确的姿势，站立和行走时两眼向前平视，肩膀向后舒展，胸部自然挺起；坐位除要维持脊柱挺直外，写字、看书时桌椅高低也要配置合适；睡眠时枕头不要太高。

中老年人的生理衰老性驼背，可用运动疗法帮助矫正。

运动处方1　驼背矫正操

（1）双手托天　双手手指交叉，掌心向上，上举过头成托天状。双臂用力向上伸，两脚跟同时踮起，然后两臂放松，足跟落地，再伸臂，踮脚。重复若干次。

（2）仰面观天　两脚平行站立，与肩同宽。两臂侧平举，掌心向上，上体挺胸后仰，以脚尖即将离地为度，趁仰势两臂向上伸直，贴近两耳，掌心相对，仰面观天。恢复直立侧平举姿势，肘、肩、胸、腰均放松，反复后仰若干次。

（3）持棒转体　挺胸并自然站立，两手持一个比肩略宽的木棒放于背后肩胛骨水平处，然后向左、右转体数次，转体的同时挺胸抬头。

（4）仰卧挺胸　仰卧床上，胸部向前挺起，使背部离开床面，反复做若干次。

（5）垫枕仰卧　在背下垫一稍硬的枕头，仰卧于上，时间稍长些。

（6）俯卧抬头　俯卧床上，双手抱后脑，利用腰部力量，使上肢反复抬起，放松数次或以两手和两膝支撑床面，尽力沉腰挺胸，并抬头数次。

此操前3节可随时随地进行，后3节需要在床上进行。做操时动作要平稳、缓慢，每天1~2次。只要坚持不懈，经过2~3个月的矫正运动，可起到很好的效果。

运动处方2　正驼操

脊柱和肩背骨骼无严重损伤的驼背，均可选用正驼操进行矫治。

（1）两脚分立与肩同宽，两手十指交叉放于脑后，做有弹性的向后展体动作10次。

（2）两腿分立与肩同宽，两手十指交叉放于脑后，做向前屈身的鞠躬动作10次。

（3）面对墙分开腿站立，下肢伸直，两手扶墙，两腿交替向后抬高踢腿，各做15次，并尽量提高抬腿的高度。

（4）背墙而立，足跟离墙一脚的距离。背部、臀部贴靠在墙上，做挺身后仰动作，然后背、臀部离开墙面，反复做 10 次。

上述矫正驼背法，宜在早晨和睡前进行。由于驼背是长期形成的顽固性畸变，短时间难以矫正，故应长期坚持。

运动处方 3 矫驼法

（1）两臂展翅 两手手指交叉，放在颈后，两肘关节先尽量内收，然后向外展，并轻轻向后震动，同时挺胸，以增加两肩关节活动范围。重复做 10 ~ 20 次。

（2）弯腰伸背 两手手指交叉，放在颈后，慢慢弯腰至最大限度，然后再慢慢仰首至最大限度，以增加脊柱的活动范围，重复做 10 ~ 20 次。

（3）扩胸 两臂向前平举，握拳相对，然后分别向左右挥摆做扩胸运动，并同时做抬头、挺胸、收腹的动作，重复 10 ~ 20 次。

（4）仰腰挺胸 两手叉腰，配合吸气有节奏地做仰腰挺胸动作，还原时放松呼气，重复做 10 ~ 20 次。

运动处方 4 防驼锻炼法

在日常生活中，如能进行一些有意识的防驼背锻炼，老人可以轻轻松松地防治驼背。

（1）用椅子防治驼背 老人可以坐在靠背椅子上，双手抓住椅背两侧，昂首挺胸，保持脊柱挺直，每次坚持 10 分钟左右，每天做 3 次。

（2）用双杠防治驼背 使用双杠锻炼脊柱、肩背骨骼也很有效，方法是背靠双杠中的一条杠杆，双手把持，身体适度后仰，有意识地矫正脊柱，防治前倾，此方法每天可做三四次。

（3）用枕头防治驼背 老人即使躺在床上，也能进行防驼背训练，譬如仰卧时，在驼背突起处放一个枕头，身心放松，保持仰卧 5 ~ 10 分钟，休闲之时也达到了防治驼背的效果。

（4）用正确的姿势防治驼背 老年姿势性驼背，一旦出现早期体征，应及早纠正。首先，要在日常生活中有正确的姿势，站立和行走时两眼向前平视，肩膀向后舒展，胸部自然挺起；坐位除要维持脊柱挺直外，写字、看书时桌椅高低也要配置合适；睡眠时枕头不要太高。

（5）用甩手大步走防治驼背　老人常因背部肌肉薄弱、松弛，造成脊柱变形、驼背。身体尚可的中老年人，走路时不妨甩开手大步走，可让腰背部肌肉得到舒张，同时还能锻炼背部和腹部肌肉，减轻腰部负担。行走时要注意上身挺直，下巴前伸，高抬头、两肩向后舒展，迈步大小以两臂伸直的距离为宜，同时前后甩臂，一般以每分钟 80 ～ 90 步为宜。

（6）用墙壁健身防治驼背　背对墙，距墙约 30 厘米，两脚开立同肩宽，两臂上举并后伸，同时仰头，手触墙面后还原，反复做 10 次，每日做 2 ～ 3 遍。

（7）用棍棒防治驼背　坐或站立，双手横持体操棒或长度超过肩宽的棍棒，放在肩背部，挺胸抬头，感到肩背部肌肉酸胀即停，每日早晚各做一次。

坚持日常运动锻炼疗法，3 ～ 6 个月会收到明显的效果。

运动处方5　姿势纠正法

如果老人因长期姿势不正确，会形成椎体后凸或驼背，应尽量对姿势进行纠正。

（1）坐位纠正　双下肢自然下垂，双手交叉，贴住颈后，扩胸伸背，前屈时呼气，背伸时吸气，反复运动。

（2）站位纠正　在背部和墙之间，夹一个橡皮球，以脊柱凸出部为中心，施加压力进行扩胸。

（3）行走纠正　头上放一个用毛巾做的圆垫，在上面放沙袋或医疗球，挺直身躯走步并保证不让球或沙袋掉下来；也可以在镜子前保持正确姿势，步行练习。

总之，年龄增大并不意味着一定驼背、弓腰，老年人也要昂首挺胸。良好的姿势不但能延缓衰老，而且能展现饱满的精神状态，为老人们的生活带来自信。

运动处方 5　吊单杠

吊单杠属于一种牵拉练习，老年人经常做此锻炼，可以使背部肌肉和骨骼都得到锻炼，能在一定程度上缓解和预防驼背。

身体状态较好的老人，可以全身伸直，双手掌心向着自己，握紧单杠，双脚离地，一点点尝试着往上拉，拉到稍吃力时停止。如果觉得往上拉很困难，不要勉强，只要紧握单杠，双脚离地吊到手臂支撑不住即可。如果双脚离地，双手支撑还觉得困难，也可双手紧握单杠，双脚踏地或屈膝，来回晃动挺直的上身。

由于老人身体脆弱，一定要先做些绕肩、甩臂、绕颈、扩胸的热身练习，以防肌肉拉伤。此外，还要掌握循序渐进的原则，比如开始吊单杠时，时间不要长，等身体锻炼开了，再适当增加一点时间。每次吊单杠的时间，最好掌握在 1～2 分钟，吊一会歇一会，不可过于劳累。一般情况下，每天早晨做此锻炼 15～20 分钟即可。

运动处方 6　退步走

经常退步走，可以矫正姿势性驼背。

动作要领　躯体直立，抬头挺胸，两目平视前方，两手叉于腰间，拇指在后，按于肾俞穴（第二腰椎棘突下旁开 4～5 厘米处），其余四指在前。先从左腿开始，左大腿尽量后抬，向后迈出，身体重心后移，以左前脚掌着地，将身体重心移至左脚，再换右腿，如此左右交换退步，每退一步都要用两手拇指按揉肾俞穴 1 次。另外，也经常做做摆臂法，即身体直立，抬头挺胸，两目平视前方，两臂自然下垂于体侧，两腿动作同叉腰式，退步走时两臂配合腿的动作做前后自由摆动，退步走时要尽量后抬大腿和挺胸。

这两种锻炼方法，有利于气血调畅。退步走时要留意运动方向，对空间和知觉的感知能力得到锻炼而加强，可起到意想不到的健身效果。以上两种锻炼方法可任选一种，或交替做，每天 1～2 次，时间 10～20 分钟，每次坚持 200 步左右。开始时退步步数不宜多，以后再逐渐增加，即"循序渐进、持之以恒"。

"退步走"健身法在室内室外都可进行，但人多车多的低洼不平的路上不宜行走，以免摔倒发生意外。有严重的骨质疏松症、高血压病和心脏病的患者，最好不要进行此锻炼，以免出现意外。

第二部分　老年性肌肉萎缩

年龄渐增，而肌肉减衰，这是人体老化的显著表现之一，在医学上称为老年性肌肉萎缩。老年性肌肉萎缩又称肌肉衰减综合征、少肌症等，这是一种随着年龄增加，以骨骼肌质量减少、肌肉力量下降为特征的综合性退行性病征。

严格说来，老年性肌肉萎缩并非一种疾病，而是肌肉衰减症状的综合表现。由于老年人年龄的增长，新陈代谢减慢，身体循环系统提供的营养不足，肌肉便会逐渐变得松弛，这是正常的生理现象。过了50岁后，骨骼肌量就会逐年呈加速度递减。

随着中国人均寿命的延长，老年性肌肉萎缩症对老年人的困扰已越来越明显。一般来讲，50岁后，肌肉量每年下降1%～2%，70岁下降40%，肌肉力量下降更明显，50岁后每年约下降1.5%，60岁后每年下降3%。国外研究发现，在60～70岁的年龄段中，老年性肌肉萎缩的发病率占15%，70岁～80岁占20%～30%，而80岁以上高达50%。国内权威机构研究发现，我国的情况与国外的数据基本相似。老年人常会感觉没劲，皮肤干燥瘙痒、皱褶增多，其实这些都是肌肉减衰的表现。还有研究证明，肌肉萎缩会加快骨质疏松、关节炎等疾病的发展，是高血压、糖尿病、高血脂等发病的重要原因；但在日常生活中，肌肉减少特别是骨骼肌的减少，其最常见、最直接的危害就是造成老人跌倒。

生活中经常有这样的现象：有的老人乘车，一脚未站稳，把膝盖跌伤；有的在家洗澡，不小心滑倒了，手撑地后手腕部骨折；还有的在马路上散步，突然莫名其妙地跌倒在地。跌倒可以导致肌肉或韧带损伤、骨折、出血等身体和心理伤害，严重地影响着老年人的生活质量。据统计，65 岁以上老年人曾跌倒 1 次或多次跌倒的占 30%，80 岁以上老年人发生过跌倒事件的占 50%。与社会上一般老年人比较，那些生活在长期护理状态下的老年人更易跌倒。

跌倒会造成脑部损伤、软组织损伤等伤害，还可能使一些老年人丧失自信心，有些跌倒者因害怕再次跌倒而限制自己的日常活动，最终导致卧床不起。有一些人因衰弱、损伤或急性病跌倒后不能站立起来，如果此时救护不及时，可能会导致脱水、低血压，甚至死亡。据统计，跌倒是 65 岁以上老年人第六位的死亡原因。我国已进入老龄化社会，按 65 岁及以上老年人 1.5 亿 30% 的发生率估算，每年将有 4000 多万老年人至少发生 1 次跌倒。跌倒除导致老年人死亡外，还会导致大量残疾，跌倒后的恐惧心理甚至降低老年人的活动能力。

对于老年人常见的跌倒问题要高度警惕，积极干预。首先，告知老年人日常生活起居动作要慢，做到"起床三部曲"，即醒后卧床 1 分钟后再坐起，坐起 1 分钟再站立，站立 1 分钟再行走。对日常生活能力降低者，要有人照顾，外出时要有人陪同，可使用安全的辅助工具，如助步器、轮椅；其次，改善居室环境，预防意外跌倒。地面材料要防滑、平坦、干燥，卫生间应铺设防滑砖或增设防滑垫。地毯铺设要平整，稳定性要好。通道宽阔、无障碍物，楼梯台阶高度适宜，平整无破损。室内照明充足但不刺眼，开关方便，老年人易触及。夜间便器最好放于床旁；再次，进行规律的运动锻炼。根据个人情况，指导老年人进行平衡和步态训练、肌肉训练、关节灵活性训练。选择适宜的运动，防止肌肉萎缩无力和骨质疏松。

中老年人应经常自测肌肉衰老程度

随着年龄增长，老年人肌肉会自然衰退，导致行走困难甚至频繁跌倒，严重影响老年人的生活质量。有专家介绍，如果感到平时走路步幅变小、步伐不稳等情况，就要当心了，可以通过以下两个方法来自查肌肉衰退情况。

首先，坐在椅子上，两手在胸前环抱，然后尽量靠一条腿的力量起身，如果能够顺利起身，说明肌肉力量强，继续保持即可；如果起身困难，但勉强可以站起来，说明肌肉力量稍弱，需要加强锻炼；如果站不起来，就要引起重视了，及时到医院就诊，检查是否为少肌症。此外，还可以单脚站立 60 秒左右，如果做不到，也说明肌肉力量弱。

肌肉力量弱的人，也可以时常练习以上两个动作锻炼肌肉。

运动处方 1　防跌操

防跌操简单易学，防跌效果显著，不需要运动场所，老年人坐在椅子上就可以练习。训练器材仅需 1 枚抗力球，也可以用普通的圆球替代。练习时，每个动作幅度要到位，做到肌肉略有疲惫感即可，可每天清晨做 1 遍，身体条件好的老人可早晚各做 1 次。

（1）全月　球高举过头顶，向右侧画圆，左右交换。

（2）半月　球高举过头顶，向右侧画半圆，左右交换。

（3）日出　将球由脑部前方往上，手臂打直。

（4）紧紧相扣　将球夹在双膝之间，双腿往内侧夹紧。

（5）扭转乾坤　球放在右脚下，顺时针转动，左右交换。

运动处方 2　平衡操

平时多练平衡操，可减少摔跤几率。

（1）两腿交叉受重　正身站立，全身放松，排除杂念。先将重心移到左腿上，慢慢从 1 数到 20，再将重心移到右腿上，慢慢从 1 数到 20，重心交替在左右腿上移到，重复做 10 次以上。

（2）上身左右移动　坐在凳子上，全身放松，排除杂念。两手慢慢上抬，至于肩平时，转动上身，两手随之转动，上身先转向左，两眼注视左侧片刻，然后上身转向右，两手随之转向右，两眼注视右侧片刻，反复做 10 次。

（3）坐凳触足　坐在凳子上，凳脚高于膝齐平，上身慢慢下俯，先伸出左手触摸右足趾，然后慢慢恢复端正姿势，接着上身再慢慢下俯，伸出右手触摸左足趾，如此反复两手交替触摸两足趾，做 10 ~ 30 次。

（4）反复搬动物体　正身站立，身前放置桌椅各 1 个，慢慢地从桌子上拿起一物体，把它放在椅子上，然后再把它放回桌子，如此反复搬动物体，连做 10~30 次。接着把这个物体在桌子与地面间上下搬动，连做 10~30 次。

运动处方 3　简易体操

经常练习如下简易体操，对防治老年性肌肉萎缩有较好效果。

（1）双足平分与肩同宽，双手摆平由后向前、向上举过头，手指散开，掌心朝前做握抓动作，以每秒钟 2 次的频率，持续约 20 次。然后双手摆平，掌心朝下抓 20 次，要领同前。

（2）双手于胸腹前先由内向外翻掌，再由外向内翻掌各 8 次，共 4 个 8 拍，然后双手指交叉于胸前，依靠手腕发力弹动手掌，指关节并拢，做波浪式动作，左右各 4 个 12 拍。

（3）双手指交叉，握成拳头，掌心向上，左右弹腿各 4 次。收回双手交叉置于胸腹前，外翻约 60 度，由前向后弹腿各 4 次。

（4）双手置两侧，左右扭腰，共 4 个 8 拍，同时收腹、吸气。双手掌心相对，置于胸腹前，外翻，掌心向上，由下向上向外划圈 8 次，同时收气于丹田。

以上动作均需要使用暗力，力度要均匀，连贯到位，每日早晚各做 1 次，每次用时 5~10 分钟；感冒发热、严重心脏病患者慎做。此体操简便易学，力度及幅度都适合老年患者，长期坚持，有助于全身气血运行舒畅，并能改善微循环，促进全身筋骨运动，从而调节神志，增强活力，有效延缓老年性肌肉萎缩。

运动处方 4　四伸操

在练习四肢伸缩之前，其预备姿势为：仰卧在床上，两腿自然并拢，两手自然放于体侧，全身自然放松。动作为：

（1）伸腿　要以腿带动，用内力使腿绷直，足跟外凸，脚尖上跷。

（2）伸腰　为伸懒腰的姿势。

（3）伸颈　颈可伸长一些。

（4）伸手　为带动臂、膀伸。

上述"四伸操"，比原先的姿势要稍用内力收缩，时间的长短和用力的程度可根据自己的身体条件来定。只要勤加练习，自然会使睡眠舒服，身体健康。

需要提及的是，此健身法不宜在饭后马上练习，须在饭后一两个小时或在食物消化得差不多时再练习。时间的长短和用力程度，可根据自己的身体条件而定。老年人和身体虚弱者练此功，动作要缓而慢，力度要轻，在适应的基础上逐渐加大力度和伸缩程度。

运动处方5　拐杖健身操

体弱和活动不便的老人，可以利用拐杖锻炼身体。

（1）两脚开立，两手扶拐杖。头部做低头、后仰、左转、右转动作，分别拉伸颈部后侧、前侧、右侧、左侧的肌肉。每个动作结束后还原到起始位停顿，重复做4次。

（2）两腿开立，两手在体前扶稳拐杖，左腿向右前方提膝，还原；右腿向左前方提膝，还原。左腿向左前方跨步，同时屈膝成左弓步，左腿蹬直，重心后移，收回还原。右腿重复以上动作，唯方向相反，左右重复做4次。

（3）两脚开立，两手在体前扶稳拐杖。两足跟抬起，双手按压拐杖，然后足跟落地。身体向右转，屈腿微蹲，身体左转，踮起足跟起立，然后足跟着地，再按照上述动作从相反方向转体。

运动处方6　双锁功

双锁功是少林七十二艺之一，主要锻炼人的手臂和大腿。通过对双臂、手掌、腕部、大腿内外侧的互相碰撞击打，可以改善肢体的血液循环，加强肌肉力量。老年人会经常出现手臂发抖、拿不住物体、双腿力量减弱等情况，练习双锁功可以加强四肢力量，提高身体素质。双锁功歌诀：双锁功法互撞碰，手腕掌指对冲锋。反臂击打两大腿，练成四肢赛铁铜。具体练法如下：

（1）双臂互相击打　用小臂正、反、左、右互相撞击拍打，开始会有点痛，渐渐地就减轻了。时间长了可以使肌肉坚实。

（2）腕部碰撞、击打　用两手腕互相拍打，尽量拍到正反左右各个方向。

（3）两掌的互相击打　两手掌用掌侧或掌根相互拍打，或者换掌为拳，两拳相互碰砸。初练习者以微痛为度，习惯后可以加大力量。

（4）手指的相互碰撞　可以伸一指，也可以伸出多个手指，相对应地碰撞，渐渐加大力量。

（5）击打大腿　左大腿提起，小腿自然下垂，开始如站立不稳可踩在台阶上，渐渐练成单腿独立。用右侧前臂反击左大腿内、外侧和腿前、后侧，力量渐渐加大；换右大腿抬起，用左前臂击打左侧腿的前后、里外侧。此功动作简单易学，时间地点不受限制，练习要持之以恒，才能有强身健体的功效。

运动处方7　平衡能力锻炼法

老年人怎么锻炼自己的平衡能力，做一个"不倒翁"呢？这里给老年朋友们推荐几种简单的方法。

（1）金鸡独立式　双眼微闭，保持站立姿势，双手自然下垂，放在身体两侧，然后任意抬起一只脚，试试能站几分钟，这就是大家都非常熟悉的"金鸡独立式"。

（2）侧平举转身运动　双眼微闭，保持站立姿势，双脚分开与肩同宽，双臂向两侧平举，然后慢慢向左摆动身体，接着再向右摆动。反复练习这套动作，熟悉以后，可以试试逐渐将双脚靠拢，以增强锻炼难度，提升锻炼效果。

（3）平衡能力训练　双眼微闭，保持站立姿势，右脚脚尖抵住左脚脚跟，注意要成直线，双腿不能弯曲，然后两臂侧平举，尽量保持10秒钟以上。经多次练习，身体平衡能力较好的话，双臂可以自然下垂，放于体侧，同时尽量维持10秒以上。

（4）原地转圈　先顺时针方向转3圈，停下后闭上双目，保持站立姿势，维持30秒；然后逆时针方向转3圈，停下来闭上双眼，保持站立姿势，同样维持30秒。

这里需要提醒的是，在最初开始做的时候，可以先睁开双眼练习，等稍微熟以后，再进行闭眼练习。因为闭眼练习是通常调动脑神经来平衡身体，动作难度较大，而睁眼练习则是通过眼睛和参照物之间的协调来寻找平衡点，进而达到平衡身体的目的，难度相对较小。另外，老人开始锻炼时，身边最好有人陪护，以免跌倒发生意外。

运动处方 8　练肌肉法

有人以为练肌肉只是年轻人的事，其实所有的成年人，包括 65 岁以上的老年人都应做。有病的人，只要注意安全、限量，也可以进行练习。练肌肉能增加肌肉体重，促进新陈代谢，增强血管弹性和骨密度等。

（1）上肢和胸部运动　可手握哑铃或装满水的矿泉水瓶，两脚分开与肩同宽，进行上举、扩胸、侧平举等上肢运动，每个动作重复 15～20 次，过 1 分钟再做 15～20 次，共练习 3 组。或者用拉力器，针对不同部位的肌肉进行力量练习。

（2）下肢和臀部运动　两脚分开与肩同宽，双手背后放在腰间，抬头、挺胸，慢慢蹲下（注意膝关节不能超过脚尖），然后慢慢站起来，重复 15～20 次。休息 1 分钟，再做第 2 组，共练习 3 组。也可以进行跳绳、踢毽子、打太极拳等运动。

做每个动作时应以出现牵拉、酸胀感和能连续做 15～20 次而不太累为度，一般不必天天做，隔天练习 1 次即可。

运动处方 9　腿部锻炼法

防止肌肉萎缩，必须重视腿部的锻炼。

（1）活血化瘀干洗腿　"干洗腿"不但能促进血液循环，而且能活血化瘀，增强腿力和关节韧带柔韧性，使四肢协调能力增强，减少老年人摔倒跌伤的几率。无论是在床上，还是坐在凳子上，都可以试着做做，但是锻炼之前最好活动一下四肢，然后用双手握住一侧脚腕，自下往上揉搓 20 次之后，再按摩另一条腿。

（2）锻炼平衡常甩腿　老年人身体的平衡性、协调性和承载力都会下降，平时多做甩腿运动有助于锻炼平衡性，促进腿部的气血运行。练习时手扶椅背或者牢固的树干，一腿固定，另一条腿抬起一定角度（以身体能保持平衡为宜），在空中画圈，做完还原，稍稍休息后再换腿做，早晚各做 5~6 次。这样做有利于下肢肌肉与关节的保健，增加腿脚行走时的平衡性与灵活性。

（3）壮筋补虚揉腿肚　感觉下肢不舒服的时候，揉揉自己的腿肚之后会感觉轻松很多，小腿上有个叫做"承山穴"的穴位就有解乏的作用。这个穴很好找，大家用力伸直小腿或抬起脚跟时，小腿肚上会出现一个类似"人"字形的凹陷，凹陷的尖角处就是它。经常揉腿肚的时候按压此穴，可舒筋活血、壮筋补虚，对缓解腰背疼痛、腿痛转筋、小腿痉挛等效果较好。一般每日 1~2 次，每次 10 分钟左右，以有微微酸胀感为度。

运动处方10　"大踏步"法

在练习"大踏步"动作时，身体负重由一侧下肢转移到另一侧肢体，可交替往复进行重心的转移练习，因而对改善平衡能力、预防跌倒非常有益。同时，"大踏步"也需要上肢的协调配合，对肢体协调能力的提高有帮助，这也会间接起到提高平衡能力的作用。

动作要领　双脚分开站立，做重心转移（由一侧下肢负重为主过渡到以另一侧负重为主）、躯干屈曲（弯腰）、躯干伸展（伸腰）、左右倾斜（躯干交替向身体两侧弯曲）和躯干旋转等动作，两脚之间的距离越大，稳定性越高。随着练习的熟练，可逐步缩短两脚间的距离，以增加训练的难度。待平衡能力改善后，再做大踏步练习就会更加得心应手了。

除了"大踏步"外，老年人还可以坐在凳子或床上，两臂侧平举，先向左侧弯曲躯干，左手尽量向外伸展，还原后右手再尽量向右侧伸展，交替进行。也可在坐位时两臂前平举，先向前弯曲躯干，两手尽量向前伸展，还原后再向后伸展躯干，同时保持两臂前平举，往复进行。开始时伸展幅度可以小一些，等熟练后再逐渐增加伸展幅度。

平衡能力较差，坐立或站立不稳，疾病导致下肢关节严重疼痛，肌肉力量、张力异常，或存在严重认知障碍者都不宜做这种练习。

运动处方11 下半身锻炼法

人体全身有近500条肌肉集中在下半身，肌肉的持续力随着年龄增长而日渐衰退，体力、臂力、背力等上半身肌力到了60多岁仍可以有20多岁时的七成左右，但下半身由于要支撑整个身体的重量，只剩下约四成多。所以，老年人要保持年轻时的活力和身体，就要多做下半身锻炼。

（1）阳台上踮踮脚　前脚掌着地，脚跟踮起，身体挺直，双手放在背后，以保持平衡，或者双手扶住墙，以20～30次为1组，中间休息3分钟。如果长期锻炼，体力比较好，可以增加至50～60次为1组。

（2）客厅里面练下蹲　下蹲时背靠墙壁，腰部、骶部都紧贴墙壁，然后做下蹲动作，在膝盖以上与膝关节成135度角就可以。动作缓慢一些，一个下蹲动作1分钟到3分钟为宜，中间休息2分钟左右，再进行下一个下蹲动作。

（3）椅子上面抬抬腿　老人坐在沙发上或者是凳子上，可以做抬腿活动，刚开始做单腿上抬，抬起与膝盖保持水平，换腿重复。如果锻炼效果较好，可以双腿一起上抬。

运动处方12 腿部运动

（1）干洗腿　用双手紧抱一侧大腿根，稍用力从大腿根向下按摩直到足踝，再从足踝往回按摩至大腿根。用同样的方法按摩另一条腿，重复10～20遍，这样可使关节灵活，腿肌与步行能力增强，也可预防下肢静脉曲张、下肢水肿及肌肉萎缩等。

（2）甩腿　一手扶树或扶墙，先向前甩动小腿，使腿尖向前向上翘起，然后向后甩动，将脚尖用力向后，脚面绷直，脚亦伸直，两条腿轮换甩动，每次甩动80～100下。此法可防半身不遂、下肢萎缩、软弱无力或麻木、小腿抽筋等症。

（3）揉腿肚　以两手掌紧挟小腿肚子，旋转揉动，每次揉动20～

30 次，两腿交换 6 次。此法能疏通血脉，加强腿的力量，防止腿脚乏力和酸痛。

（4）扭膝　两足平行靠拢，屈膝微向下蹲，双手放在膝盖上，顺时针扭动数十次，然后再逆时针扭动。此法能疏通血脉，治下肢乏力，膝关节疼痛。

（5）扳足　端坐，两腿伸直，身体向前弯，以两手扳足趾 20～30 次，此法能练腰腿，增脚力，防足部乏力无劲。

（6）搓脚　将两手掌搓两脚心各 100 次。此法具有滋肾水、降虚火、舒肝明目等作用，还可防治高血压、眩晕、耳鸣、失眠、足部萎弱酸疼、麻木浮肿等症。

（7）蹬腿　晚上入睡前，可平躺在床上，双手紧抱住后脑勺，由缓到急地进行蹬腿运动，每次可达 3 分钟，然后再换另一条腿，反复 8 次即可，这样可使腿部血液流畅。

运动处方 13　抖腿

很多人生活中都有"抖腿"的习惯，这一动作常被视为"不雅"和缺乏修养，被人们避讳和反感。但凡事都有两面，对于老年人来说，抖腿却能促进血液循环，对养生大有裨益，建议更多的老年人可以适当练习这个动作。

老年人体力受限，很少有机会到户外放松，长时间呆在房间里，轻则使肌肉松弛且弹性降低，下肢酸胀，身体倦怠乏力，重则会影响血液循环。老年人本身血管硬化，肢体末梢血液循环不良，适当抖腿，能够很好地促进下肢血液流动，让其回流加快，防止肢体血栓和静脉曲张的形成，还能使肌肉、关节、韧带得到充分放松，维持并增强肌肉关节的活力。长期练习，可以增强老人的平衡能力，降低老人跌倒的风险。当困乏欲睡时，下肢抖动还能抵消一部分疲劳。对于老年人来说，久坐还可能引发下肢深静脉血栓，当猛一站起时，血栓可能脱落，随静脉血回流至心脏，再到达肺部，引起致命的"肺栓塞"。因此，经常抖大腿对预防栓塞也有很好的效果。

抖腿的动作很简单，端坐于一把木椅上，双腿与椅子垂直，背部离开椅背，坐直，然后让双腿左上右下或左下右上来回抖动，每次3~5分钟。也可以边抖边用双拳去轻轻敲打大腿正面和侧面，然后将双腿向前绷直，拉伸膝关节和韧带，臀部组织受到牵拉，恢复到久坐前的肌张力，随后站起来走一阵，会感到放松和舒服。坐久了会导致腿麻，抖腿可以让下肢肌肉略微动一动，在一定程度上还能避免腿麻的现象。

需要注意的是，如果老年朋友坐在床上或沙发上，一定要移身到准备好的木椅上，因为床和沙发太软，会影响活动的幅度。抖腿时不要像平时一样跷着二郎腿，否则不起作用。久坐后抖腿会立刻见效，平时闲暇时也可以做此动作，长期坚持对下肢平衡大有裨益。

运动处方 14　劈腿蹲

腿部力量弱、走路不稳是很多中老年人存在的问题，而"劈腿蹲"能有效加强腿、腹部肌肉和韧带的力量，帮助老年人走稳步、不摔跤。

动作要领　双腿尽量分开站立，脚尖朝向左右，保持上身直立，慢慢下蹲，膝盖和两腿的方向一致，不能朝前。保持下蹲的姿势5~10秒钟，慢慢起身，休息一会儿后，再往下蹲。锻炼时，老年人最好单手或双手扶着正前方的一个固定物体，以保持平衡。

运动处方 15　"老树生根"

练功姿势　两脚平行站立，中间距离为本人脚长的3倍。两腿屈膝半蹲成马步，大腿屈平，大腿和小腿之间的夹角近于直角90°。两臂从胸前向正前方平行伸直，并与地平面平行略低于肩。两手均握拳，两掌心相对，两掌眼均朝上。颏向里收，颈竖直，肩下沉，挺胸，塌腰，直背，眼看两拳。

握拳方法　除拇指外，其余四指并拢，用力屈曲卷握，拇指用力屈曲紧扣食指的第二指节处。握拳要用力握紧，而且拳面要平，直腕。

呼吸方法　最好采用腹式呼吸，如实在不习惯腹式呼吸，采用平时习惯的自然呼吸也可以。

练功方法 摆好练功姿势后，就可以练功了。练功时，舌尖轻轻顶住上颚，口微闭，鼻呼鼻吸，呼吸要均匀、深长。练功时精神要集中，不要想其他的事情，也不意守身体任何部位，目视双拳。两脚十趾稍用力抓地，犹如大树生根一般，故本法名为"老树生根"，两腿相当于树干，两臂相当于树枝。这样坚持练一会儿后，觉得很累了，就可以收功了。

收功方法 收功时，两腿用劲，慢慢站起，左脚移到右脚处，身体直立。同时，握拳的两手松开，收回，右手慢慢放在腹部，手心朝里，左手放在右手背上，两手同时按顺时针方向揉腹 3 圈。然后，两手自然下垂，收功完毕。

每天可练习 1 ~ 3 次，每次应为 2 ~ 15 分钟。

运动处方 16 抬手下蹲

平衡感对于老年人来说非常重要，不但可以避免摔倒，而且能使动作更加协调。老年人可通过双手上举、弓步下蹲来增强平衡感。

动作要领 身体直立，双手置于两侧，弓步下蹲，双膝弯曲至 90 度。右膝盖与右脚踝平行，上举双臂，手心相对，上身保持不动，如果能坚持 40 秒，说明平衡感不错，否则就要加强锻炼。除了抬手下蹲能锻炼平衡感之外，倒着走、单脚站立、走猫步、原地转圈等也是不错的选择。

运动处方 17 "急刹车"

股四头肌力量的缺乏是产生腿发软现象的动力学原因，也可以通过做急刹车练习，从而增加腿部力量。

动作要领 正坐在椅子上，双足踩地，令患侧足尖抵住固定物（如桌腿、墙壁）。用力伸膝，让足尖顶固定物（足跟不能抬起），随即放松为 1 次，反复进行即可。量力控制，时间长短应量力而行。再次提醒要注意的是，每 1 次伸膝时，必须让大腿肌肉紧张，再放松。

如操作有困难，也可以正坐椅子上，让患侧之足做反复踩刹车动作，每一次活动，必须让大腿肌一紧张、一放松。这种方法，既可以锻炼肌肉，又不磨损关节，还有助于关节积液的吸收。

运动处方 18　靠墙下滑

靠墙下滑，可以明显提高腿部力量。

动作要领　背靠墙壁，身体紧贴墙壁，背部在墙壁上缓慢下滑，直到膝关节屈曲为 90 度，保持这样的姿势。时间根据自己的力量逐渐延长，当你的大腿酸胀难以忍受时，站立并放松肌肉。

练习此项动作时，也可以双手握住矿泉水瓶或者厚字典来帮助增加训练的难度。需要提醒的是，做此动作的整个过程中不要憋气，保持正常的呼吸状态。完成动作后，把一侧脚掌尽可能地贴近臀部，保持 4 秒钟，交换练习，以放松腿部肌肉。

运动处方 19　高位俯卧撑

适当的力量练习，有助于减缓因年龄增长而引起的功能衰退病症。因此，老人可多做一些俯卧撑等力量训练，但标准的俯卧撑并不适合体力有限的老人，可以将其改为高位俯卧撑，也就是对着墙做。

俯卧撑的标准做法是人俯卧在地上或垫上，脚前掌支地，身体绷直，双手距离比肩稍宽，然后屈伸肘关节，以手臂力量带动身体一起一伏；但这套动作对老年人的身体承受力要求很高，强度过大还会影响心脏功能。高位俯卧撑对体力要求低，动作幅度小，只要动作标准，同样可以达到锻炼筋骨和肌肉的目的。

动作要领　每日晨起或睡前，双脚开立与肩同宽，距墙一臂远，面墙站立，两手掌撑在墙上，然后做肘关节屈伸运动，每次 15～30 分钟。如果年龄偏高，可以适当将时间减少到 10 分钟以内。

老人也可以利用哑铃、杠铃、单双杠等健身器材进行器械练习，以加强上肢、肩部、胸部肌肉的力量。

运动处方 20　揉"地筋"

老年人经常说双腿没劲，不爱走路，或者走一段就很累，腿发胀、发酸，揉地筋可以解决这些问题。

　　动作要领　坐着把左脚放在右腿上，用同侧手指拉着左脚大拇指向后扳，用右手食指揉按脚心，有一根能摸到的筋，就是"地筋"。找到之后，用食指反复按摩这条硬筋，把它揉软，会有神奇的功效。

　　每天早上起床前揉 200 下，晚上睡觉前揉 200 下，坚持 20 多天，一般就会感觉腿有劲儿了。

第三部分　筋缩

　　在日常生活中，人们常常见到的中老年人弯不下腰、直不起身、迈不开腿等现象，其实，那就是筋缩。

　　筋的最基本功能是伸缩，牵引关节做出各种动作。但是，筋需要经常活动，也就是拉伸，才能保持伸缩力和弹性。

　　中医认为人体有 485 道大筋，最常见的问题就是"筋缩"。筋缩的直接危害是肌肉的挛缩、僵硬、痉挛、关节僵死、活动困难、周身酸楚疼痛、小腿抽筋。许多疾病也是由筋缩引起的，如头晕、头痛、颈肩疼痛可由肩部的筋缩引起；胸闷背痛、乏力可由胸背部筋缩引起；腰酸膝软、下肢疼痛麻木可由腰、臀、大腿筋缩引起，连我们最常见的见风、受凉后就头痛，也是由头部筋缩引起。日常中常见的驼背弯腰、疲惫乏力、行走迟缓、身材佝偻等，这其中筋缩也难逃干系。

　　筋缩的治疗要靠自身的锻炼，最好的方法是伸筋拔骨的练习。

运动处方 1　柔体操

　　练习"柔体操"，老少皆宜，每天坚持做，1 周后肌肉会变得舒展，筋骨更灵活，令身体焕发青春。

　　（1）站立，两脚分开与肩同宽，两手放在背后，十指相扣，肘部伸直，边呼气边向上抬手，拉伸肩膀，以胸口有扩张感为宜，维持该姿势 8~9 秒，期间吸气 4~6 秒，呼气 5~6 秒；重复做 2~3 遍，可以锻炼胸、肩、臂等处的柔韧性。

　　（2）左手扶墙，右手叉腰，右脚向前跨一步保持身体平衡。边呼气边弯曲右膝盖，将重心转移到前方，左脚伸直，以有拉伸感为宜。保持8~9秒，换另一侧进行，每侧做2~3遍，可锻炼小腿柔韧性。

（3）跨坐在凳子上，两腿打开比肩略宽，右臂向前伸直，左手拉着右肘，带动上身向左侧扭，以脊背有紧张感为宜；换另一侧进行，每侧重复2~3遍，可以锻炼脊背的柔韧性。

（4）挺胸，两手叉腰，左腿向前迈一大步。左腿膝盖弯曲，上身尽量后仰，同时尽量保持平衡，维持8~9秒；两腿换位置做，重复2~3遍，可以锻炼大腿前侧的柔韧性。

在晚上洗澡后做，拉伸效果更好，运动强度上要避免使用拙力，拉伸时以肌肉紧绷但不痛为度。

运动处方2　健骨操

第一节：隔墙看戏　立正姿势，脚后跟抬起，身体拉长、挺胸，下巴抬起，眼睛向前上方看，坚持一定时间，可以锻炼脊柱，减少腰背痛，减缓老年身高下降。

脚后跟抬起时要注意保持身体稳定，抬起的幅度、时间也要因人而异，坚持的时间要循序渐进。

第二节：十点十分操　双臂侧平举，与躯干呈直线（钟表九点一刻位置），挺胸、抬头，双臂上抬至"十点十分"位置，在此之间来回运动。此节操可以锻炼颈肩部肌肉，缓解颈椎部、颈肩部不适症状。

每天坚持200下，一口气做完，当然也要根据自己的身体情况而定。用"十点十分"的姿势散步，也可起到良好的锻炼作用。

第三节：翻手腕操　双手前伸，大拇指向下，右手搭在左手上，手心对手心，从下翻转出来，向前伸，然后双手收回胸前，向上伸。此节操能使双手手指、手腕及肘关节得到很好的锻炼。

翻手腕操适用于手指、手腕、肘关节功能下降的老年人和长期伏案工作，以及电脑、鼠标用得比较多的人。

第四节：旱地划旱船　双手前伸，双脚稍叉开，身体前倾，塌腰挺胸向前看，双手模拟握船桨状，向后划。此操具有锻炼后背肌肉，缓解后背痛的作用。

需要注意的是，动作的关键是划到后面快结束时，胸部前挺，后背肌肉紧缩，对于后背肌肉的锻炼尤其重要。锻炼后，后背的肌肉应有酸胀、发热的感觉，这个很重要。每天坚持练习30~50下，锻炼效果较明显。

第五节：腰部练习操　第一节，双手置于头后，双脚开立，左右侧弯腰，如有困难也可以左右侧转身，每次坚持一定时间（15秒钟左右）。第二节，双手叉腰站立，单腿后伸（腿要伸直），左右腿各伸3分钟。锻炼腰部肌肉，有利于缓解腰肌劳损，腰椎间盘突出、滑脱等。

如患有椎间盘突出，锻炼过程中出现不适时，要咨询医生，同时注意把握锻炼时的动作幅度。

第六节：髋关节锻炼　第一节：双手叉腰，呈正步姿势，一条腿向上抬起，两腿各坚持两三分钟。第二节，双手平举，单腿侧张开，一操三练，可提高髂腰肌的力量，减少摔跤、老年疝气的发生。综合锻炼髋关节，可减少股骨颈骨折。

由于老年人抬腿能力下降，因此锻炼此动作应适可而止，防止摔跤。

运动处方3　拉筋操

缺乏体育锻炼的中老年人往往柔韧性较差，动作迟钝。只要练习拉筋操，老年人的身体柔韧性、动作灵活性就会明显提高。

第一节：蹲式跨跳体操　①双臂直立，以手掌撑地，腰部轻轻浮起，一脚在前屈膝弓腿，另一脚后伸，大腿小腿要直，以脚尖蹬地。上身呈水平状，抬头，两眼平视，很像猫扑老鼠的预备姿势。②将左右脚姿势相互调换（右腿弓、左腿后伸，左脚尖蹬地）。调换时，两脚同时动作，在两脚跳起移动时，可以向前跨跳数米之远，动作过程中可口喊"左、右、左、右"以代替"一、二、一、二"配合之。一左一右为1次，每回做10次。

第二节：坐式弯腰手扳脚趾　①坐在硬板床上或体操垫上，两腿前伸，左右腿分开成45度角，平放，抬头，两眼向前平视，两臂向前平举。②上半身向前方弯曲，右臂前伸（上半身像田径赛的跨栏动作），努力用右手指扳左脚趾，然后恢复成预备姿势，上半身再向前方弯曲，左臂前伸，右臂后伸，努力用左手扳右脚趾。一左一右为1次，每回做10次。

这套体操更适于中老年男性，不妨早晚各做1遍。

运动处方4 手杖操

手杖操由搓杖、举杖、摇杖、翘杖、绕杖、转杖、摆杖等动作组成，并伴着轻快的音乐，既动感又时尚，运动量适中。手杖操原名"五行杖"，杖用木质手杖，长可及肩，短可齐脐。

（1）垂钓式 单手持棍，臂棍平齐前伸，以棍之前端画小圈，愈小愈好。臂勿晃动，只用手腕摇转，行步不停，挺胸凹腹，气达全身。

（2）观星式 持棍向上斜指，臂棍斜直，用腕力摇棍画小圈如前，以意引气，达于举臂方侧之胁肋。

（3）冥杖式 双手握棍，臂棍斜直向前下方，以棍端画小圈，使内气达于肩背。

（4）丐杖式 持棍之臂下垂，以腕力摇棍，向后下方斜伸，画小圈（如乞丐曳棍防犬状），使内气达于胸臆。

（5）提灯式 双手握棍，臂平伸，拳用力，棍端下垂向地面画小圈，使气达腰胯，练腰腿之气，两手轮换。

练毕随意挥棍，缓步前进。经过一段练习，一些病症都有所减轻甚至消失。

运动处方5 脚趾操

脚趾操可以提高脚的灵活性，对身体健康很有益处。

（1）翘趾法 ①右趾翘：右脚五趾做翘起后放下动作，重复进行。②左趾翘：左脚趾抬起放下。③左右翘：左右脚趾交替进行。④同步翘：两脚趾一同翘起放下。

（2）抠趾法 ①右趾抠：右脚五趾同时向下做抠的动作。②左趾抠：左脚五趾同时向下做抠的动作。③左右抠：左右脚趾交替做抠的动作。④同步抠：两脚五趾同时做抠的练习动作。

（3）翘抠法　脚趾翘起，下落着地后，脚趾进行抠的动作，依此类推。

（4）翘叩法　脚趾连同脚掌一起翘起，下落着地时有一个脚掌及趾主动叩击地面动作。

（5）叩趾法　腿屈抬起脚离地，后迅速下压大腿，带动脚，并用脚趾叩击地面。

（6）移趾法　以右为例，脚掌及趾抬起，向右移动后落地，接着脚跟抬起，脚趾触地，向右移动后落地，交错进行，也可向左移趾，只是动作方向相反。

（7）爬趾法　向前爬为例，脚趾做前伸向下抠地，并带动脚向前移动；向后爬的动作相反。

（8）压趾法　用手按压脚趾，也可相互用脚踩另一脚趾部。

（9）摩趾法　脚趾做上下摩擦动作，也可脱去鞋，坐或卧姿进行均可，用脚底摩擦另一脚背及趾部，后交换做。

运动处方6　手腕操

中老年人的手腕关节随着年龄的增长也逐渐老化，加上平时的干活、用力，腕关节磨损得严重，所以在使用手腕关节时往往感到不听使唤，那么，你可以做几节手腕操来改善不适。

（1）握拳　吸气且双手握拳，呼气，双手从小拇指开始依次向下打开，使手指的血液循环逐渐增加，反复进行10次。这样做可消除手腕关节的酸痛，恢复手腕的肌力，预防手腕关节的病变。

（2）屈腕　伸出左手，掌心向外，手指向下。右手握着左手四指，然后向后弯。保持呼吸，维持动作30秒，换右手做，重复2～3次。这节操可以增强手腕的灵活性，伸展上背和上胸，还可以减少肩膊酸痛。

（3）旋腕　取坐姿或站姿，吸气，两臂前平伸举，手握空心拳，以手臂为轴心，向内旋转拳头，持续动作10～20秒，完成后，反方向再做一遍。这个动作可以帮助放松腕部肌肉，令手腕保持灵活和松弛手臂神经。

运动处方 7　写字操

每天早晚在户外活动时，练几遍"写字操"，使脖颈、手臂、腿肌都能得到运动，关节也灵活不少。

（1）鼻子写字　坐或站立，以鼻尖为笔，在空中书写自己喜欢的诗词或名句，也可以写"健康""锻炼"等等词语，以活动颈部肌肉和关节。

（2）肘尖写字　可以用左右臂交替进行。先用左臂弯曲，右手搭在左肩上，以肘尖为笔尖，在空中写字。上肢、肩肘关节都能得到活动，有肩周炎的人可以多做。

（3）臀部写字　可以站立或半跪，以臀部当笔尖来书写，可以活动髋关节、脊椎关节、躯干、大腿等部位的肌肉，对腰痛、椎间盘突出有一定疗效。

（4）膝部写字　站立，手扶墙壁或椅子背，大腿抬起，小腿下垂，以膝盖为笔尖书写，可以锻炼髋关节、膝关节的灵活性。

（5）脚尖写字　坐或站立，脚尖稍稍提起，以脚尖为笔进行书写，对踝关节的灵活性和促进足部血液循环都有益处。

运动处方 8　舒筋活血操

（1）摇头摆臂　预备姿势：站立，两脚分开与肩同宽。动作：头自右至左、臂自左至右摇动，动作开始宜缓慢，到 20 次后可加快些，但不要过快。摇头时双臂前后左右自然摆动，双臂摆动来回为一次，共做 36 次。

（2）抖臂摇身　预备姿势：站立，两脚分开与肩同宽。动作：上身左右前后摇动，双臂趁摇势抖动。摇身宜缓慢，全身放松，不可急，尤其是体弱者，缓缓摇动如摇船状。前后左右摇动一回为 1 次，共做 36 次。

（3）胯膝摇摆　预备姿势：站立，两脚分开与肩同宽。动作：两手搓拍胯关节，左右扭腰各 36 次。半蹲，两手扶膝，左右扭动膝关节各两遍，每遍 36 次。两脚开立约半尺远，两手扶膝盖一蹲一起，做 16

次。轻握拳，拍打两胁部，每遍各拍 36 下，共拍两遍。拍打时宜轻不宜重，但也不宜过轻，过轻无效。两手拍打膝盖及膝两侧 64 下。

（4）手舞足蹈　预备姿势：站立，两脚分开与肩同宽。动作：两手屈肘在胸前舞动，足行迪斯科步，全身舞动。

运动处方 9　八震功

俗话说"人老脚先老"，为了强化脚力，旺盛气血，强身防衰，民间参照传统的"站桩震功法"和"八段锦"这两种保健功的动作和原理，改编成一种有强身健脚，且简单有效的八震功，这套功法共有八节动作。

第一节是"脚步预震"　做法是原地踏步，随着双脚的踏动，双手伸直，掌心向下，慢慢向左右横向边颠动边伸展向上，至双臂与身体成"个"字形状，然后慢慢颠动着放下。做功要慢，可在心里默数"1、2、3、4、5、6、7、8"来控制双手上升或放下的速度，双臂随意在颠动中上升或放下，不要故意用力，以保证"松"、"缓"的原则。

第二节是"单脚轮震"　做法是身体重心放在右脚，左脚尖稍向外撇，脚掌着地，脚后跟做上下运动使身体震动，双手放松随身体震动而抖动，应感到肝脏和肾脏有轻微震动的感觉。时间持续 1～2 分钟，以同样方法换左脚进行。

第三节是"转腰拍震"　做法是将双手置于双跨前，掌心向下，五指向前，双膝微屈，在身体的颠动中一直一弯，双手掌随着大腿的动作对大腿进行拍击。拍震 8 次后，练功者边向左转腰，边拍击大腿，拍震 8 次后，回身正中，拍震 8 次。然后用同样手法向右转腰，再回身正中，这样循环拍震 3 个来回。

第四节是"上下拉震"　做法是将双手掌置于肚脐下方的丹田前，手掌相向做抱球状，随着双脚上下颠动，双手掌像拉手风琴一样做拉开返回的连续动作，又慢慢从下向上运动，直至与肩平行，然后慢慢向下降，回到丹田前。这样从下到上，又从上到下，做 3～5 个来回，注意合掌时手掌之间要保持一定距离。

第五节是"前后穿震" 做法是随着脚部震动，左右手手指像穿入某一物件一样震动 8 次，手臂慢慢向上与肩平，手指再向前穿震 8 次以后，手臂慢慢向下。接着向后如前面那样穿震动作，然后再逐一反过来做功。这样一上一下，一前一后连续做穿震功 2～3 个来回。注意向后穿震时头部不要太低，有高血压的患者不要练。

第六节是"扶物斜震" 做法是练功时双掌向前扶物，如栏杆、树干或椅背等，双脚与手扶物距离 30 厘米左右，身体稍向前倾斜。练功时，左脚稍退后，脚掌着地，慢慢颠动，时间约 1 分钟。然后双脚掌并列着地，脚跟悬空，左右脚一起震动，带动身体颠动 1 分钟左右。练功时，双掌扶物要轻松，双脚跟着地不要用力。有高血压或气喘的患者不要练。

第七节是"病区摩震" 做法是双脚站立，双脚跟震动的速度减慢，随着脚的颠震，双手掌在身体的各部位进行适度的按摩和拍打，如在胸部心区上下按摩，以增强心脏功能，延缓心脏病发作。双掌分开在腰眼处上下按摩，有强壮腰部，防治腰痛的功效。其他部位可仿照此法进行按摩或拍打，次数不限。牙齿不坚者可轻微叩牙，有健齿的作用。注意练功时动作不要太快，按摩或拍打时动作要轻。

第八节是"双臂甩震" 做法是双脚站立与肩宽，双膝微屈，双眼平视，双脚跟随着双膝一屈一直做颠震运动，双臂下垂于胯旁，掌心相对，随着双脚的颠震做前后甩动，时间为 1～2 分钟。此式可作为收功势，练功后可散步几分钟。

八震功的练习要领是随意，练功者可只选练一节功、二节功，也可八节功一起练，非常自由。练功时不强调呼吸配合，只要求动作要有连续性。开始学的时候可一节一节地学练，时间从短到长，速度从慢到快，震动力度从轻到重，慢慢适应，逐渐加强。学会以后，要持之以恒，这样才能达到强身健体、延缓衰老的目的。

运动处方 10　六节功

每天抽空练练"六节功"，能够使血液更畅通，让身体远离病痛困扰。

（1）剥蛇皮　双手抱大腿，从大腿根向下推拿按摩到脚踝，再向上推按到大腿根，像剥蛇皮。做两个8拍，两腿交替，可以预防下肢静脉曲张、水肿、肌肉萎缩，促使下肢血液畅通。

（2）三拍三拖　坐姿，左手拍左腿，右掌在右腿上拖拉，三拍三拖；右手拍右腿，左掌在左腿上拖拉，三拍三拖，做8个3拍，可以练习大脑的指挥能力和双手反应能力，促进血液循环。

（3）扭膝盖　双脚并拢，屈膝微蹲，双掌罩住膝盖，顺时针扭按2个8拍，逆时针扭按2个8拍，可以疏通血脉，治膝关节痛。

（4）搓腿肚　坐在床上，平伸双腿，或立姿弯腰，双掌抱住腿肚，搓揉4个8拍，左右交换，可以促使下肢血液回流，增强双腿肌肉力量。

（5）踩水车　坐在高凳上，双脚像踩水车一样，也如踩单车一样，做4个8拍，可以增强关节肌肉的活动能力。

（6）扳脚趾　双腿平伸坐在床上，或坐椅子上，脚架在凳子上，上身前屈，双手扳脚趾，做4个8拍，可以治脚抽筋、壮腰腿、强脚力。

运动处方11　抻筋拔骨法

许多体育活动都有锻炼筋骨的作用，但是多数远远未达到让各个关节都锻炼到，尤其是我们所强调的达到每个关节都伸展到其应有的最大范围。只有筋伸展到最大限度，再轻微用力伸展一下，这才是拉伸关节，也就是我们重点要做的拔骨。下面的抻筋拔骨法供大家参考。

（1）钻天入地　两脚与肩同宽，放松站立，两手伸直引领上肢上举，收腹抬头，头颈上仰看天，到最大限度后，再用力向上拉伸一下，保持3秒钟左右。两手伸直引领向下弯腰触地，到最大限度后，再用力向下拉伸一下，保持3秒钟左右。上身沿左腿转半圈，回到伸手够天的位置，重复以上动作，上身再沿右腿转半圈，再回到伸手够天的位置。

要领：伸手够天像伸懒腰，只不过要伸得尽量高，而且全身都往上伸，伸到最高处时，再努力把身体拉伸一下，以拉动关节。入地时双手尽量触地，绕腿时双手尽量贴着脚部。

作用：本动作可拉伸平时很少活动的腹肌、臀部，及大腿内侧的肌肉，减少腹部赘肉的堆积，经常练习可消除将军肚，有益于治疗糖尿病、脂肪肝、胃肠疾病。经常伸举上肢可治疗颈肩疼痛、疲劳，缓解伏案工作造成的劳损。抻拉腰、臀、下肢后侧，可治疗腰腿痛、坐骨神经痛，尽量上举够天可牵拉颈、胸、腰、骶、髋、髂关节，保护椎间盘，预防脊椎病，尤其是脊椎滑脱。

（2）搂膝拗步　左弓箭步站立，重心在左腿，左掌掌心向下，向后拉。右手以食指引领向前上抻插，两手成对拉之势，右脚与左脚平行，后退小腿绷直（拉手掌、上肢、背部、小腿肌肉），上肢与右小腿成对拉之势，眼看右手食指尖，鼻尖、食指尖与左膝尖、脚尖成一直线，身体前倾。以上动作左右换脚再做一遍。

要领：搂膝拗步时两腿间约一脚宽，脚尖正对正前方，重心以前腿 7 分后腿 3 分弓箭步站立，上身前探增加强度，后脚不可离地，上肢与一小腿成一直线对拉。

作用：本动作可拉伸上下肢肌肉，尤其是小腿神经，活动腰膝关节，可治疗关节炎、小腿抽筋。

（3）倒撵猴　搂膝拗步式，身体重心后移到右腿，尾骨正对右脚跟后坐，左上肢屈肘上抬，左手掌与地平线置左耳旁，肘下垂。右手引领向左脚前伸，食指指向左脚尖，两手成对拉之势（拉手掌、上肢、背部、小腿肌肉），左腿后移一步，右掌回捋到右膝外侧，左掌向前抻插，同搂膝拗步式。以上动作左右换脚再做一遍。

要领：倒撵猴同搂膝拗步正好相反，重心后移时，上抬的上肢要沉肩坠肘，手置耳上方，手指与地面平行。

作用：本动作可抻拉上下肢肌肉，抻拉肩胛、胁肋，对胃肠、胰腺的牵拉活动有助于治疗胃肠功能紊乱、便秘、糖尿病。

（4）斜飞式　左脚以脚尖点地置右脚旁，左上肢下垂，手指向两膝间，右上肢上抬，手心向外置左耳外侧，两上肢肘部尽量相贴置胸前，左脚向左以脚跟着地向 45 度左前方迈出一步，重心移至左腿。左上肢以食指引领掌心向上，向前上方伸出，意想插天，头随左手向左前上转，眼看左手中指；右上肢以手掌引领掌心向下向后下方伸出，意想插地，两上肢成一条线对拉，如大鹏展翅，再做对侧。

要领：左右脚尖在约一脚半长的正方形的两对角处。

作用：本动作可抻拉上下肢软组织，抻拉后背肩部筋脉，配合颈部的转动可治疗颈肩疼痛、肩周炎、背部肩胛疼痛、上肢疼痛麻木。

（5）海底捞针　左腿脚尖虚点地置右足旁，右掌以指尖引领下指向两膝间，左掌以食指引领向右斜上至右耳外侧，掌心向右，两肘尽量相靠（以牵拉后背肌肉），身体尽量下蹲，尾骨下坠正对两腿中间（两上肢对拉），右手尽量下插，立身中正。再做对侧。

要领：下蹲时要收、内提骶尾骨，不可撅臀。

作用：本动作可抻拉上下肢软组织，抻拉后背、肩部筋脉，抻拉大腿前侧肌肉，增加腰髋膝关节的活动度，有益于治疗下蹲困难、膝关节炎，收尾骨、提肛有益于治疗结肠炎、痔疮等。

（6）后羿拉弓　骑马蹲裆式，松腰下蹲，左手如握弓般向左下，右手如拉弓弦般向右上，两上肢对拉，尽量拉开得大一些，眼看左手食指尖。

要领：下蹲时腰收、内提骶尾骨，不可撅臀，两脚尖与两膝尖尽量对齐。

作用：抻拉后背、肩部筋脉，有益于髋膝肩的治疗，可宽胸理气，对心血管疾病有辅助治疗作用。

（7）猛虎补食　两手掌向左指，掌心向下，上臂与地面平行。上身正直挺立，向下蹲身成右扑步式，下压大腿，左掌在左膝，右掌在右膝。

要领：下压腿时，上身保持正直，如老虎般昂首挺胸抬头。

作用：重点抻拉大腿内侧肌肉，可治疗颈肩疼痛、肩周炎、背部肩胛疼痛、上肢疼痛麻木，及膝关节炎、大腿内侧疼痛、下蹲困难。

（8）武松踢虎　右手上举，带动右膝以膝盖引领抬起，右手尽量上举，左掌指尖下垂指向右脚脚跟（上下对拉）。两掌腕部相交叉置于头顶，左手在外，同时右膝略外摆，两掌以指尖引导向右前、左后斜角分开与肩平，同时右脚以脚尖向右前方踢出，脚面绷直，脚尖上挑（拉下肢前侧肌肉）。收回右脚再屈膝，两手再相合，右脚勾脚尖，再以脚跟向前上方蹬出（拉下肢后侧肌肉、足底肌肉）。

要领：本动作可概括为立（金鸡独立）、踢（脚尖踢）、踹（脚跟蹬）。

作用：本动作可抻拉上下肢软组织，抻拉后背肩部筋脉，重点抻大腿前后侧肌肉，抻足背、足底筋脉，锻炼身体的平衡能力，可治疗肩颈疼痛，肩周炎，背部、肩胛疼痛，腰腿痛，足踝关节痛。

（9）抱虎归山　两脚与肩同宽松静站立，两手掌心向下，上肢与肩平行展开，两上肢对拉，眼看左手食指。手心翻转向上向后，同时向前挺胸抬头，抻拉肩部胸前。两上肢掌心相对上举，引领左脚回撤至右脚旁与肩同宽（臆想整个身体向上够天），两手掌心向下经胸前下按，置于两大腿外侧。

要领：手心翻转向上向后，是为旋转抻拉肩关节。

作用：本动作抻拉上肢，尤其腋前、肩前软组织，可治疗肩周炎、肱二头肌腱炎。

（10）气归丹田　左脚回抬至右脚旁成立正姿势，两上肢分开上抬，两掌心相对头胸腹，各划半圆下合于丹田，重复两遍。

要领：动作结束后，一定要做三遍气归丹田的功法，以平静心志，放松肢体。

作用：本动作可引气平缓归于丹田，宽胸理气，调畅气机，增强心肺功能，加上吐故纳新，促进新陈代谢，治疗胸闷抑郁，预防冠心病、梅核气、咽炎。

抻筋要一张一弛地进行，一个动作不可持续的时间过长，否则会减少血液循环，使代谢产物堆积。整个动作要舒展大方，每个动作的收式要停顿至少三秒钟，以达抻拉关节的作用。

运动处方 12　拉筋法

俗话说"筋长一寸，寿延十年"，意思是筋骨好了，能增强身体免疫力，从而达到延年益寿的效果。我国传统健身气功《易筋经》中也有对于筋与健康的论述："筋弱则懈，筋壮则强，筋和则康。"

中老年人经常进行"拉筋"锻炼，有利于保持筋的活力，维护筋脉健康，从而提高身体素质，延年益寿。

（1）掌托天门　"掌托天门"为《易筋经》第三式，两脚开立，足尖着地，足跟提起；双手上举高过头顶，掌心向上，两中指相距3厘米；沉肩曲肘，仰头，目观掌背。舌抵上腭，鼻息调匀。吸气时，两手用暗劲尽力上托，两腿同时用力下蹬；呼气时，全身放松，两掌向前下翻。收势时，两掌变拳，拳背向前，上肢用力将两拳缓缓收至腰部，拳心向上，脚后跟着地。反复8～10次。

（2）门框拉伸　利用自家的门框，双手上举，扶住两边门框，尽量伸展双臂；一脚在前，站弓步，另一脚在后，腿尽量伸直；身体正好与门框平行，头直立，双目向前平视；以此姿势站立3分钟，再换一条腿站弓步，也是3分钟。

（3）卧位拉伸　仰卧躺在床上，让臀部尽量移至床边缘，一腿自然弯曲向下，踩在地面上，另一腿伸直，尽量向胸前抬起。可用双手扶腿，帮助其伸直，并向身前尽量压腿到极限，坚持几分钟，然后换腿。

运动处方13　踩滚木棍法

踩滚木棍是一种简易的健腿法，该方法有牵拉和分开下肢各关节粘连，恢复关节正常活动的功能，对防治中老年人下肢早衰、腿脚不灵很有作用。

首先，寻找1根长40厘米至50厘米、直径8厘米至10厘米的光滑直圆木棍，其表面最好挖深约0.5厘米的直沟数条，以利于刺激脚底穴位。

端坐于靠背椅、方凳或沙发上，两手心向下，轻松自如地放在两大腿的中部，两脚踩在木棍上，前后来回滚动。先向前踩滚至脚跟处，再往回踩至脚趾，如此前后反复踩滚。也可用单脚进行，单脚踩滚时，左右脚交替进行，每分钟踩滚40～60次，以腿部不感到疲劳为宜。踩滚次数过多，易使腿部肌肉紧张疲劳。踩滚木棍的锻炼时间，可在晚上收看电视节目时进行，一举两得。锻炼要循序渐进，逐渐加大运动量。

锻炼时，脚部如有轻微的酸痛感，不必在意，每日锻炼 1~2 次，持之以恒，可见疗效。

运动处方 14　床边锻炼法

有些老年人受年龄、身体的限制，不能到户外运动，不妨试试以下的健身方法。

（1）织布疗法　坐在床上，两腿伸直并拢，脚尖朝前，双臂伸直，双手掌心朝脚尖方向做推的动作。同时，上身前俯，向外呼气，双手应尽量向脚尖方向推，推到不能再推时，保持姿势 3 秒钟，收回手掌，并吸气。连续往返 30 次，每天早晚各做 1 遍。这套健身法有按摩内脏、调理肠胃功能的作用，可以预防和治疗消化系统、心血管系统的疾病。

（2）抱枕疗法　用棉布缝制一个长约 1 米、直径约 35 厘米的布口袋，用棉絮或海绵填充好，做成一个椭圆形的长枕。睡眠时应侧卧，双臂抱枕，长枕下段可垫在大腿下面。这样可使老年人睡眠好，还可以使肩关节拉开，减轻上肢关节的"晨僵"现象，预防和治疗关节炎。

（3）晃海疗法　双腿盘坐在床上，双手掌放在膝盖上，双目微闭，舌抵上腭，以腰部为轴，慢慢旋转，旋转时腰部要尽量弯曲，上身前俯。先自右向左旋转 30 次，再自左向右旋转 30 次，每旋转 1 次约 25 秒钟，全部完成 30 分钟左右，一般在睡前进行。此法可以调节大脑，对神经衰弱、消化不良、便秘、肠胃炎等疾病有预防和治疗作用。

运动处方 15　床上伸展法

（1）膝靠胸运动　仰面躺在床上，双腿伸直，抬起左腿，把双手放在大腿后面抱紧，轻轻地把膝盖拉向胸部，直到感觉大腿背部轻微的拉伸，保持这个动作 5~10 秒。不要把手放开，抬起头，把前额靠向膝盖，再保持 5~10 秒钟，然后慢慢地回到初始位置。换右腿重新做，每条腿做 3 次。

（2）抱膝运动　把膝盖朝向胸部，把手臂环绕在大腿上，保持这个姿势 5～10 秒钟。然后不要放开手臂，抬起头，把前额抬向膝盖，保持这个姿势 5～10 秒钟，然后慢慢地放松，做 3 次。

（3）脊椎扭转运动　仰面躺在床上，膝盖弯曲，双脚平放在床上，双臂放在身体两侧伸开。把膝盖放向左侧，同时眼睛看向右侧，尽量让自己感觉舒服，让肩膀贴在床上，上半部身体放松，保持这个动作 5～10 秒钟，然后慢慢地回到初始位置。换右侧重做，每侧身体做 3 次。

（4）猫式伸展运动　跪于地上，双手撑地，把腹部拉向脊椎，头朝下，身体呈圆形，保持这个动作，做 3 次深呼吸；慢慢地放松，把腹部放向地面，弓起背，头抬起，眼睛看向天花板，保持这个动作，做 3 次深呼吸，然后回到初始位置，做 3 次。

运动处方 16　增强耐力法

（1）90/90 度伸展　这个动作可以伸展躯干和背部肌肉。身体向左侧卧，双腿并拢，屈膝呈 90 度角。双膝之间夹一个毛巾，双臂平伸。然后，保持膝盖和臀部不动，向后旋转躯干和右臂，努力使右肩着地。呼气保持 2 秒钟，然后回到初始姿势。左右两边各做 10 次。

（2）臀部跨越　平躺，双膝弯曲，双脚着地，双臂向两边平伸。向左边旋转，保持双腿弯曲，直到左膝着地，然后再向右旋转直到右膝着地；两边各重复 10 次。这个练习旨在专门练习躯干的灵活性和力量性。

（3）双手走路　双腿伸直，弯腰，双手平放在地板上，收腹，让手代脚往前移动。这时双腿仍然不能弯曲，双手着地，用脚往前走几步（老人酌情锻炼），连续做 1 分钟。这个练习会锻炼脚筋、下背部、臀后肌和小腿肌肉。

（4）向前俯冲，屈肘够脚背　左脚一个箭步跨上前，呈大弓步状，同时保持右膝离地，右手着地，左肘移向左脚背，左手移至左脚外，双手着地使臀部向上，然后右脚向前跨一步起身。每条腿各做 10 次，你会感觉腹股沟、后腿臀屈肌、前腿后肌和腿筋得到舒展。

（5）直立踏步　开始时后背挺直，双臂放在身体两边。向前踏步，左右膝轮流提至腰的高度，同时像军乐队指挥那样，向上提臀。每次向前走 20 步，休息 1 分钟，然后重复练习 2 次。

运动处方 17　"假装"运动

老年人平时要多活动手臂，以带动两手和胳膊的血液循环，延缓手臂肌肉的衰老。锻炼时可以常做几个"假装"运动。

（1）假装运球　早晨起来第一件事就是活动手指和甩动手臂及手腕，双手手掌伸直，手指交叉，两只胳膊成波浪式起伏，好像让健身球在手臂上运动，这样能促进血液循环；此动作可做 1~2 分钟。

（2）假装转脚蹬　平躺仰卧，手臂向上伸直，好像用手去转动单车的踏脚一样活动，可做 1~2 分钟。

（3）假装飞翔　站立，两臂伸向两旁，好像鸟拍翼似的慢慢挥动手臂，宜做 1~2 分钟。

（4）假装打沙包　想象前面有一个沙包，用拳头击过去，或是与一个假想的对手在打拳，可做 10~20 次。

（5）假装抛球　拿一个球抛向空中，落下时接住，或者让球弹在地上、墙上而接回。如果没有球，亦可做抛球的手势，每臂做 10~20次，稍微休息后，再做 10 次。

运动处方 18　圆规运动

上了年纪，可通过科学的锻炼方法强化关节功能。以下是一套"圆规运动"法，从头到脚，各部位关节都能得到锻炼，可增强关节灵活性。

（1）仙鹤点水强颈椎　颈椎及椎间盘发生退变，可能引发椎间盘突出、骨质增生和韧带增生等问题，平时不妨试试"仙鹤点水功"：肩膀以下保持不动，用下颌带动颈部，在身体的正前方，由上往下画圈。每组做 24 或 36 下，每天可做数组，对颈椎病、落枕等能起到一定的缓解作用。练习时不要太快，一般 7~8 秒画一个圆，越慢越完整越好。如果感到不适或头晕，很可能有颈椎病，严重的要及时就诊。

（2）**拍打双肩护肩周** 不少人深受肩周疾病困扰，严重时无法抬起手臂，可以尝试"拍打锻炼"法：站立，双腿微微分开，由腰部发力，抡起右臂，用右手掌拍打左肩，同时左手拍打后背，接着两手臂交换方向。一般每组可以拍打 50 次左右，以觉得肩周有点酸为佳，有利于锻炼肩周关节，缓解肩部不适。

（3）**空转呼啦圈健腰椎** 老人经常腰背酸痛，有的弯下腰就很难直起来，可以尝试"空转呼啦圈"法：站直，两脚分开与肩同宽，双手叉腰或举过头顶握住，上身挺直，腿、膝也要伸直。先将腰向左侧顶出，然后依次向前、右、后顺时针方向转圈，想象腰部有一个呼啦圈。整个过程要慢，双肩动作不要太大，转 30 圈之后，再逆时针转 30 圈，动作要连贯，呼吸自然。这样的运动不但有利于保护腰椎关节的灵活性，而且可以促进胃肠蠕动与消化液的分泌，缓解便秘、消化不良。

（4）**转膝运动护膝盖** 膝盖是人体较脆弱的关节，连接着最长的骨头和最强的肌肉。老人常出现膝关节酸痛、无力、怕冷等症状，平时要加强锻炼：双脚并拢，微微下蹲，双手按住双膝，以膝关节带动腿部顺时针转 10 次，逆时针转 10 次，每天 1~2 次。旋转幅度要尽量大，让双腿由弯曲到伸直，再由伸直到弯曲，每次都做到极限。长期坚持能增强膝关节的韧性及腿部肌肉力量。

（5）**转腿运动益下肢** 随着骨质疏松、下肢肌力萎缩、关节活动受限等问题出现，身体的平衡性、协调性和承载力都会下降，老人稍不留神就有可能跌倒，发生意外，平时应多做划腿运动：手扶椅背或者牢固的树干，右腿固定，左腿抬起一定角度（以身体能保持平衡为宜），在空中画圈，做完还原，稍稍休息换腿做，早晚各做 5~6 次，这有利于下肢肌肉与关节的保健，促进下肢气血运行。

运动处方 19 "巧"压腿

很多老人由于身体状况的限制，不适合进行太剧烈的运动，但想达到锻炼的目的,那就练习简单易学的"巧"压腿。

正压腿 首先,面对一根单杠(高度要由低到高,初试者应以大腿根为齐),身体自然站立,上体保持正直,下肢放松。其次让重心落在右脚(右脚不要往外撇),慢慢抬起左脚,放在单杠上,上体依然保持正直,全身放松。再次,上身向前慢慢弯腰,同时慢慢向下压左腿,一直到嘴能碰到小腿为止。接着,在保持弯腰的情况下,利用腰背的一上一下带有惯性力地运动,以进一步拉动腿部韧带、肌肉。最后,上身伸直后再重复以上步骤。压右腿的步骤与上述压左腿相同,如此交替压腿。

开始锻炼时,如碰不到小腿,腰能弯到哪里就弯到哪里,经过一个锻炼的适应过程,以后再逐渐达到要求。随着难度的增加,单杠的高度应不断增加,以增加肌肉的力量和韧带的柔韧性。

反压腿 与正压腿正好相反,是背对单杠,双手扶住单杠,一只脚钩在单杠上,另一只脚与单杠垂直向前(不要往外撇)。方法:身体往单杠上靠,感觉到大腿前侧肌肉完全拉伸为止,再回到原位为完整动作,然后重复运动。反压腿主要锻炼股四头肌和十字交叉韧带。

巧压腿不仅能练拉腿部韧带,还能练习髋关节、踝关节的柔韧性,增加腰、腿及胸部肌肉的力量和韧性,还可刺激不常活动的肌肉,促进血液循环。

运动处方 20　半蹲

半蹲即双腿下蹲,大小腿夹角约为九十度的锻炼方法。锻炼时,两脚平行开立同肩宽,身体略前倾,进行静止性半蹲练习,加上手臂的动作,可在短期内便能迅速健身强体,效果十分显著。

(1)自然半蹲法 半蹲时,两手放松且置于身体两侧,或两手放在双膝上。

(2)展臂半蹲法 两手臂分别做单、双交替进行的直臂前伸或上侧举动作。

(3)反撑半蹲法 双手十指交叉,做向前反手撑并推出动作,或向头上做反手上撑动作。

（4）拍手半蹲法　进行握拳伸指及拍手练习。

（5）叩击半蹲法　用手任意叩击或拍打肩、腰、腿等部，用力要适宜。

（6）摆臂半蹲法　直或屈臂的单手、双手，两手交替进行摆臂练习，有时还可加上抢臂等动作，使动作幅度加大。

（7）冲拳半蹲法　两手握拳于两肋侧处，分别向前、向上、向侧做冲拳运动。

（8）推手半蹲法　双手五指自然分开，用力做向前平推动作。推手时要立掌，力要用在掌根部，后收回两肋旁，依此类推。

练习半蹲时，大小腿间的夹角可根据本人身体状况而定。练习时间长短，一定要据不同情况因人而异，腰、腿等处如有炎症或其他疾病病时勿做。练习完毕后，必须针对尤其是腰、腿部肌肉进行有效的充分的放松练习，如甩臂、扭腰、正或侧压腿、抖臂及抖腿，适度地拍打或按压腰腿等部位，使其得以放松及恢复。

第四部分　颈椎病

颈椎病是中老年人的常见病、多发病。由于颈椎在日常生活中活动频繁，经常发生劳损，以及先天性异常及自身结构的退行性变化，使颈椎骨质增生，韧带钙化、肥厚，颈椎间盘萎缩，影响颈部的神经、脊髓、血管和周围其他组织，产生头痛、肩背疼痛、肢体麻木、活动障碍，甚至大小便失禁、瘫痪等。凡因颈椎间盘退行性变所致颈段脊柱失稳和压迫邻近组织而引起的一系列症状和体征者，均称为颈椎病。

颈椎病，以往的医学观点认为是一种退行性疾病。如今，医学家们对这一问题有了新的认识，认为颈椎的病因应包括急性损伤、慢性劳损、发育不良、缺乏锻炼、感受风寒等，并认为急性损伤和慢性劳损在颈椎病的发病中占有举足轻重的地位。

近几年来，我国颈椎病的发病率越来越高，且出现"年轻化"趋势。据调查数据显示，全国有 7% ~ 10% 的人患颈椎病，其中中小学生的颈椎病发病率急剧上升。这除了年龄因素之外，外伤、姿势不良、过劳、颈部其他疾病的影响，都有可能导致颈椎病的发生。

颈椎病源于颈椎退行性变

颈椎上负担着较大体积和重量的头颅，由于头部有特殊的感觉器官——眼、耳，要求颈椎有较大的活动以配合眼、耳的视物、听音，故颈椎容易产生劳损和退变。

（1）颈椎间盘退变。正常髓核约含86%的水分，为白色胶状物，超过40岁的成人髓核的水分逐渐减少。由于失水，椎间盘体积相应减少，厚度变薄，逐渐纤维化，失去了弹性，缓冲震荡的作用降低了，那么承接震荡力量的任务就落在小关节突上了，就加速了小关节的退变。这就好比三个人抬重物，其中一个人不使劲，那么另外两个人就得费劲一样。同时，由于颈椎间盘受到压力而使椎间盘厚度减小，变性的椎间盘因失去了弹性在压力下向四周膨出，而上下两个椎体因为中间的椎间盘无弹性而在活动中直接相互撞击，导致椎体边缘不断损伤、修护，产生骨赘，即人们平常所说的骨刺。前面已经了解到椎体和椎间盘后边是脊髓，所以向后膨出的椎间盘和椎体后缘的骨刺，就会压迫脊髓而出现临床症状。

（2）椎间小关节退变。前面已经讲了，因椎间盘退变相应的关节突关节软骨受到的应力增加，引起关节软骨变薄、破裂、骨质增生，使小关节肥大。由于椎体后缘骨刺形成及小关节肥大使椎间孔相对变窄，从而压迫、刺激从椎间孔发出的神经根。

（3）黄韧带退变。随着椎间盘、关节突发生退变，椎间隙变窄，椎管内衬的黄韧带打皱褶，同时黄韧带也可出现水肿、变性、增生、肥厚，凸向椎管使脊髓受压。

（4）颈椎横突退变。由于颈椎的不稳，颈椎横突周围的韧带受到牵扯而引起微小的损伤，微小的损伤累积起来就会引起骨质增生。横突孔周围的骨刺可以压迫或刺激椎动脉周围的交感神经纤维，引起椎动脉痉挛，产生椎动脉供血不全。

颈椎病的"预警信号"

颈椎病同其他疾病一样，也有一个发生、发展的过程。从它存在之日起，就会向你发出各种各样的报警信号，只要多留意观察，你就能发现它的蛛丝马迹，这对及时治疗很有帮助。

"麻" 由于椎间隙变窄，小关节增生肥大引起椎间孔变小，使神经根受到压迫，有臂丛神经受压的症状，出现手臂外侧麻痹，并可达到手小指无名指端。有时患者主述和过电一样放射到胳膊、手指，指尖有麻木感，自觉皮肤厚，常于夜间因双侧或一侧手麻木不适而醒来。

"痛" 颈神经根受压后往往产生水肿及炎症，颈部、肩部、双上肢就会出现疼痛。

"软" 多由于颈脊髓受压迫所致。此型多见于 50 岁以上的男性，首先表现为下肢远端逐渐软弱无力，有麻木感，走路不稳像踩棉花一样，满跚步态。随着病情的加重，麻木平面向上升，可导致呼吸肌无力，病人自感胸部像有带子捆着一样，临床称束带感。严重的脊髓性颈椎病可以引起双下肢瘫痪。

"晕" 由于横突孔周围的韧带骨化压迫或刺激椎动脉，引起椎动脉痉挛。当人体扭转脖子时，椎动脉也随同动作而被扭曲，加重了椎动脉供血不足。所以，患者表现为体位性眩晕，常于头部后仰或突然转向一侧时而猝倒，倒地后体位改变供血改善，又迅速恢复意识。诊断此型颈椎病，可以做核磁共振显示横突孔周围的增生，也可做穿颅的椎动脉造影。

自己动手做个颈椎病初诊

如果你怀疑自己可能患有颈椎病，可以自己做初步诊断。如果出现下面症状中的两到三项，那么你很可能已经得了颈椎病，建议到正规医院检查和治疗。

（1）脖子疼痛时，手臂或手指也出现疼痛或麻木症状。

（2）闭上眼睛，左右缓慢旋转头部，有头晕或偏头痛的症状。

（3）脖子经常性疼痛，上肢或者下肢没劲，感觉自己四肢力量变小。

（4）低头俯视，感觉全身麻木或有"过电"一样的感觉。

（5）颈部前屈，同时左右旋转活动，如颈椎处出现疼痛，很可能你的颈椎小关节有退行性病变。

颈椎病康复疗法较多，大致有牵引、体育锻炼、物理疗法、西式手法、药物、固定、手术、推拿、针灸等方法，但这些治疗方法大多需要在医院完成。颈椎病患者若能用运动疗法进行自我治疗、自我康复，也能收到较好效果。

运动处方1 徒手医疗操

（1）与项争力 两肘屈曲，双手十指交叉抱头于后枕部。两腿分开与肩同宽，头用力后仰，双手同时给头一定的阻力。上述动作重复12～16次。

（2）回头望月 两腿分开与肩同宽，两臂自然下垂，两腿微屈，左手上举，手掌置头后，右手背置腰背后，上体前倾45°左右旋转，头随旋转向后上方做望月状，如此左右各重复6～8次。

（3）托天按地 两腿并立，两臂自然下垂，右肘屈曲，掌心向上，伸直肘，掌向上托起；左肘微曲，左手用力下按，头同时后仰，向上看天。左右交替，重复做6～8次。

（4）前伸探海 两腿分立与肩同宽，双手叉腰，头颈前伸并转向右下方，双目向前下视。左右交替，重复6～8次。

（5）伸颈拔背 两腿分立与肩同宽，双手叉腰，头顶部向上伸，如顶球，每次持续3～5秒，重复12～16次。

（6）金狮摇头 两腿分立与肩同宽，双手叉腰，头颈放松，缓慢做大幅度的环转运动，依顺时针和逆时针方向交替进行，各6～8次。

运动处方2 哑铃医疗操

（1）屈肘扩胸 两腿分立与肩同宽，两手持哑铃自然下垂，两臂平肩屈肘，同时向后扩胸，反复进行12～16次。

（2）斜方出击 两腿分立与肩同宽，两手持哑铃屈肘置于胸两侧，上体稍向左转，右手向左前斜方出击，左右交替，各重复6～8次。

（3）侧方出击　两腿分立与肩同宽，两手持哑铃屈肘置于胸两侧，左手持哑铃向左侧方出击，各重复6~8次。

（4）上方出击　两腿分立与肩同宽，两手持哑铃屈肘置于胸两侧，右手持哑铃向上方出击，左右交替，各重复6~8次。

（5）伸臂外展　两腿分立与肩同宽，双手持哑铃下垂，右上肢伸直外展90度，左右交替，重复6~8次。

（6）伸臂前上举　两腿分立与肩同宽，双手持哑铃下垂，右上肢伸直由前向上举，左右交替，重复6~8次。

（7）耸肩后旋　两腿分立与肩同宽，两手持哑铃下垂，两臂伸直向下，两臂用力向上耸起，两肩向后旋并放下，反复进行12~16次。

（8）两肩后张扩胸后伸　两腿分立与肩同宽，两手持哑铃下垂，两臂伸直外旋，两肩后张，同时扩胸，反复进行12~16次。

（9）直臂前后摆动　两腿前后分立，两手持哑铃下垂，左右上肢伸臂，同时前后交替摆动，重复6~8次。两脚互换站立位置，同样摆动6~8次。

（10）头侧屈转　两腿分立与肩同宽，两手持哑铃下垂，头颈部向左侧屈曲，尽可能达最大范围，再向左侧旋转到最大范围。如此左右交替，各重复6~8次。

（11）头前屈后仰　两腿分立与肩同宽，两手持哑铃下垂，头颈部向前屈曲，尽可能达最大范围，头颈部向后仰达最大范围，重复6~8次。

（12）头部旋转　两腿分立与肩同宽，两手持哑铃下垂。头颈部沿顺时针方向旋转一周，再沿逆时针方向旋转一周，重复6~8次。

以上动作要轻柔，旋转动作因人而异，每天可做1~2次。

运动处方3　枕上康复操

此套保健操可于晨起、晚间在床上进行练习，不但可以缓解疲劳感觉，而且能疏通经络，促进颈椎病的康复。

（1）枕上呼吸　早晨睁眼后不要马上起床，先在床上进行深呼吸，深呼吸的同时向上提起肩膀，使肩膀尽量向耳垂靠近，停留两秒钟缓慢放下。此操能舒展颈、肩部的肌肉，缓解肌群的僵硬状态，防止因突然的动作导致肌肉伤害。练习时要呼吸均匀，动作轻柔。

（2）枕上伸展　双臂经体前交叉，由身体两侧向头上形成伸展状态，尽量向头部上方较远的位置伸展，手心向上。此套操能进一步调整、伸展上肢肌群，为颈部活动做好准备。注意伸展时腰部不离开床位，不要向上耸肩。

（3）枕上转颈　颈部摆正后，整个头部转向左侧，目光看向身体左侧，停留两秒钟还原，之后反方向做，每侧重复四次。练习时颈部完全放在枕头上，转动颈部时动作要慢，下巴的位置保持与肩膀平行。

（4）枕上仰颈　颈部放正，以头顶为中心缓慢向上仰起下颌，直到感觉颈部肌群完全伸展了，停留两秒钟后缓慢还原，反复4次。

（5）枕上提肩　双臂弯曲后双手抱头，尽量向后向上展开肩膀，停留两秒钟后还原，重复四次。练习时肩部要放松，伸展要充分。

（6）枕上摩颈　按风池穴，以中指抵住风池穴做顺时针及逆时针的旋转各15次。按摩时用手指肚，力度要适中。

运动处方4　颈椎"米"字操

即以头为笔头，用颈作笔杆，按下述顺序反复书写"米"字，每次书写5～10个"米"字。

（1）先写一横，头尽量由左到右划一横线，头回到正位。

（2）再写一竖，头尽量向前上方拉伸，自上而下划一竖线，头回到正位。

（3）头颈尽量向左上方拉伸成45度角，而后斜行划线拉伸至右下45度角。

（4）头回到正位。

（5）同法书写米字右上点，头回到正位。

（6）头颈尽量向右前上方拉伸，向左下方划一撇，头颈回到正中间。

（7）头尽量向左前上方拉伸，向右下方划一捺。

（8）头颈恢复正位。

以上为一个"米"字。

这套操，可活动颈椎关节，锻炼颈部肌肉群的伸缩功能，增强颈肌肌力，维系颈部软组织的自然弹性，避免或松解粘连，纠正颈椎小关节的错位，恢复或改善颈椎的生理力线平衡，增进颈椎的稳定性，有助于治疗或预防颈椎病和颈性肩周炎。

动作宜柔和，切忌用力过猛。一般每天做 1～2 次，灵活安排运动时间，其运动量因人而异。一般宜操后感觉头、颈、肩轻快、舒适为度，持之以恒，必收良效。

运动处方 5　颈椎"时钟操"

为使颈椎周围的肌肉得到充分的锻炼，放松颈肩背部软组织，预防颈椎疾病，可练习"时钟操"："由九点一刻"到"十点十分"的交替运动。

所谓"九点一刻"就是两手侧平举，像时针指到九点一刻的样子；"十点十分"是在"九点一刻"的基础上，两臂微微上抬，形成指针指向十点十分的样子。动作由"九点一刻"抬到"十点十分"，如此往复，每天做 200 个来回。在做这组动作时，胸部要充分打开，两手在身体两侧分开，手心向下，手掌微微上翘，双臂像飞鸟的翅膀一样上下扇动，双臂尽量向后"贴"。运动时最好能够站立起来，身体挺直、目光平视、两脚并拢、脚尖朝前。这组操可以一次性完成200 下，也可分多次完成。

这些大动作对颈椎关节、肌肉是一种综合锻炼，可缓解颈部许多问题，对患有颈椎问题的人是一种很好的练习手段，对预防肩周炎也有一定的作用。

运动处方 6　护颈保健操

这套颈部保健操，可改善颈部血液循环，松解粘连和痉挛的软组织，对颈椎病有明显的防治功效。对脑供血不足、眩晕等颈源性脑病、颈源性心脏病等颈椎病有一定疗效。

姿势：两脚分开与肩同宽，双臂自然下垂，全身放松，两眼平视，均匀呼吸，站或坐均可。

（1）双掌擦颈　十指交叉贴于后颈部，左右来回摩擦100次。

（2）左顾右盼　头先向左再向右转，幅度宜大，以自觉酸胀为好，30次。

（3）前后点头　头先前再后，前俯时颈项尽量前伸拉长，30次。

（4）旋肩舒颈　双手置两侧肩部，掌心向下，两肩先由后向前旋转20～30次，再由前向后旋转20～30次。

（5）颈项争力　两手紧贴大腿两侧，两腿不动，头转向右侧时，上身旋向左侧，10次。

（6）摇头晃脑　头向左—前—右—后旋转5次。

（7）头手相争　双手交叉紧贴后颈部，用力顶头颈，头颈则向后用力，相互抵抗5次。

（8）回头望月　头用力左旋并尽量后仰，眼看左上方5秒钟，复原后再旋向右，看右上方5秒钟。

（9）双手托天　双手上举过头，掌心向上，仰视手背5秒钟。

（10）放眼观景　手收回胸前，右手在外，劳宫穴相叠，虚按膻中，眼看前方5秒钟，收操。

运动处方7　颈椎较力操

这套操包括四组动作：

（1）后伸较力　双手指在后脑勺交叉，手臂用力向前，颈部则用力向后较劲，用力时颈部保持正直。

（2）侧方较力　一手掌置于头部一侧，手臂与颈部反方向用力较劲，然后换方向。

（3）前屈较力　双手置于脑门，手臂向后用力，颈部则向前较劲。

（4）抗重力肌力训练　分别侧卧、仰卧或俯卧，肩部以上悬空，做侧屈、前屈、后伸抗重力肌力训练。

以上运动每次10秒钟，间隔10秒钟，每组10次，每天锻炼2次，逐步增加运动强度，以运动后肌肉有轻微酸胀感为宜。

颈部关节活动及牵伸锻炼时，患者坐稳，头部做前屈、后伸、侧屈、旋转等颈部活动，增加关节活动度，牵张颈部肌肉及其他软组织。

需要注意的是，以上体操不宜在颈椎病发作期做，各项锻炼均应缓慢渐进。脊髓型颈椎病患者锻炼应慎重，若锻炼后症状加重，应减小动作幅度或强度，甚至停止锻炼。

运动处方8　颈椎病防治操

要想远离颈椎病，每天只要花5分钟锻炼一下颈椎，就可有效防治颈椎病。

（1）单向动作　进行单方向活动至最大角度，返回中立位后，再进行新动作，如：前屈、后仰、左侧屈、右侧屈、左旋转、右旋转。

（2）复合动作　在完成某一方向动作的基础上，叠加相邻的单向动作，如：在后仰时再加入左旋转或右旋转动作，也可相邻方向的两个单向动作同时进行。

（3）连续动作　向左或向右的连续性旋摇动作，练习时注意动作一定要缓慢，幅度可慢慢叠加，逐渐达到最大幅度，忌用快速大幅度、大力甩头的方法。

锻炼时要注意防止用力不当和用力过猛，以免扭伤颈部肌肉，甚至发生颈椎关节错位。

运动处方9　颈椎病康复操

保健操主要分为10节，练习时注意动作不要太快，用力也不可太猛，初练时可少做一些，循序渐进。

（1）上下　两脚与肩同宽，自然站立，两手叉腰。头部向上看天为"一"，向下看地为"二"，上下共做32次。

（2）左右　姿势同上。头部向左偏为"一"，向右偏为"二"，共做32次。

（3）前后　两脚与肩同宽站立，眼睛看正前方，两手向前平伸，掌心向下。两手向左右转，右手随之自然弯曲，一边转左手掌心一边向上翻，眼睛随着手向左向后看，然后复位为"一"。同理，眼睛随着手向右向后看，再复位为"二"，左右共做32次。

（4）旋转　姿势同（1）。头部分别向左向右各旋转 16 次。

（5）前伸　姿势同（1）。头部尽可能向前伸展，然后慢慢收回，做 16 次。

（6）抱脑　两脚与肩同宽自然站立，两手十指交叉抱于脑后。头部稍用力向后压，而两手自然给以反作用力，做 32 次。

（7）看脚后跟　姿势同第（6）。头部向左转去看右脚后跟，然后复位为"一"；再向右转去看左脚后跟，再复位为"二"，共做 32 次，做本节时两腿可稍微弯曲。

（8）摸左右脚　两脚稍比肩宽自然站立，两手分别在两侧平举，掌心向下，向前弯腰，左手不动，右手摸向左脚面，然后复位为"一"；同理，用左手去摸右脚面，再复位为"二"，共做 32 次。

（9）前后屈　两脚与肩同宽站立，两手自然下垂。两手从正前方举起直到上方，再稍向后举，同时稍向后弯腰，脸部朝上，眼睛看天，随之向前弯腰，两手摸向两脚面，然后复位，算做完第一次，共做 32 次。

（10）下蹲　姿势同第一节，眼看正前方，下蹲再直立，做 16 次。该操也适用于腰椎病的康复治疗。

运动处方 10　苏东坡操

苏东坡不仅是个大文学家，他发明的健身法也造福后代。有人把他的健身法归纳成两句话：你拍一，我拍一，一直拍到七十七；深呼吸，下蹲起，十点十分去看戏。

（1）"你拍一，我拍一，一直拍到七十七"　有助于打开毛细血管，改善血液循环，从而预防颈椎病。做法是用双手交替拍打另外一侧的颈肩部，就是左手拍打右侧，右手拍打左侧，一边拍一边数数，一直拍到七十七下。当然量可多可少，重点是拍得有力才有效。

（2）"深呼吸"　特别是腹式呼吸，除了能增加氧气吸入量外，还可以锻炼横膈肌，使胃、肝、脾、肠等得到温和的按摩，对改善肠胃功能，保护内脏都有帮助。

（3）"下蹲起"　主要针对的是睡眠不好的人，每天坚持做八到十次，以后再慢慢增加。

（4）"十点十分"　即双臂向身体两侧伸开，和地面平行，类似钟表九点一刻时时针与分针的位置，然后双臂同时向十点十分的位置抬起，再回到九点一刻的位置。重复这个动作，连续做20～30次，腰肌、背肌、胸肌、颈部肌肉都能得到锻炼。

（5）"去看戏"　前些年在农村，墙很矮，隔墙在演戏，你想看戏的话就得把脚踮起来，伸长脖子。保持这个姿势几秒钟，之后再反复去做，你会发现，肩部、上肘、颈部、脚部肌肉都能得到锻炼。

运动处方11　龙头鹤首功

"龙头""鹤首"锻炼，可预防颈椎病的发生。

"龙头"练法　以左侧头骨，即左侧顶角结节耳上约二寸处，向左下方倾斜，随即向斜上方划圆至恢复原位。同样以右头骨向右倾斜，随即向斜上方划圆至恢复原位，两侧各做18次，头部做∞型运动。甩手锻炼一定要肩关节达到360度角的活动幅度，且要往前往后各甩到相当圈数，甩至全身有反应了功效才佳。

"鹤首"练法　两手叉腰，以拇指按住背部"京门"穴（第十二软肋处），食指按在"章门"穴上，其余各指按于胯上边，下颌回收、颈项后突；下拨，头部后仰、下颌上翘、颈项放松，下颌由上向前、向下、向内沿胸向上划圆弧，重复如前9次。按上述动作之反方向，即下颌沿胸向下、前伸，由下向上划弧至上颌上翘、头后仰，随即颈项后突、上拨，下颌回收，重复9次。

本功也可预防肩周炎。

运动处方12　鸟功

（1）起式　身心放松，双臂自然放于身体两侧，双脚并拢立正，向前迈出左（右）脚，前脚跟距离后脚尖约半个脚掌远，两脚间距离一个半脚掌宽，以保持身体稳定。

（2）展翅　双臂缓慢向前上举，至与肩同高同宽时向后向外展开，头向前缓慢伸至可承受的最大程度，略停留2～3秒。可以想象自己是一只海鸥飞翔蓝天，呼吸着清新空气，感受着温暖阳光。

（3）收式　双臂按原线返回，头缓慢恢复至原位。

每式反复做 10 次，每天 1~2 遍。首次做操切忌过于拉伸，以免肌肉关节受伤。做操时背部肌群与颈部肌群同时得到锻炼，动作要和缓，颈部术后或脊髓型颈椎病患者做操前请咨询医生。

运动处方 13　摸膝功

动作要领　开脚站立，两脚距离与肩同宽，两臂松垂，掌心贴进股骨外侧，手中指尖紧贴风市穴。头顶正直，舌顶上腭，体重平均分在两脚，摒除杂念，使身心达到虚静和松空。两眼平视，两掌转至两大腿前面，含胸实腹，屈膝蹲身，溜臀部，头向前微低，两掌心摸到膝盖为止。身体慢慢直立，挺胸仰头使脊柱向后弯。蹲身手摸到膝盖，低头，直身挺胸仰头为一次。共做 36 次。

此功可增强脊神经的功能。中枢神经包括脑神经和脊神经，脑神经有 12 对，脊神经有 21 对（包括颈神经 8 对，胸神经 2 对，腰神经 5 对，尾神经 5 对，骶神经 1 对）。脊神经可以支配躯干和四肢，及全身大部分骨骼肌的运动和大部分内脏的活动。脊神经后根可增强感觉传导，活跃内脏和躯干功能，可防治癌症，对颈椎病有特效，对腰肌劳损、腰背疼痛也有较好疗效。

运动处方 14　颈椎瑜伽功

颈椎瑜伽是预防颈椎病的常用功法，不妨一试。

（1）凤点头　闭上眼睛（避免老年人晕眩），身体不动，用头在空中书写繁体"鳳"字 7~8 遍，可使各部颈椎关节都得到活动。

（2）鹤吸水　身体不动，下颌抬起，抖动前伸，重复做 7~8 遍，自感有颈椎关节松动响声。

（3）伸鸭脖　具体做法就是脖子像鸭脖一样向前方伸展，伸展后回缩再伸展，如此 30 到 50 下，做完后再把脖子适当地左右转动一下。除每天上午、下午各做一次外，晚上散步或者看电视时，也可以进行练习。

（4）金刚鱼式　可以伸展脊椎、颈部与后背的肌肉。练习时跪坐在地板上，双手放于两大腿上，吸气。呼气时身体慢慢向后，使头顶逐渐触地，双手在胸前合十。

（5）猫伸展式　使脊柱及周围肌肉群更富有弹性，放松颈部和肩部，使背部肌肉协调工作。练习时跪在地板上，双手支撑身体，吸气，脊柱向下伸展，抬头，引颈向上，同时臀部向上翘，呼气，含胸，拱背，垂头引颈向下，腹部肌肉收紧，使整个背部尽量向上拱起。

（6）牛面式　有矫正颈椎脊柱、扩张胸部、放松肩关节的作用，令背阔肌得到伸展。练习时坐在地板上，两腿互相交叉，双膝上下一条直线，双脚分别放于异侧的臀部旁边。双手在背后相扣，保持背部的挺拔。如果感觉困难，可双手抓住一条毛巾，效果相同。

（7）熊摇头　先低头以双手施压于头部，再往后仰至下巴突出，像熊那样左右摆动，此时宜以双手压着太阳穴头部转动时，则以双手压着脸颊。效仿熊摇头的动作，可促进颈部肌肉活动，缓解颈椎病及颈肩部肌肉的疲劳。

颈椎瑜伽功可每日练习 1 次，对预防颈椎病大有好处。

运动处方 15　马步写字功

马步面壁虚拟书法写字，可预防颈椎疾病。

动作要领　练习时面向墙壁，取太极拳的马步站姿，然后虚拟以墙壁为纸，左手"扶纸"距墙约 10 厘米远，右手虚拟"握笔"，以肩为轴心，腕肘悬空，直挺腰胸，不可走样。握笔举起的高度略超过头顶为宜，默念一首熟悉的诗词，反复书写，落笔有力，锋棱凌厉。大约书写 20 分钟休息一会儿，再依法书写。

虽然习书法的过程均为虚拟，但写字一定按书法要领行事。练书法就是练软功，如同打太极拳，刚柔并济，益智养生，其乐无穷。

运动处方 16　靠墙顶头法

颈部肌肉对维持颈椎稳定性起着重要作用，不少颈椎病就是因为颈部肌肉力量不足所致。平时多练习背靠墙的动作，可以加强颈部肌肉的锻炼，延缓颈椎劳损退变的进程。

患者背靠墙，选择无靠背的凳子坐，肩部放松，头和身体保持不动，微微后倾，头枕部向后顶墙，以感到颈部肌肉紧收缩（绷劲儿），坚持 3 至 5 秒，接着放松休息 3 至 5 秒为 1 次。每天锻炼 100 次左右，分早、中、晚三组完成。

需要注意的是，颈部肌肉的锻炼次数和强度，以锻炼后颈部舒适没有酸痛为度。如果出现锻炼后颈部酸痛、发僵、不适等症状，应减少锻炼次数或停止锻炼，休息后再循序渐进练习。

运动处方 17　风筝疗法

放风筝是一年四季都可以做的休闲健身运动，简便易行，老幼皆宜，兼有娱乐和健身的双重作用。

为什么放风筝能治好颈椎病呢？实践证明，放风筝都是仰着头看天空的风筝，颈椎和颈部的肌肉都向背部弯曲，改变了颈椎病患者颈部向前弯曲的不良状态，免除了对颈部神经血管的扭曲与压挤，使头部的血液循环得到改善，营养供给充足，废气和废物能够及时排出，尤其是消除了颈椎对颈部神经压迫引起的头晕、头痛和颈部酸痛，所以放风筝对颈椎病的防治效果很好。

放风筝的人们，放线收线，前顾后仰，时跑时行，时缓时急，张弛相间，有动有静，手、脑、眼三者协调并用，是一项健身娱乐相结合的运动。放风筝时需要动用手、腕、肘、臂、腰、腿等各个部位，使全身得到锻炼。从引飞风筝开始，人体肌体各部位都在不停地运动着。当风筝上升或倾斜时，你就需要奔跑、拉线、左右摆动等，这些运动都能使身体的相关部位得到充分的舒展。同时，放风筝对调节视力、消除眼肌疲劳、改善近视也有较好的疗效。

一只绚姿多彩的风筝就是一件艺术品。当人们凝视自己的作品摇曳于万里晴空、蓝天白云之上时，欣慰、恬静、平和之情油然而生，这种精神状态有益于高级神经活动的调节，能健全和强化神经系统支配下的组织、脏器的生理机能。风筝放飞，人与自然融于一体，呼吸深沉，宁静致远，与保健气功恰似异曲同工。放风筝对人的精神状态和心理的调节效应，既符合现代医学中高级神经活动的保健，又符合传统医学的修身养性之道。

在风和日丽的大自然中放风筝，又是最好的日光浴、空气浴。空气新鲜，富含氧气和负离子；植被丰茂，气息芳香，都是生命活动的兴奋剂。跑跑停停的肢体运动，既增强了心肺功能和新陈代谢，又提高了抵御疾病的能力。

运动处方 18 抗力运动法

抗力疗法有助于缓解颈背肌肉疼痛，改善血流，防治颈椎病。

（1）分腿站立，左掌托起下颌 头颈部慢速向下前倾，克服左掌向上抬举的力量，头颈部与手掌保持静态抗衡姿势，保持 10～20 秒

（2）分腿站立，两手头后抱颈 两手将头颈部扳向前倾，颈后肌群迎着前倾的力量，向上做对抗，重复 8～10 次，休息 30 秒再做。

（3）挺腰直坐，两掌位于头颈部两侧 头颈迎着两掌下压的力量，慢速顺时针做抗力环绕旋转，之后向相反方向运动，重复 7～8 次。

操作时手掌和脖颈的动作要缓慢、平稳、有节奏，运动后进行 5～8 分钟的自我按摩整理。

运动处方 19 摇头晃脑法

摇头晃脑法包括摇头和晃脑两个部分。

摇头 按米字形摇头，即头先上仰看天，后俯视地；头向左转平视左后方，再朝右转，平视右方；头朝右上方看天，再向左下方视地；最后，头向左上方看天，再朝右下方视地，使整个摇头运动呈"米"字形。

晃脑 旋转头部，按顺时针方向自左向右，转 360 度。头转回到原点后，再朝相反方向，按逆时针方向自右向左，转 360 度。

摇头和晃脑动作加起来为"一下"，每日早中晚各练一次，每次 10 下，以后的锻炼次数可根据各人的具体情况而增加，不过，要循序渐进，不可急于求成。

无论摇头还是晃脑，都只能动头颈，不动肩躯。起始时，锻炼时可以听到颈椎"咯咯"作响，以后逐渐减到不响。

摇头晃脑法并不难做，不需要运动器械，不讲究场地，锻炼贵在坚持，只要持之以恒，必能收到满意效果。

运动处方20　活动肩部法

（1）上提双肩　将双肩上提，缓慢放松，如此一提一松，反复进行，做5分钟左右。耸肩运动能使肩部的神经、肌肉、血管得到放松，活血通络，有益于防治肩周炎。另外，它又是颈部参与的运动，为颈动脉血液流入大脑提供了驱动力，迫使流动迟缓的血液加速流向大脑，因而可减少脑血管供血不足和梗死的发生。

（2）拍打双肩　拍打双肩可以治疗颈椎病。①收腹站直，两臂自然垂下，两脚距离同肩宽。②两肩不动，脖子前后移动，每天1～2次，每次30下。③两臂用力交替拍肩30次。④两手分别按摩脖子（点、揉结合），两手交换各按摩5次。

按以上方法活动完后，你会感到颈部舒服，坚持下去会缓解颈椎病。

运动处方21　摇腕

凡颈椎病引起的手腕麻木，可采用下列方法进行治疗。

（1）直臂摇腕　右臂直上举，手腕放松，五指成自然状态，朝右外侧，带动手腕，用意不用力，轻缓摇、转，环旋15次；左手同前，唯方向相反。

（2）平臂摇腕　两臂左右平伸，左右两腕左上、右下，旋转，并摇动10～30次。

（3）托肘摇腕　用左掌心托右肘端部，右小臂垂直，右手腕自内向前往右回环摇20次；左手腕同前，唯方向相反。

（4）捉臂摇腕　左手捉牢右手腕下部，借左手之力，快速摇动右手腕；左手腕同前。

（5）十指绞腕　两手十指交叉绞紧，互相上下左右用劲"绞"腕

30~45 次。

第五部分　肩周炎

肩周炎是中老年人的常见病、多发病，好发于 50 岁左右的中老年人，故又称五十肩。有资料显示，肩周炎发病率约占肩部疾患的42%，占骨科疾患的 1%。肩周炎在城市发病率约占人口总数的 8%，常为单侧发病，亦偶有双侧同病者。肩部疼痛范围比较广泛，常涉及到三角肌、肱二头肌、冈上肌、冈下肌、肩胛下肌、小圆肌、胸小肌和胸大肌等。

肩周炎是肩关节周围肌肉、肌腱、滑囊和关节囊等软组织的慢性无菌性炎症。炎症会导致关节内外粘连，从而影响肩关节的活动。其病变特点是广泛，即疼痛广泛、功能受限广泛、压痛广泛。因患者患病以后肩关节不能活动，仿佛被冻结或凝固，故又称冻结肩、肩凝症。肩周炎患者常感觉有冷气进入肩部，也有患者感觉有凉气从肩关节内部向外冒出，故又称漏肩风。肩周炎属于中医的"痹证""肩胛周痹""漏肩风""锁骨风"等范畴，其发病原因包括六淫、劳伤、外伤、肝肾亏虚、气血虚衰、内伤七情等，其病理变化主要表现在筋骨、关节、气血、经络和脏腑的改变，有邪入经络，凝滞关节；劳伤筋骨，气滞血凝；筋脉受损，瘀血凝滞；筋骨失养，筋挛骨松。

肩周炎是一种病因不明的自限性疾病，有研究认为它与自身免疫病以及感染有关。它的病理特征是肩关节内严重的关节囊组织粘连，症状是无诱因的进行性肩关节活动受限，尤以外旋受限为显著特征，同时伴有肩关节疼痛，严重者可影响睡眠。发病后 3~6 个月，疼痛和活动受限的程度达到峰值，之后的症状逐步缓解，若不经治疗，大多数患者的症状在发病 1 年左右完全缓解，但可能残存有不同程度的肩关节功能障碍。有时一侧关节发病后，相隔一段时间后另一侧也可能发作。

有些老年人一侧肩痛，手臂不能上举，可能就是肩周炎。患病初期，可出现轻微的肩痛，如不及时治疗，疼痛会越来越重，肩膀稍微触碰一下，会疼痛难忍，甚至连夜里睡觉也会疼痛。时间一长，炎性物质会把肩周围的肌肉、肌腱和滑囊粘连，肩膀活动就困难了，不能摸裤袋、系腰带、摸背，不能梳头，严重的连洗脸、漱口都有困难，常常给患者带来诸多不便，严重影响患者的生活质量。

肩周炎患者往往因无特效药物而苦恼，殊不知，运动疗法对肩周炎有独特的疗效。患者通过肢体运动练习，能拉动肌肉、肌腱、筋膜等软组织的伸展，在外力的帮助下剥离、解除粘连的软组织和瘢痕，使关节囊皱襞舒展，弹性恢复，缓解挛缩的肌肉，增加肩关节的活动幅度，扩大肩关节的运动范围，动作练习还可有效促进肩部的血液循环，使毛细血管代偿性增大，改善肩部的营养，增加肩部肌肉的力量，进而加快炎症的吸收，促进变性组织痊愈，肩关节疼痛会慢慢消失，正常生理功能慢慢恢复。

主动运动是肩周炎整个治疗过程中极为重要的一个环节，患者可根据自己的病情，有针对性地进行功能锻炼，肩周炎就会不药而愈。

运动处方1　家庭体操

针对肩周炎的临床特点，体疗专家设计出肩周炎康复体操，肩周炎患者只要主动运动，坚持"带痛练习"，就会收到良好疗效。

（1）提重物法　分腿站立，未患病的一侧手扶桌子的一端，弯腰约90°，患病一侧手握1~2公斤左右的重物如哑铃、沙袋，也可以用熨斗等家庭日常用品替代，活动时肩部应尽量放松。练习时依次做肩关节的前后摆动、左右摆动和顺时针及逆时针的画圈摆动，摆动的幅度由小逐渐增大，每组摆动练习可反复做15~20次，每天做2~3组。

这节操主要练习肩关节前屈后伸、水平内收外展及回旋活动，练习时不要引起明显疼痛。

（2）对墙画圈法　患者面向墙壁，伸直手臂，对墙象征性地做画圆圈的动作。经常重复这个动作，对肩周炎的恢复将会有很大帮助。

（3）手爬墙法　患者用手摸面前的墙，从低到高，用食指和中指交替慢慢向上爬，爬到自己能够耐受的高度。每天这样训练若干次，就会天天有进步，越爬越高，对肩周炎的恢复有很大的帮助。

（4）拉毛巾法　拿条长毛巾，两只手各拽一头，分别放在身后，一手在上，一手在下，跟搓澡似的拽它。刚开始活动时，患者可能会受到一些限制，但不要着急，动作慢慢地由小到大，感觉也越来越好，每天坚持做几次，肩周炎的状况就会逐渐改善。

（5）上肢绕脖法　无论是预防，还是治疗，没事坐着的时候，将两个胳膊分别从前向后，或从后往前用力做绕脖子的动作。别看这是一种很简单的办法，但对肩关节也有一定的锻炼作用。

运动处方2　肩背减压操

这套操能调整因压力和姿势不正确造成的肩、颈、背的僵硬和疼痛，也能够预防因长期同一姿势工作所引起的肩、颈、背的酸痛症状。

（1）织布式　直立，双脚分开，屈臂摆动，左臂上右臂下，右臂上左臂下，交替进行，重复10次。

（2）穿梭式　脚分开，屈臂，左臂上右臂下，体右侧弯，同时双臂在体后向指尖方向尽力伸出，左右交替进行，做10次。

（3）左右扭转式　直立，双脚分开，屈臂，左臂在胸部，右臂在腰部，身体随头部向右缓慢旋转，同时双手臂尽力向指尖方向伸，左右交替，做6次。

（4）开门式　双腿直立，双脚分开，双臂屈曲胸前相对，吸气时手臂向上伸，肘关节向两边打开，尽力伸向头后侧，呼气时松肩，做6次。

（5）展臂前屈式　直立，双脚并拢，缓慢吸气，展臂体后弯，缓慢吸气，体前屈，做3次。

运动处方3　肩痛操

以下几式防治肩痛很有效果。

（1）钻天入地　两脚与肩同宽，松静站立，两手伸直引领上肢上举，全身尽量往上升举，收腹抬头，头颈上仰看天，然后两手伸直引领向下弯腰触地，用力向下抻拉。

（2）举手"头"足 两腿伸直坐在床上，两手伸直同头一起尽量向前够两脚尖。

（3）昂首挺胸 两脚与肩同宽，松静站立，两手掌向外翻，带动两肘、两肩向外旋转，尽量抬头，胸向前挺。

（4）勾肩搭背 一手从肩上勾在同侧肩后，另一手从下往上背搭在对侧肩胛骨处，两手尽量相接，开始比较困难，可逐渐增加难度，两侧交替做。

（5）大鹏展翅 两手尽量抱紧对侧肩膀，然后像大鹏展翅一样上肢尽量向后展开，可重复多次。

运动处方 4　矿泉水瓶操

利用 500 毫升的矿泉水瓶（满水），常做简易的矿泉水瓶操，可以治疗和改善肩周炎。

（1）前后摆臂 两腿分开直立，同肩宽。两手持瓶自然下垂，双肩放松，左臂前摆至前下 45 度，同时右臂后摆至后下 45 度，前后摆动共 8 个 8 拍。

（2）前后叉摆 两腿分开直立，同肩宽。两手持瓶在身前交叉，两肩放松，两臂摆至平举，再还原，共 8 个 8 拍。

（3）后交叉摆 两腿分开直立，同肩宽。两手持瓶在身后交叉，两肩放松，两臂摆至平举，再还原，共 8 个 8 拍。

（4）臂环绕 两腿分开直立，同肩宽。两手持瓶自然下垂，单臂以肩为轴，手持矿泉水瓶由体前经上、后、下环绕一周，两臂轮流进行。摆臂时要求肘关节伸直，共做 4 个 8 拍。

运动处方 5　棍棒操

这套保健操是简易可行的室内体操，使用的棍棒也没有特殊要求，只要 1 米长，粗细和轻重适当即可。

（1）坐在椅子上，肩背棍棒，两臂搭在棍棒上，如搭不上去，可用手腕搭住，然后左右转体，反复做 10 次。

（2）坐在椅子上，肩背棍棒，两臂搭在棍棒上，如搭不上去，可用手腕搭住，向左、右做体侧屈，每侧各 5 次。

（3）两臂上举，手握棍棒两端，向后轻轻振臂，反复做 10 次。

（4）将棍棒置于后颈部，用手上下滚动。

运动处方 6   肩部养生功

（1）扭腰晃膀   两脚平行站立，距离与肩同宽，膝微屈，肩、腰等关节放松，悠闲自然地扭腰晃膀，要求做到上虚（重点放松上体、肩、腰），下实（身体重心下移，将紧张点移到两脚上），呼吸自然，腰胯晃动不拘姿势。

（2）顺风扫叶   两脚开立相距 1 米左右，膝微屈，全身放松，两臂顺时针方向在身前轮转 4~8 次，然后再逆时针方向在身前轮转 4~8 次。两臂轮转时，上下左右运动幅度越大越好，强调不要用力，而要用意。

（3）轮击肩背   两脚分开与肩同宽，肩要放松，两肩像儿童玩耍的摇鼓软槌，轮击肩部等处。

（4）双手托天   两手指交叉，掌心朝上，上举过头呈托天状。两臂上伸时，同时提起脚跟并用鼻轻轻匀缓地吸气，然后两臂放松，肘肩自然微屈，同时脚跟下落，并用鼻缓缓呼气，如此呼吸 10 次。

（5）抬头跷脚   仰卧于床上，两臂前举，前胸、头和上身尽量抬起，同时两腿伸直跷起，5~10 秒钟后落下。每日 2 次，每次 10 下。

（6）俯撑挺胸   俯卧于床上，两臂屈曲放在体侧，两臂用力撑起，抬头眼看前方，胸腹尽量向前挺，5~10 秒钟后落下。每日 2 次，每次 10 下。

运动处方 7   "爬墙"法

"爬墙"法，其实就是专门锻炼肩部关节的肢体模拟爬墙动作，功效在于有效防止肩周炎引起的关节粘连。

（1）面对墙壁站立，在墙上同自己身高高度一致的位置画一条横线。以此为起点，垂直向上 10 厘米处，画第二条横线。

（2）以此类推，在墙上每隔 10 厘米，画上第三、第四、第五条横线。

（3）患肢手指触及同身高高度墙面（起点），然后患肢手指带动肩关节上爬5～10厘米（第一横线处）。此时，手指犹如在墙面上迈步行走一样，返回起点再重复上爬，重复该动作。早晚各3次，每次5～20分钟。

（4）上述动作进行1～2个月，适应该高度后，改上爬10～20厘米（第二条横线处）。如此循序渐进，左右交替，直至患肢可以上举至完全伸直状态。

运动处方8　肩周炎康复法

肩周炎患者每天坚持肩关节锻炼活动，可起到明显的预防及治疗效果。

（1）蚂蚁爬墙　患者面对墙壁站立，双脚打开与肩同宽，双手同时用力沿墙缓缓地向上交替爬动，健侧带动患者尽量高举，到能忍受的最大限度，在墙上做一个记号，然后再徐徐向下放回原处。逐渐增加高度，如此反复进行。

（2）倒背观音　患者自然站立，双脚打开与肩同宽，患侧上肢于背后呈内旋并后伸的姿势，健侧手握住患侧手或腕部，逐步拉向健侧，并向上做牵拉—停顿—牵拉—停顿，到能忍受的最大限度，然后再徐徐向下放回原处，如此反复进行。

（3）哪吒闹海　患者自然站立，双脚打开比肩略宽，弯腰70°至90°。双肢自然下垂放松，然后交替做上举与后伸，健侧带动患肢逐渐加大角度，到能忍受的最大限度，然后再徐徐向下放回原处，轻轻抖动双上肢，如此反复进行。

（4）秋风扫落叶　患者自然站立，双脚打开比肩略宽，弯腰70°～90°，双上肢自然下垂放松，然后交替做左右摆动，健侧带动患肢逐渐加大角度，到能忍受的最大限度，然后再徐徐向下放回原处，轻轻抖动双上肢，如此反复进行。

运动处方 9　功能锻炼法

肩周炎的体育疗法动作较多，患者可酌情选其中几节，也可全部做。

（1）甩手　站立，两脚同肩宽，两臂轻轻前后摆动，并逐渐增加摆动幅度，每天早晚两次，每次 50 ~ 100 下。

（2）捞物　站立，两脚同肩宽，上身向前弯，患侧前臂向下做捞物动作，每天早晚两次，每次 30 ~ 50 下。

（3）画圆圈　站立，两脚同肩宽，身体不动，两臂分别由前向后画圆圈，划动范围由小到大，每天两次，每次 50 ~ 100 下。

（4）摸墙　站在墙根，患侧手扶住墙壁，由低向高摸，直到最高点不能再向上摸为止，然后把手放下，反复练习，每次 20 ~ 30 下。

（5）耸肩　坐位或立位均可。肘关节屈曲成 90 度，两肩耸动，由弱到强，每天两次，每次 50 ~ 100 下。

（6）摸高　以树枝或屋内悬吊一物为标志，用患侧手臂尽量向上摸，并逐渐增加摸的高度，每天两次，每次 50 ~ 100 下。

（7）冲天炮　立位或坐位均可，两手互握拳，先放在头顶上方，然后逐渐伸直两臂，使两手向头顶上方伸展，直到最大限度，每次 30 ~ 50 下。

（8）展翅　站立，两脚同肩宽，两臂伸直向两侧抬起（外展），与身体成 90 度。两臂展开后停 5 ~ 10 秒钟再放下，每天做 30 ~ 50 次。

（9）摸颈　坐位或立位均可，两手交替摸颈的后部，每日两次，每次 50 ~ 100 下。

运动处方 10　运肩法

运肩法可以增加关节及周围组织的血流量，对肩周炎的康复有较好疗效。

（1）门框牵拉法　患者站立，患肩侧手握门框，逐渐下蹲，用自己的身体重量来牵拉肩关节，反复数次，幅度由小到大。

（2）上提下吊法　在门框上或树枝上栓一条毛巾，紧套手腕，患肢尽量抬高，然后做下蹲动作。次数、强度应该量力而行，循序渐进，但在严重疼痛期应少做为宜。

（3）擦背法　取立正姿势，两脚分开与肩同宽。把一条毛巾搭在肩上，患肢放于背后，双手抓毛巾的两端，前面的手在胸前用力向前下方拉，另一只手再拉回，反复拉动如擦背状，次数不限。

（4）拉绳法　把滑轮（可用硬圆筒代替）固定在门框上，绳子从滑轮上（或圆筒里）穿过，双手抓紧绳子两端，逐渐加力，带动患肢活动，每日拉动50至100次，并逐渐增加次数。

（5）摘星换斗法　右脚在前，左脚在后成丁字步。两膝伸直，左手握拳，屈左肘，将左拳置于腰后，右手高举过头，掌背朝天，五指自然微屈，肘略屈，目视右掌心，然后右手置于腰后，左手高举过头，左右来回练习。

（6）幼鸟觅食法　两脚开立，与肩同宽，两臂下垂，屈肘上提，两掌与前臂相平，提至胸前与肩平。掌心向下，两掌用力下按，至两臂伸直为度。

上提时肩部用力，下按时手掌用力，肩部尽量放松，动作宜慢，呼吸均匀自然。

运动处方11　肩部抻筋拔骨法

肩部抻筋拔骨法，能最大限度地拉抻肩关节，松弛粘连的肌腱和韧带。

（1）斜飞式　左脚以脚尖点地置右脚旁，左上肢下垂，手指向两膝间，右上肢上抬，手心向外置左耳外侧。两上肢肘部尽量相贴置胸前，左脚向左以脚跟着地，向45度左前方迈出一步，重心移至左腿。左上肢以食指引领掌心向上，向前上方伸出，臆想插天。头随左手向左前上转，眼看左手中指，右上肢以手掌引领掌心向下向后下方伸出，臆想插地，两上肢成一条线对拉，如大鹏展翅，再做对侧。

要领：左右脚尖在约一脚半长的正方形的两对角处。

作用：本动作可抻拉上下肢软组织，抻拉后背肩部筋脉，配合颈部的转动可治疗颈肩疼痛、肩周炎、背部肩胛疼痛、上肢疼痛麻木。

（2）后羿拉弓　骑马蹲裆式，松腰下蹲，左手如握弓般向左下，右手如拉弓弦般向右上，两上肢对拉，尽量拉开得大一些，眼看左手食指尖。

要领：下蹲时腰收，内提骶尾骨，不可撅臀，两脚尖与两膝尖尽量对齐。

作用：抻拉后背、肩部筋脉，有益于髋膝肩的治疗，可宽胸理气，对心血管疾病有辅助治疗作用。

（3）猛虎扑食　两手掌向左指，掌心向下，上臂与地面平行。上身正直挺立，向下蹲身成右扑步式，下压大腿，左掌在左膝，右掌在右膝。

要领：下压腿时，上身保持正直，如老虎般昂首挺胸抬头。

作用：重点抻大腿内侧肌肉，可治疗颈肩疼痛、肩周炎、背部肩胛疼痛、上肢疼痛麻木、膝关节炎、大腿内侧疼痛、下蹲困难。

（4）武松踢虎　右手上举，带动右膝以膝盖引领抬起，右手尽量上举，左掌指尖下垂指向右脚脚跟（上下对拉），两掌腕部相交叉置于头顶，左手在外，同时右膝略外摆，两掌以指尖引导向右前、左后斜角分开与肩平，同时右脚以脚尖向右前方踢出，脚面绷直，脚尖上挑（拉下肢前侧肌肉）。收回右脚再屈膝，两手再相合，右脚勾脚尖，再以脚跟向前上方蹬出（拉下肢后侧肌肉、足底肌肉）。

要领：本动作可概括为立（金鸡独立）、踢（脚尖踢）、蹬（脚跟蹬）。

作用：本动作可抻拉上下肢软组织，抻拉后背肩部筋脉，重点抻大腿前后侧肌肉，抻足背、足底筋脉，锻炼身体的平衡能力，可治疗肩颈疼痛、肩周炎、背部肩胛疼痛、腰腿痛、足踝关节痛。

（5）抱虎归山　两脚与肩同宽，松静站立，两手掌心向下，上肢与肩平行展开，两上肢对拉，眼看左手食指。手心翻转向上向后，同时向前挺胸抬头，抻拉肩部胸前。两上肢掌心相对上举，引领左脚回撤至右脚旁与肩同宽（臆想整个身体向上够天），两手掌心向下经胸前下按，置于两大腿外侧。

要领：手心翻转向上向后，是为旋转抻拉肩关节。

作用：本动作抻拉上肢，尤其腋前、肩前软组织，治疗肩周炎、肱二头肌腱炎。

运动处方 12　弯腰摆臂法

肩关节疼痛，包括肩周炎、肩袖损伤、滑膜炎、肌腱炎、三角肌下滑囊炎等导致的肩部疼痛，其特点是疼痛难忍和活动受限，不少人因此而不敢活动，结果导致炎症加重，肌肉韧带广泛粘连，形成恶性循环。也有人通过甩胳膊锻炼来缓解疼痛，结果导致肌肉继发性损伤，甚至撕裂。而正确的方法，是经常拽一拽关节，利用牵拉的力量促使肩关节康复。

动作要领　站立，双脚与肩同宽，弯腰至 90 度，用不疼的手臂扶好椅子，疼痛的手臂放松自然下垂，并前后方向摆动 20 次，然后向左右两侧摆动 20 次，最后缓慢划圈 20 周。每天早晚各练习 1 次，连续 4 周可见效。患臂自然下垂，能够沿着肱骨的轴向拽动肩关节中的盂肱关节，使关节间隙变大，既刺激了组织的循环代谢，缓解了炎症，同时又牵伸到挛缩的周边软组织，有利于肩关节功能的康复。

运动处方 13　肩部肌肉锻炼法

加强肩部肌肉的锻炼，对肩周炎的康复意义重大。

（1）做徒手体操　如手臂上举、侧举、平举、前后回环，肩关节屈伸等。

（2）杠上前行　利用双杠做支撑前行、支撑摆动、支撑双臂屈伸，利用单杠引体向上，或进行跳绳、爬杆，或利用拉力器做侧拉开。

（3）杠铃起蹲　做杠铃的起蹲动作 8～12 次。

（4）臂力训练　游泳、划船、体操也是极好的运动。

（5）哑铃锻炼　做哑铃的直臂上举、侧平举、俯立侧平举等动作。刚开始锻炼时，可以从徒手体操做起，逐步加重，并配合身体其他部位进行全面锻炼。

运动处方 14　护肩法

以下护肩动作，可以加强上臂肌力，对肩周炎有较好的治疗作用，对上肢酸痛、手指麻木、颈椎病等症状均有防病保健作用。

（1）耸肩　身体直立，两腿微叉，两脚与肩同宽，双臂自然下垂，两目平视，全身放松，排除一切杂念。耸肩 20 次，双肩用力向上耸 2～3 秒钟，自然放下，肩、臂有酸麻感为好。

做时，双目微闭，平心静气，意守丹田，排除干扰。此法每日起床后、晚睡前各做 1 次。

（2）拍肩　早上站在阳台上，腰要伸直，双脚站立或八字型，全身放松，两眼平视，思想集中。先用右手拍打左肩，同时，左手握拳从背后捶打背部，每次拍打 100 下，接着用左手拍打右肩，同时右手握拳从背后捶打背部，也是 100 下，到晚上也照此做 1 遍，但用力要适度，节奏缓慢均匀。

（3）捏肩　练此法要在睡觉时，在床上捏肩筋，人体向左侧睡成弓字形，呼吸自然，身体放松。先用右手指，主要是大拇指，其余 4 指扒在肩上，大拇指用力捏左肩部上的大筋 100 下，腋窝里的软筋 100 下；反过来，用左手照此法捏右肩大筋和软筋各 100 下，早晚在床上各练 1 遍，要注意的是不能用指甲去捏，以免伤了皮肤。

（4）揉肩　将右手手掌放于左肩头，将左肩头的肌肉像握球一样握在手中，用拇指和其余四指相对用力，逐渐提起，进行一松一紧的揉捏。从肩上直到手腕，动作要连绵不断，用劲由轻到重，不可突然用力，揉拿 10 次，同理用左手揉拿右肩 10 次。

（5）摆肩　两足分开与肩等宽，两臂前后交替摆动，范围由低渐高。

（6）旋肩　先以中等速度，稍用力前后分别旋转 18 次，左右肩交替，各做 18 次。

（7）抻肩　先用左手以中等速度，稍用力向左抻拉肩膀，然后右手以同法向右侧抻拉肩膀，左右交替进行，共抻拉 36 次。

运动处方 15   肩周炎自疗法

（1）举手法   正面对墙站立，上体保持正直，两手心放在墙上与身体同宽，然后慢慢沿墙上举，直到肩部有疼痛感时停 2~3 分钟，但要保持姿势做几次深呼吸，再慢慢将手沿墙壁放下。

（2）托肘法   双脚左右开立，上体放松，健侧手经体前托患侧臂肘关节，再慢慢用力，将患侧肘关节向侧肩关节方向托起至最高点，然后停 2~3 分钟再慢慢放下。

（3）旋转法   采用棒球投球手投球时的姿势，手由后下往上前提，旋转 1 周，每次要旋转 20 次以上，而且两侧要交替进行旋转。

（4）护腕法   双脚左右开立，上体放松，健侧手经体后握患侧手腕拉向健侧腰部，慢慢上提至最高点，然后停 2~3 分钟慢慢放下。

（5）后提法   把毛巾拿在身体的后面，一只手在上面，一只手在下面，好像洗澡时擦背一样，连续做 20 次。然后换一只手在下面，另一只手在上面，再重复做 20 次。

（6）抡臂法   每天早晨起来，双脚左右开立，正抡胳膊 40 下，反抡胳膊 40 下，双臂各抡 1 遍，连续进行 1 个月为 1 疗程，一般 2~3 个疗程便可把肩周炎治愈。

运动处方 16   自我锻炼法

治疗肩周炎的方法很多，但最重要的还是自我锻炼疗法。

（1）前后摆肩   两足分开与肩等宽，两臂前后交替摆动，范围由低渐高。

（2）患臂画圆   双足前后而立，健侧腿屈膝前弓，患侧腿挺直后蹬，腰稍前倾。患肢以肩为轴心，做环转画圆运动，圆周越画越大。

（3）前臂过顶   患者站、坐皆可，以健侧手握患侧腕部，拉患侧前臂沿胸前高举，经面前，过头顶，达枕后，可重复进行，犹如梳头。

（4）伤手托天   患肢屈肘翻腕，掌心向上，用力向天上托举。必要时，用健侧手帮托患肘部上举托天。

（5）双手爬墙   患者面对墙壁而立，双手扒于墙上，逐渐向上高爬，每天标志高度，力争天天向上。

（6）前臂外转　先双臂屈肘90度，两上臂紧贴胸壁，双手掌心向上，慢慢将双臂外转，使肩部外旋，旋转角度越打越好。

（7）双手后背　患者站、坐皆可，伤手逐渐旋前后背，并用健侧之手自背后将患肢向健侧拉动，使患侧之手尽量抠及对侧肩胛部。

以上每个动作，每次可操练3~5分钟，每天坚持锻炼，一般两个月可不医而愈。此外，还可取盐食或蚕砂，用铁锅炒热，装入布袋，于每晚临睡前置患肩热敷，以局部出汗为宜，可通经活络、驱风散寒、解痉止痛，临床效果非常理想。

运动处方 17　简易运动法

（1）手指爬墙　患者面对墙壁站立，双手上抬扶于墙上，手指努力向上爬，要努力比前一天爬得更高一些。

（2）后伸下蹲　患者背向站在桌前，双手向后扶于桌边，反复做下蹲动作，以加强肩关节的后伸活动。

（3）双手抱头　两足站立与肩同宽，两手紧抱后脑，两肘拉开，与肩平行，两肘收拢，似夹头部，反复做此动作。

（4）单手压肩　以右肩为例，两足似弓步，右脚在前，离桌尺余，左脚在后伸直。右手收于桌上，左手掌按右肩，利于身体向下向后摆动。

（5）扩胸分肩　两足站立，与肩同宽，两手放于胸前，两肘与肩平直，手背在上，掌心朝下，扩胸。

（6）揉摩肩周　取坐位，以左手手掌贴于右肩，旋摩肩膀50~100次，使之产生温热感，再换手。

（7）旋转患肩　患者站立，患肢自然下垂，肘部伸直，患臂由前上向后画圈，幅度由小到大，反复数遍。

运动处方 18　肩周炎体疗法

如果得了肩周炎，可通过体育疗法，达到有效治疗的目的。

（1）甩臂　两臂高举过头顶，手心向外，自然向上甩，带动腰部颤动，共做 36 次，最后做左右上下甩臂动作，各做 18 次。

（2）拍打肩膀　先用右手掌以中速稍用力拍打左肩，左手拍打后背，接着用左手以同法拍打右肩，右手拍打后背，共拍打 50 次。

（3）抻拉肩部　先用左手以中等速度稍用力向左抻拉肩膀，然后右手以同法向右侧抻拉肩膀，左右交替进行，共抻拉 36 次。

（4）悬垂锻炼　利用单杠或树枝等物做悬垂动作，开始时少做，要循序渐进，量力而行。

（5）旋转肩膀　以中等速度稍用力前后分别旋转 18 次，左右肩交替，各做 18 次。

（6）耸肩　用中等速度稍用力做耸肩动作，左右交替进行，共做 100 次。耸肩锻炼是治疗肩周炎的重要疗法，能收到缓解肩痛的良好效果。

（7）头压手　仰卧在床上，两腿伸直，手掌伸到后脑下，掌心向上，哪边肩痛就压哪边，每次至少压 20 分钟。头压手每晚睡觉前、早上起床前做，一般坚持一个月左右，肩痛消失，活动自如。

（8）单臂或双臂摇动　先做单摇臂，右手叉腰，左臂向前向后分别各摇 18 次，接着换右臂前后分别各摇 18 次，最后做双摇臂动作，双手合在一起，双臂置于胸前，左右分开伸直，向前向后各摇 18 次。

（9）上摇球　双手如抱球状，举在头顶，略抬头，由上下左右摇 18 次圈，眼跟着手转，然后用同法，反方向再摇 18 圈。

（10）中摇球　双手如抱球状，放在胸前，从右向左摇 18 圈，再用同法反方向摇 18 圈。此法是活动肩、肘，并疏通其经络，活运气血的有效疗法。

（11）摸墙　站在墙根，患侧手扶墙，由低向高摸，直摸到最高点不能再向上为止，然后把手放下，反复练习，摸 36 次。

运动处方 19　钟摆运动

练习时患者上体前屈，没有疾病的手臂放在桌上支持身体，有疾病的手臂拿熨斗之类的重物。

（1）病手慢慢前后摆动。

（2）病手慢慢左右摆动。

（3）疼痛强烈时，可以结合使用镇痛消炎的湿布袋热敷。入浴时充分浸泡肩部，入浴后做些消除肩部疲劳的运动。

疼痛得到控制后，尽量运动肩部，使肩部活动范围增大，坚持连续锻炼一段时间，效果更明显。

运动处方 20　打陀螺

打陀螺主要活动肩关节，对肩周炎的预防与治疗有很好的效果，经常打能降低血脂，达到减肥的目的，还可以宣泄压力。

陀螺在我国有着悠久的历史，玩法多样。一块约两米见方特制的塑胶板，中间画了个直径约 1.5 米的圆圈，一条绑了 5～6.5 米长绳的短棍，加上木制陀螺，就是打陀螺比赛所需要的全部器材，两队在比赛场地上按守、攻循序进行，且互换守、攻。比赛时，守方将陀螺放在圈里旋转，出圈即为负；攻方从远处将自己绕好的陀螺甩出，撞击守方陀螺，以是否将守方陀螺击出比赛场区，或比守方陀螺在比赛区内旋转的时间长短来决定攻方得分。比赛只计攻方得分，得分多的为获胜队。

（1）陀螺掷准的技巧　①缠绳：钉朝上，惯用右手者朝顺时针方向缠绕（惯用左手者方向相反），预留一小段，打个单结，以供握绳（或缠绕在指头上）。②持法：钉上或左顶下或右，以大拇指、食指、中指倒拿虚握顶部。③抛法：距离由绳长加臂长之长度来取舍，手臂朝着目标处摆动，陀螺离手后中指指向目标处之方向，力道则有赖于不断练习的经验累积。

（2）打大陀螺的技巧　①缠绳：钉朝上摆放，依陀螺尖长短缠绕 2～3 圈，再由陀螺尖往陀螺身由上而下缠绳，依序拉紧，约逾三分之一最佳。②上陀螺：采一手持绳扣住陀螺顶部圆周处，另一手持陀螺尖处，抱起陀螺靠腿，陀螺尖朝前下预备。抛陀螺时，持陀螺尖处之手立即离开，另一持绳扣住陀螺顶部圆周处之手顺势打转，产生旋转动力，随即两手交互扯绳，使陀螺不倒地；反方向收绳快跑，等绳拉完即成。

要想打好，不光要勤学苦练，更要动脑子，用巧劲儿。

运动处方 21　甩手

甩手运动是一种手臂前后连续摆动的健身方法，对治疗肩周炎十分有益。

动作要领　站立，两脚分开，与肩同宽。全身自然放松，双手自然下垂，然后以肩为支点，两手掌心向后，手腕用力向后甩，前虚后实，向前不超过脚面。每甩一次时，两脚掌着地，并且脚趾同时用力在地上一抓，大小腿肌肉用力缩，肛门也用力提缩一下。甩手时吸气，放松时呼气，要求呼吸轻、缓、匀、长，腹部起落应自然、轻柔，勿故意用力。甩手次数一般由开始的 200 ~ 300 次，逐步增加到 500 ~ 1000 次为宜，老年体弱者可量力而行。

甩手过程能积极活动肩肘关节，促使手臂振动，筋骨活动，有助于人体"手三阴经"经络气血的循环与疏通，对心脏健康和肩周炎十分有益。此法还对增进记忆力、消除精神压力有较好效果。有实验证实，甩手运动能增强人体脑部内啡肽的产生，从而达到镇静、安神、稳定情绪的功效，不仅可以防治老年尿频，对腰痛、失眠也有好处。

甩手运动任何人都可练习，尤其对老年人和久坐伏案者更适宜，且不受时间和场地限制，最好在空气新鲜的空旷通风处进行。如果你每天早晨做一次，全天都会觉得有精神。当你感到精神紧张或疲劳时，立即放下手上的事，来做甩手运动，能收到消除压力、恢复体力的效果。

运动处方 22　吊单杠

肩周炎可以利用吊单杠的方法来帮助治疗，主要有 3 个动作。

（1）两手向上伸直，掌心相对，两手相交握住单杠，身体离地，开始时疼痛剧烈，可以用健侧手臂多出力，适应之后逐渐把重力移向患侧。

（2）两手向上伸直，掌心向前握住单杠，脚尖离地。开始时主要以健侧受力，适应后有意识地将重心移向患肢。

（3）两手向上伸直，掌心向后握住单杠，脚尖离地，在吊单杠过程中有意识地将身体向上拉。

在吊单杠锻炼的过程中，如果开始的时候疼痛明显，可以在锻炼前服用镇痛药，或者局部涂抹止痛药酒，以利于活血化瘀止痛。另外，在垂吊结束之后，可以在肩部按摩，以放松肌肉，疏通经络而止痛。

运动处方 23 "虚拟运动"

每天练习 5 分钟的"虚拟运动"，可以有效防治肩周炎。

（1）虚拟游泳 先直立，然后开始游泳，按自由泳、蛙泳、蝶泳 3 种姿势，每个泳姿做上 20 次。

（2）左右上手抛球 "游泳"后，上岸来打打沙滩排球。左手将球抛向空中，头向后仰，然后抡圆右臂，在头上 1 米左右处，将球用全掌击出，连发 10 个球，然后左右手交换。

（3）摇跳绳 想象摇跳绳的动作：攥着绳子的一头，只转动肩膀。若觉得一手摇得不过瘾，可以两臂平伸，两手各攥一根绳子一起摇，可以前后摇摆，随心所欲。

（4）开关阀门 直立，两臂向两侧平伸，两只手各握住一个阀门，开始做拧紧阀门的动作。手腕、肩膀同时转动 15 下，这个动作能极好地打通上肢 6 条经脉。

（5）仰泳休息 想象仰泳动作，抬左肩时慢慢地吸口气，抬右臂时慢慢地吐气，不要憋气，做 20 次。

第六部分　腰椎骨质增生症

腰椎骨质增生也可称为骨刺，是一种老化、退化现象，好发于中老年人。

骨刺的形成是一个比较复杂的问题，至今在医学上还没有完全认识它。有人从医学角度去解释这一现象，认为人体的骨关节是相对平衡与稳定的，但随着年龄的老化，一些组织发生退变，骨与关节也不例外，负重与活动多的关节尤其容易发生，外伤、劳损等因素可促进退变的发生与形成。退变，首先损害了关节软骨，软骨的老化是骨刺形成的基础。软骨可以发生变形、软化、破裂、脱落，以致软骨完全磨损，这样就破坏了骨、关节的相对平衡。为了维持骨关节的相对平衡与稳定，在承受磨损较小的关节的外围软骨面变得肥厚，使关节边缘形成厚的软骨圈，通过软骨内骨化，形成"骨刺"。骨刺改变了骨关节上的承受重力，使关节面上各部位承受重力分布更不均匀，这一变化持续下去，将造成关节的疼痛和运动受限。所以，骨质增生本身并不可怕，它同长白头发、皱纹一样，都是人体老化、退变的一种现象，但如果引起临床症状，则会给患者带来很大的痛苦，那就需要治疗了。

运动处方 1　腰背操

经常做腰背保健运动，椎间盘能逐渐恢复弹性，可以使腰椎之间韧带、肌肉逐渐发达，增强支持功能，从而缓解腰背痛。

（1）趴在床上，两手放在两侧，先用力抬上半身，包括头、胸，然后把腿伸直再后伸腿，各做 16 次后，不用支撑的情况下，再把上身与下肢一起抬离床面，只用腹部支撑反弓成弧形，反复做 1 分钟即可。

（2）上身挺直蹲下，把身体重量放在脚后跟上，然后挺直站立再蹲下，每天坚持 5 分钟。腰背操对于悬身锻炼有辅助保健的作用。

（3）绕环运动，两腿略微分开，两手叉在后腰部，以腰为轴心绕圈转动身体，动作可以缓慢，先往左边转再往右边转。

运动处方 2　脊椎保健操

（1）**侧卧转体**　取侧卧位，下方腿伸直，上方腿屈曲，上方手叉腰。上身做前后转体活动，幅度大些为好，使腰部充分旋转，左右各3~6下。

（2）**仰卧推肩**　取仰卧位，双臂平放床上，屈肘，双手放于胸前。头转右时，右肩用力向前推动（右肘不离床）。头转左侧，如法推动左肩，左右各3~6下（双手有晨僵或手有麻木感者可多做）。有肩周炎者加耸肩、摇肩动作，并在锁骨上窝做痛点按压。

（3）**拿捏后颈**　取仰卧位，一手托头后，用另一手掌放在颈后部，用2、3、4指与掌部用力捏拿后颈。手指触及肿痛或隆突的椎关节时，可多拿捏几次。左右两侧由上而下，由下而上往复2~3遍，达到左右转颈均感舒适为止。

（4）仰头摇正　取仰卧位，以右侧为例，左手托头后部，头向右转30度，右手掌托下颌部，右手各指指向右耳，右手用短促的力向上推下颌部，使头转向左上方复正，每次2~3下。双手换位，如法做左侧。如有头颈单侧麻痛的，应先做健侧，后做患侧。

（5）引身舒脊　取仰卧位，双手重叠托住后颈枕部，双下肢屈曲，足跟尽可能向臀部靠近，臀部轻微抬起离床，双下肢同时用力将双膝向下按压，足部向上蹬，使身体受牵引力而下移。由于双手将头颈部稳住，因此可使颈、胸、腰椎的椎间受到牵引，使各椎间距增宽，对位良好，此法具有抗衰老和治疗脊椎病的作用。如病痛较重，可先做单腿牵引法，2~3次结束。

（6）仰卧挺胸　取仰卧位，双手重叠托后颈部，双下肢伸直自然舒适，以头、臀部做支点将背部抬起离床（同时吸气），用力将背放回床上（同时呼气），动作要自然，可酌情做10~100下。初练者每10下停1次，呼吸顺畅后继续练习。此法能提高脊柱稳定性，减少发病。

以上6法可于每日晨起前练习1次，熟练后每次8~10分钟即可完成。初期每天一次，3个月后见效者可改为每周2~3次，持之以恒。

运动处方3　缓解腰背疼痛操

凡有背部僵硬、颈椎痉挛、弯腰受限、剧烈疼痛、动作艰难五种情况，都可试用以下四个动作。

（1）腰部垫物　平躺，将鞋盒大小的木块或者一摞书垫在尾椎骨下方，两臂向前伸直，建议每天练习，但不适用于急性背痛发作时。

（2）胸前屈膝　躺在床上，收腹，一条腿先弯曲，双手紧扶膝盖缓缓移向胸前，另一条腿再缓缓屈起，以保持身体平衡，然后换腿重复相同动作，大腿与身体成90度角即可，动作要轻柔、缓慢。

（3）弯腰触脚　两脚平行站立，距离15厘米，收腹提臀，下颚微收，上身缓缓下弯，两臂垂直向下碰触脚趾。如果腿筋太紧，可以适当弯曲膝盖，然后上身和两臂上下反弹运动。

（4）蹲下练习　两脚并拢，蹲下，两手把住栏杆等固定物，头低得越低越好，然后让臀部做上下反弹式运动，向下时，臀部离地越低越好。持续30秒，重复两次。

运动处方4　三步功

这套三步功法能强健腰部力量，消除不适感。

（1）改善腰部微循环　①合掌养气。先将两手手心相对搓20下，再用左手心搓右手背，右手心搓左手背各20下，然后双手手心相合，虎口相交置于肚脐前，坐姿、站姿均可。全身放松，意念手心劳宫穴，特别要注意颈肩、手臂放松，片刻手心便感到发热、发烫。②捂腰眼，搓腰。将双手手心捂在腰眼上，使冰冷的腰部慢慢缓和舒适。捂几分钟后，再用双手用力做上下方向搓擦，使整个腰部发热、发烧。

（2）松弛腰部肌肉　紧接上步，用拇指和食指夹住腰部肌肉，并拉起来抖动几下，双手沿脊柱两侧同时进行，就像弹棉花似的将腰部肌肉全部弹松。

（3）按脚通经络　按摩双脚脚心屈趾凹陷处的涌泉穴，并在双脚内侧对称部位找到反应最强烈的部位，即稍用力按上去便感到胀痛难忍的那一点，用拇指指端做绕圈式按摩5分钟。

三步功可在每日晚饭后一小时进行，长期坚持练习，腰痛及其他不舒服的感觉完全可以消除。

运动处方5　疏通腰部气血法

中医学中，素有"腰为肾之府"的说法，锻炼腰部可健肾，一般多通过松胯、转腰、俯仰等运动，来疏通腰部气血。这里推荐五个疏通腰部气血的动作，大家不妨一试。

（1）前屈后伸　两腿开立，与肩同宽，双手叉腰，做腰部前屈和后伸各5～10次，运动时要尽量使腰部肌肉放松。

（2）交替叩击　两腿开立，与肩同宽，两腿微弯曲，两臂自然下垂，双手半握拳。先向左转腰，再向右转腰，与此同时，两臂随腰部的左右转动而前后自然摆动，并借摆动之力，双手一前一后交替叩击腰背部和小腹，力量大小可酌情而定，如此连续做30次左右。

（3）转胯回旋　两腿开立，稍宽于肩，双手叉腰，调匀呼吸。以腰为中轴，胯先按顺时针方向做水平旋转运动，然后再按逆时针方向做同样的转动，速度由慢到快，旋转的幅度由小到大，如此反复各做10~20次。注意上身要基本保持直立状态，腰随胯的旋转而动，身体不要过分地前仰后合。

（4）拱桥式　仰卧床上，双腿屈曲，以双足、双肘和后头部为支点（5点支撑），用力将臀部抬高，如拱桥状。随着锻炼的进展，可将双臂放于胸前，仅以双足和后头部为支点（3点支撑）来进行锻炼，每次可锻炼10~20次。注意：心脑患者慎练此动作。

（5）双手攀足　全身直立放松，两腿可微微分开，先两臂上举，身体随之后仰，尽量达到后仰的最大程度。稍停片刻，随即身体前屈，双手下移，让手尽可能触及双脚，再稍停，然后恢复原来体位，可连续做10~15次。注意身体前屈时，两腿不可弯曲，否则效果不好。老年人或高血压患者，弯腰时动作要慢些。

运动处方6　轻跳

（1）脚尖跳　两脚尖平行站立同肩宽，当身体跳起后下降至最低点时，脚尖、前脚掌着地，但脚跟须空出。

（2）脚跟跳　两脚平行站立，间距同肩宽，当脚跳离地面并重回地面时，脚指及前脚掌前部尽量不触地面。

（3）脚内侧跳　两脚平行，间距六十厘米左右，做动作时保持两膝略向内扣，用脚内侧着地。

（4）脚外侧跳　两脚平行，间距小于肩宽，用脚外侧着地，脚内侧空出。

（5）全脚跳　①脚尖着地跳：当身体向上跳时，脚跟先起，后过渡到前脚掌；下落时，前脚掌先着地，后过渡到脚跟。②全脚着地跳：

上跳时，脚跟先起，后过渡到前脚掌，下落时，用全脚同时着地。

（6）转体跳　跳起后，身体向左或向右转动，可连续向左或向右转，也可左一次，右一次，转动的角度可大可小，因人而异。

（7）叉腰跳　由两脚贴紧平行站立开始，后向两侧分腿跳跃，两脚间距比肩宽，跳跃收脚后脚并齐。

（8）大字跳　由两脚贴紧平行站立开始，双脚向两侧做分腿跳跃，同时，两臂向上做侧平举，放臂同时收腿，使两脚重回并齐站立姿势，依次往复。

（9）弓步跳　①叉腰弓步跳：两手叉两侧，由两脚并齐开始，一腿在前做弓步，后腿在后要绷直，跳跃后收腿并脚，依次进行。②臂侧举弓步跳：由两脚并齐开始，做弓步跳跃的同时，两臂侧平举，手心向下，收脚放臂同步进行。

（10）单足跳　一腿屈并悬空，另一腿支撑并跳跃，两臂可维持平衡，协调配合。可一腿连续做数次，后换另一腿支撑跳跃，也可做一次支撑腿在空中交换一次，依次类推。

上述练习方法不拘场地、器材、气候、时间等条件限制，一学就会，听音乐或晚上看电视时就可完成，但做完练习后一定要做放松练习，可正压、侧压腿，也可由下向上按压或拍打小腿至大腿，可抖动腿部。

运动处方7　面壁蹲墙

蹲功是一种练养结合的较好的锻炼方式，从健身的角度讲，蹲功称得上是一项全身的运动，尤其能增强脊柱的拉抻，强健臀部和下身，使下肢富于曲线感，同时能扩大胸腔和增强肺活量。

它最简单最有效，不受时间和场地的限制，在室内练可以，在室外练也可以，且不用任何器械，没有繁杂的招式。说它有效，是因为它是一项调节全身的运动，运动量可大可小，任人调节，能够对人体起到祛邪安正的作用，还能够对一些慢性疾病起到辅助治疗的效果。面壁蹲墙功的动作要领为：

面壁而立，脚尖抵墙，两脚并拢，周身中正，两眼闭合，全身放松，会阴上提，舌抵上腭，两肩前扣，含胸收腹，腰后突下蹲。下蹲时头不可后仰、不可倾斜，始终将两脚、两腿并拢，彻底蹲下后再缓缓上起，如此反复多次。

蹲墙功根据其功夫层次由易到难，可分为三个阶段：

（1）初始阶段（快速蹲墙）　刚开始，有很多人做不到完全合度，可根据自己的身体状况，确定两脚的姿势和距离。脚尖可以先离开墙，离多远以尽自己的力量能蹲下去为度。每次蹲30个为1组，多多益善。经过一段时间的锻炼，随着脊柱、腰部松动程度的提高，就能顺利下蹲上起了，此时就能转入第二阶段的练习。

（2）熟练阶段（可慢可快）此阶段在两脚并拢，脚尖抵墙能完成蹲墙动作的基础上，应注意使用快蹲和慢蹲两种方法。

快蹲用自然呼吸即可，慢蹲则可以配合深呼吸（腹式呼吸），即下蹲时往外呼气，上起时往内吸气。深呼吸可以蹲五至十个调节一次呼吸，也可蹲一次调节一次。深呼吸法有鼻入鼻出、鼻入口出、口入口出、口入鼻出等法。

（3）提高阶段（有兴趣可做）　按标准姿势能轻松自如地完成整个动作后，就不应再盲目追求蹲墙的数量，而应加大蹲墙的难度，提高质量。加大难度的方法如下：①赤脚蹲墙。赤脚，脚尖抵墙下蹲，同穿鞋的感觉不一样，大大加强了对脊柱的拉抻作用。②撑臂蹲墙。这在难度、力度上又加了码。蹲墙时，两臂保持左右平举成一字形，立丁字掌。进一步还可以配合手指的分合，上起时，大、小指分，二、四指合；下蹲时，二、四指分，大、小指合。注意不要使手碰墙壁，练此式更有利于通透上肢。

运动处方8　单腿抬高

抬头挺胸站立，双手叉腰，大拇指可以按住脊柱两侧肌肉，一条腿站立支撑全身，接着将另一条腿伸直向后抬起。抬起时脚尖往回勾，抬起的高度为脚底离地面15厘米左右，此时上身要略微向后反躬，稍微停顿后慢慢放下，然后脚再抬起来，左右脚轮换进行。动作过程要缓慢而匀速进行，在最高点稍微有所停留。

单腿抬高练习，是对腰椎、腰背部肌肉的一种综合锻炼。此锻炼可缓解腰部许多问题，对中老年人抬高腰部力量和活动能力是一种很好的练习手段，对腰肌劳损、腰部受伤、椎间盘突出、腰骶滑脱等有明显的缓解作用，对臀部肌肉也有明显的锻炼效果。

运动处方 9　仿猫

（1）**仿猫拱腰**　每天清晨睡醒后，趴在床上，撑开双手，伸直合拢双腿，撅起臀部，像猫拱起脊梁那样用力拱腰，再放下高翘的臀部，反复做十几次。或使双膝双手跪趴在床上，双肩上耸，拱背缩腹，使脊柱上拱，然后双肩放松，腰背下沉使脊柱凹下，做猫伸懒腰状，这种交互动作反复做十几次即可。每天清晨伸个"猫式"懒腰，会引起全身大部分的肌肉收缩，能增进肌肉中的血液流动，使肌肉内的"废物"得以排出，从而消除疲劳，振奋精神。

（2）**仿猫瑜伽**　瑜伽练习中的"猫式"瑜伽法可柔软脊椎骨，强化腹肌血液循环，对于腰酸背痛的人特别有功效。练习时身体保持跪姿，双臂向前伸展，双手撑地，慢慢吐气并拱背，腹部向内缩起，下巴尽量向内贴近胸部，将意识停留在自己容易酸痛的部位，屏住呼吸，保持以上动作 10～15 秒，然后仰头吸气，再屏住呼吸 10～15 秒后放松，至此为一套动作完成。此套动作反复进行 2～3 次即可。

（3）**仿猫散步**　在晚饭过后散步时，经常走猫步，可以防治由于长时间站立或行走而引起的腰痛、胃下垂、痔疮，及下肢肿胀等。

（4）**仿猫入睡**　大多数家猫的睡觉方式在多数时间里为身体向右侧卧，后肢微屈，前右肢自然屈于身体右侧接近头部，左肢自然向下并微微伸直。这和我国中医提倡的人的标准睡眠姿势非常相似，中医认为以这种姿势入睡不损心气。

运动处方 10　回头远望

动作要领　双脚分开与肩同宽，脚与膝关节朝前，微微屈腿。上身以腰为轴，在头的带动下做垂直转动，一直转到自身的最大角度，双手跟在头的后面。当身体转到最大角度时，双手跟着转到眼前成搭凉棚状，然后双眼通过凉棚向远方眺望，保持回头远眺 2~3 秒钟，然后在头的带动下身体转向对侧，尔后重复以上远眺动作。

注意事项 做这几个动作的要点就是眼睛的感觉，一定要用眼睛带动头，而后使头带动整个颈部及上肢转动，整个过程中腰尽量做到直立，手跟在身子的后面，一直转到最大角度后再转到前面，左右各做 10~20 次为宜。

经常做此动作，可减轻活动模式单一而导致的腰痛症状。锻炼腰部肌肉群，可提高腰部力量，同时对脊柱骨、椎间盘等腰部关节疾病的预防与康复起到一定作用。

第七部分 腰肌劳损

腰肌劳损是指腰部肌肉、筋膜与韧带等软组织的慢性损伤，是腰腿痛中最常见的疾病，又称为功能性腰痛、慢性下腰劳损等。在长期反复的过度腰部运动及过度负荷时，如长时期坐位、久站，或从弯腰位到直立位手持重物、抬物等，均可使腰肌长期处于高张力状态，久而久之可导致慢性腰肌劳损。另外，慢性腰肌劳损与气候、环境条件也有一定关系，气温过低或湿度太大都可促发或加重腰肌劳损。

腰肌劳损的主要症状为腰或腰骶部疼痛，反复发作，疼痛可随气候变化或劳累程度而变化，时轻时重。腰部可有广泛压痛感，脊柱活动多无异常。急性发作时，各种症状均明显加重，并伴有肌肉痉挛和活动受限，部分患者可引起下肢牵拉性疼痛，但无肌肤麻木感。疼痛的性质多为钝痛，可局限于一个部位，也可散布于整个背部，腰部酸痛或胀痛，部分有针刺感或烧灼感。

引起慢性腰肌劳损的常见原因

（1）积累性损伤。腰部肌肉韧带在日常生活和劳动中，可经常受到牵引，受力大而频繁，会出现小的纤维断裂、出血和渗出。断裂组织修复和出血、渗出被吸收后，可遗留瘢痕和组织粘连，这些组织易牵拉、压迫内在神经纤维而产生腰痛。这种腰痛休息后减轻，劳累后加重，甚至不能较长时间坚持某种姿势。

（2）迁延的急性腰扭伤。急性腰扭伤在急性期治疗不彻底，损伤的肌肉、筋膜、韧带修复不良，产生较多瘢痕和粘连，致使腰部功能减低且易出现疼痛。

（3）腰肌筋膜无菌性炎症。长期弯腰或坐位工作，使腰背肌长期处于牵拉状态，出现痉挛、缺血、水肿、粘连等，有人称之为无菌性炎症。

（4）其他。先天性脊柱畸形，下肢功能或结构缺陷，可导致腰背组织劳损。体弱、内脏病变也会使腰背部应激能力降低，妊娠后期腰部负重增加也容易产生劳损。

自测腰肌劳损

慢性腰肌劳损的临床表现往往因人而异，不尽一致，但仍有其可循规律，若自感腰部不适，可进行自测。

（1）腰部负荷是否重　若进行长时间的体力劳动或运动，均可造成腰肌疲劳和损伤。长时间缺乏体育锻炼的胖子，站立时重心前移，也很容易引起腰部韧带、肌肉的劳损。

（2）腰部是否长时间遭受过风寒　长时间遭受风寒入侵，也可造成慢性腰肌损伤。

（3）背部僵硬、疼痛看有无腰部急性损伤史　在日常生活中的跌、扭、压、撞也能引起腰部肌肉、韧带等不同程度的损伤，急性损伤处理不当或治疗不彻底，也会转成慢性腰肌劳损。

（4）有没有器质性病变　在现代医疗条件下，能很快地对腰部有无器质性病变做出诊断，在排除腰椎病变等情况下，即可认定为该病。

（5）有没有典型的腰痛型症状　腰肌劳损的症状比较典型，所致的腰酸背痛一般时间较长，且时轻时重。晨起时减轻，但劳累后加重，是慢性腰肌劳损的特点。

学会护腰，远离腰肌劳损

传统医学认为腰为一身之要，屈伸俯仰无不由之。如果我们在日常生活中做好保健，腰部肌肉就不易疲劳损伤。

（1）坐椅子时，最好能有靠背，同时脚下可以垫高些，使膝关节比髋关节高些。在高椅子上就座而脚下又无法垫高时，可以翘二郎腿，哪条腿在上面无关紧要，自我感觉舒适就好。

（2）盘腿坐时，臀下应加坐垫，因为席地而坐，会增加腰部骨骼和肌肉的负担。不要长期坐太矮的椅子和又软又低的沙发，否则会使脊柱的生理弯曲发生改变。

（3）卧床以硬板床或棕板床为佳，不要长期卧软床，因为这样会使脊柱位于不正常的姿势，引起姿势性腰痛。

（4）老年人尽量不要搬运力不能及的重物，搬运重物时注意先下蹲，再抬举重物，切勿直接弯腰搬运。两人抬物时，注意相互提醒，同时抬起放下，要借助肩膝关节的力量，防止扭伤腰部。从地板上拣东西时，无论物品轻重，都应蹲下再拣，站立时也要靠两膝支撑起来。

（5）拿取较沉重的物品时，应使物品紧贴胸前抱紧，以减轻腰部肌肉的负担。取放物品的位置高过面部时，要站在板凳上，不要伸腰踮脚去拿。

（6）腰部持续疼痛不能自行缓解时，一定要查明原因，排除肿瘤等病变。腰部急性疼痛时可以佩戴腰围，卧床休息以缓解疼痛，但注意不要经常佩戴，并尽量在床上做腹部上拱、腰部后仰的功能锻炼。

（7）老年人的肌肉力量减退，又容易劳损，所以长期持续的腰部锻炼是非常有益的，如打太极拳、扭秧歌等运动简便易行，效果也好。自行揉按、叩打脊柱两侧肌肉，也有一定的保健作用。

（8）老年人由于身体机能减退，易发生腰部扭伤、骨折，此时一定要及时看医生。保证一定时间的卧床休息，对预防后期腰痛是非常有必要的。

（9）由于老人骨骼中的矿物质含量减退，负重甚至站立时会感到腰痛，因此要注意多摄取高钙食品，多吃蔬菜，多晒太阳。

运动处方1　腰痛保健操

保健操能松懈腰背部软组织的粘连及痉挛，提高腰腹肌力量，恢复腰腹肌活动功能，还能矫正脊柱畸形，具有调理脾胃，固肾养精，以及消除胸腹胀满等作用。

（1）双手托天　预备姿势：分腿直立，稍宽于肩，手指交叉于上腹前，掌心向上。①两臂上提至脸部翻掌上托，抬头挺胸，掌心向上。②两臂带动上体，向左侧屈一次。③再侧屈一次。④还原，5～8同1～4，但方向相反，练习2乘4个八拍。

（2）转体推掌　预备姿势：分腿直立，稍宽于肩，双手握拳于腰部。动作：右手立掌向前推出，掌心向前，同时上体向左转90度目视左后方，左手伸向左方，拳头顶于腰部，两臂成直线，还原。3～4同1～2，但方向相反，练习2乘4个八拍。

（3）叉腰旋转　预备姿势：分腿直立，两脚稍宽于肩，两手叉腰，大拇指向前。动作：1～4两手依次用力推动骨盆，做顺时针方向绕环一周，5～8同1～4，但方向相反。

（4）展臂弯腰　预备姿势：分腿直立，两脚稍宽于肩，两手交叉于腹前，掌心向内。①两臂前上举，抬头挺胸、收腹，眼视手背。②两臂经体侧下落至侧平举，掌心向上。③两手翻掌，同时上体挺腰前屈。④两臂体前交叉。⑤两臂紧贴两耳，上体挺腰伸直成1的姿势。6～8同2～4，最后还原，练习2乘4个八拍。

（5）弓步插掌　预备姿势：直立分腿成大步，双手握拳于腰部。①上体转成左弓步，同时右拳变掌向前上方插掌，掌心向侧，大拇指与头顶相平。②还原成预备姿势。3～4同1～2，但方向相反，练习2乘4个八拍。

运动处方2　扭腰操

做做扭腰操，可预防和缓解腰部疼痛。

动作要领　自然站立，脚与肩同宽，双手叉腰，先顺时针方向转动10圈，再按逆时针方向转动10圈。可顺逆交替，动作不宜太快，每次不少于30分钟。每次做完注意腰部感受，腰部肌肉略微酸痛是正常现象。此法不受时间、场地限制，简便易行。

中医认为腰为肾之府。传统的养生防病理论中，历来都非常重视腰部保健。简单的扭腰运动，除了治疗疼痛外，还可以提高肝功能、胰脏功能，加速氧化物的排泄。

需要注意的是，在明确诊断前锻炼要适度，如果出现腰痛反复发作或进行性加重，应及时停止锻炼，到正规医院就诊。

运动处方3　健腰操

（1）仰卧抬体　平卧床上，双手分别放于双腿两侧。身体上半部慢慢抬起，使肩与床面相距30厘米，保持此姿势5秒钟，然后再慢慢躺下，做5次。再翻两手紧贴于两腿外侧，向左扭转抬起身体上部，做5次，再向右扭转抬起身体上部，做5次。

（2）抬膝触胸　仰卧位，双膝弯曲，然后一侧腿屈膝上抬，并尽量使膝部靠近胸部，左右腿交替进行，各做5～10次。再双腿屈曲，并保持这种姿势5秒钟，复原，可重复做5遍。

（3）仰卧侧腰　预备姿势同上，略屈双膝，双肩着床，两手按床不动，双下肢及臀部交替向左右侧倒，各5次。然后两腿伸直，一侧下肢上举，再连臀部一起侧倒向另一侧，左右腿交替做5遍。

（4）坐抱单膝　坐在椅子上，两腿稍分开。然后，两手用力抱起右膝，把膝尽量贴近胸前，稍停5秒钟，慢慢放下，恢复原状，换左腿，方法同前。每次可做5遍。

（5）呼气鞠躬　坐在椅子上，两腿稍分开，两上肢垂直，深吸一口气后，一边呼气，一边慢弯腰做鞠躬动作，头部尽量低向两大腿中间，共做5次。

（6）转腰　两腿分开站立，与肩同宽，双臂向前平伸，按顺时针和逆时针方向各旋转腰部100圈，可以增强腰部关节的灵活性。

（7）弯腰　两腿并紧站立，双臂自然下垂，向前弯腰，尽量让手指触到地面，然后还原，连做36～72次。再向后弯，头部慢慢后仰，腰部向后弯曲，直到不能再弯时为止，连做16～32次，可以改变直立时腰椎的承重状态。

（8）抻腰　两腿并紧站立，双手手指交叉，手心向上举过头顶，两腿站稳，双臂用力上举，腰部用力向上抻，并微向后倾，直到抻不动为止，坚持半分钟，连做 8~16 次，可以缓解腰肌的紧张状态。

（9）摩腰　先将两手搓热，再将双手手掌放在后腰上，上下往复搓揉，直到腰部发热。捶击腰部的肾腧穴位 100~200 次，可以促进血液循环。

注意　急性腰痛，如扭伤或疼痛剧烈时不宜做。根据体力情况，上述各法可选一种单独做，也可选两三种合做，运动量要适中，以做操后自我感觉舒服或稍感疲劳为宜，忌用力过猛。为预防腰痛复发，在做操有效后应坚持做 6~10 月/年，平时还要注意立姿、坐姿，保持躯干平衡。

运动处方 4　腰肌劳损康复操

腰痛会严重影响人们的工作和学习，也会造成精神上和肉体上的极大痛苦。但是，采用适当的运动方法，可以减轻甚至治愈腰痛。

（1）单直腿抬高　仰卧床上，双手抱头后，两腿伸直轮流向上高举到最大限度，然后再慢慢放下成仰卧状。

（2）双腿抬高　仰卧床上，双手抱于头后，上体伸直。双腿并拢伸直，向上高举至最大限度，然后再缓慢放下。

（3）屈腿挺腰　仰卧床上成半屈体状，两手握拳，双臂放于体侧，尽量挺起胸部和腹部，两腿收回靠近臀部，如此持续 3~5 分钟。

（4）仰卧起坐　仰卧床上，两臂上举或前举，上体坐起，双手尽量触及脚尖，要求两腿伸直。

（5）抱膝　仰卧床上，双膝屈起使大腿面尽量贴近胸腹部，要求腰背贴紧床面，不要弓腰，以增加锻炼效果。

（6）转体　左弓箭步，双手叉于腰间，然后以腰为轴，上体向左转动，同时左臂伸直向左上方摆动（手心向上），眼睛望着左掌心。然后再交换成右弓箭步，做同样动作（方向相反）。要求转体时双脚固定，不要移动。

（7）摇橹　左腿向前跨出一大步成左弓箭步，上体前倾后仰，双手成半握拳，两臂做摇橹状动作，练习 10~12 次后再交换成右弓箭步，做同样的动作。

（8）腰肌按摩　两手半握拳，屈臂放于腰椎两侧，然后从上至下捶打腰部两侧肌肉，直至腰肌感到发热为止。

初学者练习时，可任选以上练习6～8节，每周练习10～12次，最后再进行腰部肌肉的按摩运动。这套练习效果颇佳，约有80%的腰痛患者通过1～2月的练习，都会收到良好的效果。

运动处方5　腰肌劳损保健操

腰肌劳损是许多人不得不面对的问题，除了在日常生活中注意姿势外，平时应多做做腰肌劳损保健操。

（1）抱腿靠膝　躺在床上，双手抱住右腿，将右膝盖向胸部方向靠近，头向右膝盖靠近，停5秒钟；换另一侧，重复10次。

（2）前倾伸展　盘坐，身体前倾，上臂往前伸展，直到感觉拉到背部的肌肉，停5秒钟。在恢复坐姿前，可先将手肘放在膝盖上，再慢慢将身体撑起来，重复5次。

（3）弯腿滚动　坐姿，两腿弯曲抱在胸前，下巴向胸部，再缓缓向后躺，前后滚动，放松，重复5次。

（4）弓背收腹　四肢趴在床上或地板上，往胸部收紧下巴，使背部弓起，停5秒钟，放松，重复10次。

（5）并腿转膝　平躺在床上，使背部平贴在床面上，两腿靠拢，将膝盖转向右侧，停5秒再将膝盖转向左侧，放松，重复10次。

（6）抬腿拉腰　平躺在床上，以双手支撑着腰部，慢慢将腿带过头部，直到感觉拉到腰部为止，放松，重复5次。

运动处方6　腰部活动操

经常活动腰部，进行柔韧性锻炼，可减轻腰部肌肉韧带的疲劳，以下活动操对治疗腰肌劳损、腰痛病等有较好效果。

（1）站立，左脚向左靠一步，直膝，有节奏地做体前屈再直起的运动，双手下垂碰地。

（2）站立，左脚向左跨步，有节奏地做左右转体运动，双臂同时向左右摆动数次，增大左右转体的力量和幅度。

（3）预备姿势同上，双手叉腰，次髋为轴，做腰部左右旋转运动。

（4）交叉步走，按步子的节奏左右摆动两臂，摆臂时，一臂屈肘拍肩，另一臂屈肘拍背。

（5）两腿交叉做退步走，两臂同时向左右摆振，以使腰部转动的力量更大。以上5个动作，每个动作均连续做2～3分钟，每次做完后，若再到单杠、吊环或家中门框上做悬垂摆动，效果会更好。

这套"腰部活动操"不受时间、地点的限制，只要有空，就可见缝插针，随处进行。

运动处方 7　床板操

做床板操，就是人平躺在木板床上做规定的机械运动，通过这种运动来改善机体的功能，从而起到强筋健骨的作用。

第一节　身体平躺，身心放松。先将臀部抬空到最大限度，让头部、背部和双脚的后跟支撑着整个身体的重量，这时脊梁和下肢弯曲成了弓的形状。如此臀部一抬一放为1次，做的次数多少可根据自己的体力和承受能力来决定，一般为8～16次。

第二节　臀部以下的身体部分不动，只是将背部抬空到最大限度，让头部和臀部支撑着上身的重量，这时从颈椎到整个脊梁部分弯曲成了弓的形状。如此背部一抬一放为1次，做的次数多少同样可根据自己的体力和承受能力来决定，一般为8～16次。

两节床板操可以分别做，也可以交叉着做，这样每天早晨起身之前和晚上入睡之前各做1次。做完，当即便会感到腰部轻松，如此这般坚持锻炼1周左右，腰部疼痛酸胀的症状便会明显缓解。

运动处方 8　腰肌痉挛缓解法

腰肌劳损的主要症状是腰部酸困和疼痛，腰痛严重者常伴有腰肌紧张性痉挛，腰部活动性受限，运用运动疗法对其有较好的缓解效果。

（1）仰卧运动法　患者取仰卧位，以双脚、双肘和头部为五点，支撑于床上，将腰、背、臀和下肢用力挺起稍离开床面，维持到感觉疲劳时，再恢复平静的仰卧位休息。反复进行10分钟左右，每天早晚各锻炼 1 次。

（2）俯卧运动法　患者采取俯卧位，将双上肢反放在背后，然后用力将头部和双腿用力挺起离开床面，使身体呈反弓型，坚持至稍感疲劳时为止。以此法反复锻炼 10 分钟左右，每天早晚各做 1 次。长期坚持锻炼，可预防和治疗腰肌劳损和低头综合征的发生。

（3）腰背部叩击按摩法　患者采用端坐位，先用左手握空拳，用左拳在左侧腰部自上而下，轻轻叩击 10 分钟后，再用左手掌上下按摩或揉搓 5 分钟左右，每日 2 次。然后反过来用右手，同左手方法。自己感到按摩区有灼热感，则效果更好，运动后自觉舒服无比。此运动法能促使腰部血液循环，缓解腰肌痉挛和疲劳，对防治中老年性腰肌劳损效果良好。

运动处方 9　"拱桥"法

腰肌劳损是一种常见病，如果每天坚持做做"拱桥"运动，腰肌劳损就会无影无踪。

（1）"五点"拱桥式　仰卧于硬板床上，用头部、双肘及双足作支撑点，使背部、腰部、臀部及下肢呈弓形撑起，保持一定时间后缓慢重复 2~3 次。

（2）"三点"拱桥式　仰卧于硬板床上，用头顶、双足支撑，全身弓形撑起，保持一定时间后重复两次。

运动处方 10　体疗法

（1）仰卧屈膝，大腿贴腹，两手抱膝，腰背贴床，腰肌和下背部肌肉放松，然后放开两手，两腿伸直，连做 3~5 次。

（2）仰卧，两腿伸直，轮流抬起，动作轻松稍快，以不引起疼痛为度，连做 8~10 次。

（3）仰卧起坐，若坐起困难，可用两手扶床协助，坐起后身体不可前屈，连做 3~5 次。

（4）直立，轮流向左右侧转体，转体时同侧手臂伸直，向斜上方摆动，目视手掌，对侧手叉腰。

（5）两腿分立，体前屈，做劈柴动作。动作要轻松，幅度以不引起局部疼痛为宜。

（6）直立，两手叉腰，两脚轮流向前做弓步下压，连续 15 ~ 20 次。

（7）两腿分立，双手分扶两侧腰骶部，做旋腰运动，连做 10 ~ 15 次。

（8）两掌搓热，随后紧贴腰背痛处，用力上下摩擦。

以上锻炼每次选择 3 ~ 4 个动作进行练习，每日练习 2 ~ 3 次，坚持 1 ~ 3 个月，腰肌劳损症状可减轻或消失。

运动处方 11　瑜伽治疗腰痛法

作为传自印度的古老养生术，瑜伽对腰背痛有非常好的疗效。

（1）**双膝弯曲跪地，双手支撑上身**　动作要做到膝盖正好在臀部下方，双手正好在肩下方。头部略低垂，背部保持与地面水平，不弓背，抬起一条手臂，向正前方伸展。保持这个姿势，做 3 ~ 5 次均匀呼吸后收回胳膊，再伸出另一手臂重复做，反复交换双臂支撑，做 5 分钟。

（2）**四肢跪地，头自然低垂**　将一条腿向后伸直，背部保持平直，做 3 ~ 5 次呼吸后放下。换另一条腿做，抬腿不求高，离地即可，反复做数次。

（3）**面壁而立**　取站立位，双脚分开，距离 30 厘米左右。面对墙壁，手指向上，双掌扶墙，与肩同宽，双手用力推墙，肘部弯曲再伸直，像做立卧撑的动作，使大腿和背部有拉伸感时为佳。注意背部要保持平直，做 1 ~ 3 次呼吸即可。

运动处方 12　直立壮腰法

（1）**踮脚**　直立位，双脚并拢，脚跟有节奏地抬离地面，然后落地，如此交替进行，持续 1 ~ 2 分钟。

（2）**踢腿**　双手叉腰或一手扶物，双下肢有节奏地交替尽力向前踢，再向后伸，各重复 10 ~ 20 次。

（3）伸展 双手扶物，双下肢交替后伸，使脚尖着地，尽力向后伸展腰部，各重复10～20次。

（4）转腰 自然站立位，两脚分开与肩同宽，双上肢肘关节屈曲平伸，借双上肢有节奏地左右摆动，带动腰部转动，持续1～2分钟。

（5）悬挂 双手用力抓住单杠或门框，双脚悬空，做腰部放松或收腹、挺胸运动，尽力坚持，但不要勉强。

运动处方13 仿生功

（1）燕展翅 趴在床上，两臂靠在身体两侧伸直，然后头和肩以及双臂向后上方抬起，与此同时，双腿伸直向后上方抬高，使整个身体像飞燕展翅，反复做10次，对腰背肌是很好的锻炼。

（2）猫提腰 每天清晨醒来后，趴在床上，撑开双手，伸直合拢双腿，蹶起臀部，像猫儿拱起脊梁那样用力提腰，再放下高翘的臀部，反复10次，可促进全身气血流畅，防治腰酸背痛等。

（3）狗行走 将四肢着地，右手和左脚、左手和右脚一起伸出去移动身体前行，每天坚持走20步，可以防治由于长时间站立或行走而引起的腰痛。

运动处方14 缓解腰痛四法

从中医理论来讲，气血不通则痛，每日做四个动作，能刺激膀胱经，疏通经络，既能疏通气血，又能缓解腰背疼痛。

（1）冰山式 上身挺直，盘腿坐下，吸气3秒钟，同时向左右伸直双臂，掌心向上，两侧上抬，到头顶。呼气3秒钟，上半身向右旋转90度后，屏住呼吸6秒钟，然后吸气3秒钟，上半身转回原位。吸气2秒钟，掌心向下，手臂从头顶放至身体两侧。

此动作能使整个脊椎得到伸展，并放松背部肌肉。做该动作时，腰背尽可能地挺直，动作要柔和且缓慢。需要注意的是，脊椎畸形及有脊椎骨折病史的人禁做。

（2）手部抬升式 双脚合并站立，或分开半脚宽，双手于身体前方交叉，放松全身，吸气3秒钟向上抬臂过头，保持双手交叉。头稍微后仰，向上看手，停 6 秒。展开双臂与肩同高，停 6 秒。吸气 3 秒，恢复双手交叉过头的姿势，停 3 秒。呼气 3 秒，放下手臂还原至起始位置，重复 5 次。

此动作可以消除肩部和上背部的僵硬感。在抬手时，若有疼痛感，在原动作做稍长时间的停留，这样有利于缓解肩背部的粘黏情况，主动牵伸更有利于缓解肩背僵硬。

（3）野兔式　小腿与大腿跪坐，上身挺直，在吸气的同时，向上高抬双臂，然后向前弯腰，提臀，手臂和头与躯干保持在一条直线上，直至手能平放在地面上，前额触地。前额微抬，保持几分钟，然后再慢慢吸气，挺直上身，还原至起始位置。

此动作能拉伸背部肌肉，拉开各个脊椎关节，减轻脊椎的压力。体位改变可以使身体的血液倒流，让脑部的血液充盈。老年人在做此动作时，一定要非常缓慢，高血压病人慎做。

（4）猫式伸展　小腿与大腿成 90 度跪下后，上身前弓与地面平行，双手垂直地面，吸气，向上抬头，挺直脊椎，尽量完全扩张腹部，最大限度地往肺里吸入足量的空气，屏住呼吸 6 秒钟。呼气，低头（不要太低），向上弓起身体，伸展脊柱，保持 6 秒钟。

此姿势有助于提高颈部和脊椎的柔韧性，同时也能训练老年人的平衡性。

运动处方 15　养生桩

养生桩是中国传统站桩功的一种，对腰肌劳损作用较好。腰肌劳损患者，腰肌多处于紧张状态，站养生桩可以加强肌肉的张力，畅通血液循环，从而改善腰肌供血，缓解腰肌劳损，练习半个月即可有效果。

（1）站姿　两脚开立，与肩同宽，自然呼吸，全身放松，耸肩坠肘，腰部挺立。屈膝，膝盖不超过足尖，重心在脚掌前的三分之二，姿势如同坐一个高凳，似坐非坐。脚后跟虚悬，但不离开地面，如同脚下踩蚂蚁而蚂蚁不死，此姿势可将足三阳经的经气调动起来。

（2）十趾微抓地　站桩过程中，脚趾要有节奏地抓地，足心的涌泉穴也会随之一紧一松，气血在体内微微鼓荡，养心又养肾，同时加强脾胃功能。

（3）双手抱球　双手似抱球，深呼吸，口微张。掌心内凹，十指张开，虎口圆撑，指间如同夹一根香烟而不掉。两肩撑开，腋下如夹一个球。下颌微收，和脖子之间好像夹住一个乒乓球。

（4）身体微晃　姿势固定，可小幅度前后晃动身体，全身松而不懈。坚持3~5分钟，全身会微微发热，若有"蚁行感"，说明体内气血的流动已经加快。

（5）意念　站桩时，想象自己是在公园里散步，观赏着美丽的景色，呼吸着新鲜的空气，甚至嗅到松柏树散发出的阵阵香气，这时思维和肌肉将进入放松状态。接下来，可以想象自己站立在齐胸深的温水中，身体随波晃动，在温暖的阳光下，舒舒服服地站着。眼里看着外界秀丽的风景，心里想着美好的事情，感受一下身体各部分是否放松，有紧张感的部位，稍做调节即可。

练习时，每天抽出10分钟来站养生桩，若一个月后感觉舒适，可延长到20分钟或半个小时。时间以心脏的搏动及呼吸的次数不失常态为准，次日清晨起床时不感到疲劳为度，站养生桩后精力旺盛，是运动量恰到好处的标志。

站养生桩之前应排大小便，把衣扣腰带松开，站桩时要多想开心的事。结束后，可拍打双肩，做一些柔和的伸展动作。饭前、饭后一小时不宜练功，练习几天后，若发生肌肉震颤、痛、酸、麻、胀，以及肩、臂、腿、膝等处有酸或发麻发胀的感觉，身体出汗，肌肉群轻微震颤等，表明运动量大了，应适当控制，调整之后，继续站桩两三周，一般可消失，不必担忧。

运动处方 16　砸命门

气功界把肚脐部位叫做"前命门"，背部与肚脐相对叫做"命门"，又叫"后命门"。砸腹背功，是不断扣打前、后"命门穴"，所以也称为"砸命门"。

（1）全身放松，膝微屈，轻握拳，两臂自然下垂，意守肚脐，眼微闭，注意要做到真正放松。

（2）腰转动，带动两臂，一臂前臂砸在腹部肚脐附近，另一臂前臂和拳同时砸在背部"命门穴"附近，腰部要不断地左右转动，两臂也不断地交替扣打，注意毫不用力。同时，两臂像绳子，前臂和拳头像槌子，靠腰部转动的惯力来扣打，切忌两臂僵硬。呼吸要自然，协调。

（3）扣打次数要因人而异，最好是空腹，饭后 1～2 小时内不宜扣打，要由轻到重，循序渐进。

坚持做可治腰腿痛，同时对肩周炎、颈椎病、手脚麻木也有作用。

运动处方 17　俯身探海

此动作是锻炼和拉伸腰部肌肉的好方法，对腰部的韧带也有很好的拉伸作用，同时也可防治腰痛，但腰部受过伤的人不宜进行。

动作要领　双腿直立，双脚分开略比肩宽，抬头挺胸，腰部挺直，然后以腰为轴身体前探，抬头，双手向前平举，保持腰的紧张度，上身前探的幅度尽量与地面平行；接着上身慢慢向左平移，移动到最大幅度时稍做停留，然后原样返回，继续向右平移。整个过程要缓慢，向每侧的移动时间约 30 秒，左右各做 3 次，早晚各做 1 次。

运动处方 18　拔苗助长

下面的一个治腰痛的简单动作，可随时进行锻炼。

动作要领　身体直立，两脚与肩同宽，两手掌心相对，举向头顶。保持此姿势，同时轻轻地向左侧弯曲 5 下，再换右侧，做时感觉腰部肌肉在被慢慢拉伸。

注意事项　手臂尽量伸直，举向高处，向左右两侧弯曲幅度要量力而行，动作要轻缓，以防拉伤肌肉。另外，腰部受过伤的人要先咨询医生。

练习作用　此运动可以早晚各做 1 次，每次左右各做 3 组，每组各做 5～6 次，两组间隔半分钟左右，做完用手掌轻轻拍打腰部。平时工作时间长了，也可以做上两组，这对缓解腰酸、腰痛效果很好，另外长期卧床的病人，也可以坐在床上锻炼，能够很好地拉伸肌肉、放松心情。

运动处方19　团身滚动

练习时屈膝抱腿使身体形成圆团状，这样能牵伸腰背部的肌肉，防止瘢痕粘连、肌肉萎缩，维持正常的腰背部功能。经常练习可以增强腰背部肌肉，促进炎症和肿胀的消退，使腰背酸痛的症状逐渐消失。

（1）仰卧在硬板床上，双腿弯曲，大腿和小腿夹角为90度左右，双脚紧贴床面。

（2）上体缓慢左右滚动，一左一右为1次，滚动10~15次。

（3）用手抱膝（左手抱左膝，右手抱右膝），大腿与小腿自然折叠，使背部成弓形，先左右滚动10~15次，仍是一左一右为1次。

（4）背部与臀部交替离开床面，一上一下滚动10~15次。

这一团身姿势，滚动幅度由小到大，身体像不倒翁一样反复地进行滚动。如此每天滚动2~3次，长久坚持，必有成效。在团身滚动进程中，由于腰部肌肉受到有节奏的震颤和拉伸，使肌肉得到放松，加之腰部与床面反复地进行接触滚动摩擦，也起到了按摩腰肌的作用，从而促进腰部肌肉的血液循环，达到治疗腰肌劳损的目的。

运动处方20　抱膝而坐

练习抱膝动作可缓解腰酸背痛。

抱膝而坐，自然拉伸脊背，使脊柱关节以及肌肉韧带等得到放松。在晚上临睡前或早晨起床时，保持抱膝而坐的姿势2~3分钟，可使有慢性腰背痛的人症状缓解。锻炼者亦可仰卧于床上，尽量屈膝屈髋，用双手指交叉抱住双膝于胸前，使脊椎呈屈曲状。家人用一手掌托住锻炼者的双足底部，另一手掌托住锻炼者的颈背部，在手上用力的同时，嘱锻炼者配合用力，做前后滚动10~30次，然后用力屈伸下肢3~5次，每日这样锻炼2~3次。锻炼者也可自行练习这样的“滚动操”，练功次数应从少到多，从轻到重，逐渐加大运动量，切勿急于求成。在练习的早期可出现腰部胀痛感，一般2~3天即可消失。值得注意的是，腰椎过分后凸或平直的人，最好不要这样锻炼。

第八部分　老寒腿

　　人们常常把中老年人的膝骨性关节炎、膝关节活动功能障碍、膝关节劳损等统称为"老寒腿"。这些膝关节疾病多在气候转冷、天阴下雨时疼痛加重。老年人肝肾不足，精亏血少，更容易患膝关节炎，所以"老寒腿"患者多以老年人为主，"老寒腿"的病名也由此而来。

　　膝关节是由股骨远端、胫骨近端及髌骨组成，关节内还有纤维软骨形成的半月板、脂肪垫、交叉韧带等重要结构，其外形近似大象的头，是人体最复杂、负重最多的关节。中老年人随着年龄的增大，体质下降，体重增加，加上劳损外伤等原因，膝关节会受到不同程度的损害，是身体骨性关节中发病率最高的一种病痛。尤其是膝关节骨性关节炎，也称退行性关节炎，因关节疼痛，沉重僵硬，活动功能障碍，严重影响自身的生活质量和身心健康，应该引起人们的重视。

　　形成膝关节炎的病理机制，在于腰椎轴线的偏歪，骨盆位置倾斜，致使与膝部活动密切的肌肉损伤痉挛，妨碍相关血管对膝关节的血液供应和神经调节，膝关节内部结构随之蜕变而致病。

　　本病属中医"痹症"之范畴，是由于风、寒、湿、热、痰、瘀等邪气闭阻经络，影响气血运行，导致肢体、筋骨、关节、肌肉等处发生疼痛、酸楚麻木，或有关节屈伸不利、僵硬、肿大、变形等症状的一种疾病。"老寒腿"起病缓慢，开始疼痛较轻微，患者常感膝关节周围痛，劳累及受凉后加重。关节活动时往往可听到关节内摩擦响声，蹲下起立时疼痛加重，走平地时疼痛减轻或无症状。

　　近几年，"老寒腿"已成为发病率仅次于冠心病的第二位常见病，60岁以上病人的患病率为50%，75岁的人群则已达到80%，且这一数字有增无减。人的关节通常是由两块骨头组成的，这两块骨的表面都覆盖着一层较厚的软骨，即关节软骨。正常情况下，关节软骨有一定的弹性，并能承受一定的压力。随着年龄的增长，关节逐渐发生退行性变化，关节软骨弹性降低、变薄、磨损。

"老寒腿"是由于膝关节退行性改变和慢性积累性关节磨损而造成的，以膝关节软骨变性、关节面软骨面反应性增生、骨刺形成为主要病理表现。临床上以中老年人发病多见，特别是50～60岁的老年人，女性多于男性。主要是因女性绝经后，体内激素水平改变，造成关节软骨脆性增加所致。

运动疗法对"老寒腿"疗效独特、可靠，已被大量临床病例所证实。

"老寒腿"保暖不宜过度

第一，防止保暖过度　"老寒腿"实际上就是西医所说的"慢性骨性关节炎"，主要表现为下肢发凉、疼痛。每年秋冬季是"老寒腿"患者的高发季节，当遭受冷空气侵袭后，患者病情就会复发或加重，虽然适当的保暖对病情有好处，但是如果保暖"过度"，反而不利。这是因为护膝箍筋膝部后，不仅使膝部活动困难，更重要的是会阻碍膝关节周围血液循环。不仅是"老寒腿"，痛风性关节炎等疾病患者也不能保暖过度。

第二，防止热敷、烤电炉过度　有些"老寒腿"患者在洗澡时喜欢用热水擦洗，晚上睡觉前用热水泡脚，或者用热水袋、中药包热敷患处，这些对病情有一定帮助，但同样不宜过度。有患者从早上5点钟就开始热敷，一天热敷3次，这完全没有必要，热敷过勤反而导致烫伤，使病情加重。为缓解关节疼痛，可以做理疗、针灸，但不主张烤电炉，长时间烤电炉容易影响皮肤的有效循环血量。

第三，要重视肌肉力量锻炼　"老寒腿"患者总是把止痛列为头等大事，实际上这不是关键，改善肌肉力量才是根本。首先，可以在饮食上下功夫，比如用米、五谷杂粮和鸡肉粒熬成粥，因为鸡肉粥里面富含胶原蛋白，对骨关节有益处；其次，也可以用一些温经通络、健脾利湿、补肾的药物。食疗、药疗的同时，还可以结合按摩，以起到通经活络之效，或用叩锤轻轻敲击患处，这样不仅可以有效缓解疼痛，还能增强肌肉力量。

做好保护，减缓膝关节老化进程

运动可缓解膝关节老化进程　大多数人认为膝关节炎是老年人的"专利"，其实这是错误的。近年来，经常发现 40 岁左右的人出现退行性关节炎，甚至从二三十岁开始，人的关节就已经发生早起变化，大多数症状随年龄增长而加剧。虽然关节退化是人体衰老的必然趋势，但若能早一点好好保养，就好比机器，保养得好使用的时间总要长一些。

说到保养膝关节，很多人可能会觉得是一件很麻烦的事情。其实不然，只要在日常生活中注意一下就行，主要有以下几个方面：

常变换体位和姿势　注意变换体位和姿势，避免久坐或久站。当你从事坐姿或下蹲工作时，隔一段时间应站起来走动走动，也可以多按摩关节，使膝关节不至于长时间固定在同一位置上。这样不仅有助于促进膝关节的血液循环，还可减少关节内组织的粘连。

加强下肢活动锻炼　取仰卧位，在腘窝（膝部后面）置一高约 10 厘米的枕头，让小腿交替上抬至血管完全伸直，然后再放下。每次做 20 ~ 30 次，可安排在早晨醒来和晚上睡觉前进行，这样做可让膝关节得到充分的伸展、旋转，防止其僵硬强直。

重视准备活动　进行体育锻炼时要做好充分的准备活动，轻缓地舒展膝关节至少 1 分钟。一般来说，膝关节功能不太好的人应避免三种锻炼：关节负重锻炼，如长跑、登山等；需频繁扭动膝关节的锻炼，如扭秧歌等；反复下蹲的锻炼。游泳、骑自行车和伸展运动，这些关节承重较低的活动是比较理想的。

重视防寒防湿　由于关节是"皮包骨头"，缺少肌肉及脂肪保护，得不到充足的热量供应，因而温度比身体其他部位低，做好防寒保暖很重要，特别是有慢性滑膜炎的患者。膝关节也怕湿，不要睡在阴暗潮湿的地方，夏天大汗淋漓时，不要立即用冷水冲洗膝关节。

每天四个动作，延缓膝关节老化

坚持锻炼腿部肌肉是缓解膝关节老化的简单有效的方法。

（1）直抬腿　平躺在床上，取仰卧位，双手放在身体两侧，缓慢抬起右腿至 30 度，停留 20 ~ 30 秒，再缓慢放下。反复练习 10 ~ 20 次，然后换左腿，可增强大腿肌肉力量。

（2）小半蹲　站立，双脚打开与肩同宽，上身挺直，慢慢下蹲，蹲到身体无法承受为止，停留 1 分钟，起身。这个动作有助于锻炼大腿肌肉，若蹲起来吃力，可靠着墙壁做，或扶着椅子做。不过，本身就患有膝关节炎的不建议做，尤其是急性发作期，否则会加重病情。

（3）踮脚　站立，双脚可微微打开，找一个自己舒适的姿势，上身挺直，然后踮起脚尖、放下，反复做 10 次，这个动作主要是锻炼小腿肌肉。

（4）敲脚尖　可以坐着，也可以仰卧在床上，双腿伸直，双手随意放，然后两只脚尖互相敲打，每次 200 下，可促进腿部血液循环，活动双脚肌肉。

这四个动作每天都做，早晚各 1 次。踮脚、翘脚尖这两个动作，闲来无事时可多做几下。

运动处方 1　下肢操

下肢操能使腿部的经络畅通，对骨性关节炎有较好的防治作用。

练习前要做好准备，身体直立，两脚分开比肩稍宽，两手叉腰两眼平视正前方。

（1）旋腿运动　右脚向前抬起，脚尖由里向外（顺时针）旋转 16 圈，再由外向里（逆时针）旋转 16 圈，然后再换脚做同样动作。

（2）转膝运动　上肢前屈，两手扶膝，两膝弯曲，先两膝同时按顺时针方向旋转 16 次，再逆时针方向旋转 16 次。两膝分别同时由外向里转 16 次，再分别由里向外转 16 次。

（3）踢蹬运动　两脚交替向前踢脚各 16 次，踢时脚趾下抠；两脚交替向前踢脚各 16 次，蹬时脚跟突出。

（4）踢腿运动　两腿交替向前高踢腿各 16 次，两腿后踢，后脚跟踢至臀部，各踢 16 次。

（5）下蹲运动　两脚跟离地，松腰屈膝下蹲，蹲时上下颤动 8 次，慢慢起立，脚跟落地，如此反复做 5 次。

（6）压腿运动 右腿屈膝成骑马式，手扶同侧膝，虎口向下，上体向右前方前俯深屈，臀部向左摆出，眼看左脚尖，左手用力按压左膝4次。然后臀部向右摆出，眼看右脚尖，右手用力按压右膝4次，左右交替各做4次。

（7）跳跃运动 原地上下跳跃，共跳16次。跳跃时，上肢可随之上下摆动，上至头高，下至小腹，手指并拢呈单掌。

运动处方2　骨性关节炎康复操

（1）股四头肌力量训练 仰卧位，将膝关节伸直，绷紧大腿前面的肌肉，做股四头肌力性收缩。每次收缩尽量用力并坚持长时间，重复数次，以大腿肌肉感觉有酸胀为宜。

（2）直抬腿练习 仰卧位，伸直下肢并抬离床约30度，坚持10秒钟后缓慢放下，休息片刻再重复训练，每10～20次为1组，训练至肌肉有酸胀感为止。另外，可在踝部绑缚适量的沙袋进行练习，并随力量增强逐渐增加沙袋的重量。

（3）靠墙半蹲练习 靠墙站立，膝、髋关节弯曲不小于90度，做半蹲状，坚持10秒钟后站起，休息片刻再下蹲，每10～20次为1组。

（4）不负重下肢关节主动屈伸 仰卧，一侧下肢伸直，另一侧下肢屈膝屈髋使大腿尽量靠近胸部，然后交替练习另一侧下肢。

值得注意的是，在关节出现明显的疼痛肿胀时，应以休息为主，避免上下楼梯、跑步等使膝关节负重的运动，行走时应使用拐杖以减轻关节负担。在关节疼痛肿胀有明显改善时，才适宜做上述锻炼。

运动处方3　膝关节减痛操

目前，老年关节炎尚无根治的方法，如果能经常选择有针对性的运动操，对减轻膝关节疼痛、缓解关节僵硬都能起到明显作用。

（1）直身跪坐 晨起后或晚上临睡前，两膝跪在床上。跪坐时腰杆保持直立，臀部尽量向后坐，尽力接触到脚后部，每天2次，1次半小时。

（2）下蹲压腰 手扶床沿做下蹲动作，然后做直压腿动作，即让患侧下肢向前跨半步，处于伸直位或下肢伸出，放在一定高度，轻轻地做压腿运动，手尽量触及足尖部。

（3）高位马步　两膝稍弯曲（10～30度），以膝关节不痛为宜。静蹲不动，两手平举，目视前方，开始坚持几分钟，逐渐增加时间。一般达到每次10分钟左右即可，每天早晚各做1次。

（4）仰卧抬腿　仰卧床上，患腿向上抬15度左右，初做时可保持1～3分钟，练习一段时间后，空中抬腿时间争取达到10～15分钟。随后练习中也可用脚挑一个枕头，增加力量，每天2～3次，此法主要是增强腿部力量。

运动处方4　关节稳定操

关节稳定操，每天只需10分钟的练习，膝盖痛的症状可明显改善。

（1）坐在板凳上或床边，快速绷直小腿，与大腿成直线。足尖尽量内勾，保持5秒钟再慢慢放下为一组，每组做15个，1次做3～5组，1日2次。

（2）仰卧，单腿绷直，上抬30度左右，保持10～30秒钟，换另一条腿。两腿交替运动，练习一段时间后，随后也可练习用腿挑起一个枕头，增加力量，每天2～3次。

（3）仰卧，一条腿膝盖弯曲，使大腿和小腿的角度小于直角，另一条腿伸直，将伸直的腿向上抬，离地面10厘米左右，保持5秒钟不动，然后慢慢放下回到平躺姿势。休息2～3秒后，重复同样的动作20次。

（4）仰卧，一侧下肢伸直，另一侧下肢屈膝屈髋使大腿尽量靠近胸部，两侧交替练习。

中老年患者也可以做背靠墙练习，往上提脚跟，保持5秒再放下，10次为1组，每回做3～5组，是增加踝关节稳定性的好办法，尤其对一走路脚就痛的人。

运动处方5 转膝操

（1）四转膝 两掌心压膝盖上端，两膝靠拢，身体缓慢下蹲至与地面平行，以顺时针方向转10次，再逆时针方向转10次。然后，两膝同时由内向外转10次，再由内向外转10次。转动时脚掌不离地，主要活动胯、膝、踝关节。根据个人体质，可适当增加转膝次数。

（2）两蹲地 两腿平行，与肩同宽，两掌心压膝盖上，双目平视，下蹲15次；然后将双手伸直，与地面平行，再下蹲15次。

（3）一踢腿 身体直立，两脚并拢，双手伸直，双目平视，单腿站立，另一只腿尽量向上抬高（尽可能与手相碰），落脚时自然向前跨步移动（脚与地面接触要有力）；然后，换另一只脚重复同样动作。连续做20次。

只要每天早晚各做1次，数月后膝关节疼痛就会奇迹般消失。有髌骨损伤及其他下蹲时会产生疼痛感的关节炎患者，不适宜做含有下蹲、转膝动作的训练。

运动处方6 膝关节操

（1）揉膝 将双手手掌分别旋转在两腿膝关节上，两手同时轻揉膝关节各100次，力度适中，不宜用重力。

（2）转踝 坐姿，抬起两腿，两脚分别按顺时针和逆时针方向各转动30次，以活动踝关节。然后两腿伸直，两脚分别绕踝关节上、下摆动30次。

（3）蹲坐 两脚分开，与肩同宽，两手自然下垂贴于身段两侧。从站立位缓慢下蹲，蹲至两大腿与小腿相接触，然后慢慢站起，如此反复活动10次。锻炼时两目应平视，不要低头或仰头。对于体胖和体弱者，可先用两手扶住稳固物体，逐步增加下蹲程度和下蹲次数。

（4）踏步 采取原地踏步，踏步时将大腿尽量抬高，脚前部着地，左、右两脚轮流踏步不少于50次。

运动处方7　四式功

（1）伸膝举摆　仰卧在床上，将两腿轮流上举，要求膝部伸直。在举腿的基础上进行伸膝摆腿、伸膝前后踢等动作，每个动作练习5～10次，此法可强健股四头肌肌力。

（2）屈膝压腿　取俯卧位，握住小腿，压向臀部，至最大限度时停留2分钟，再尽量伸直膝关节，同时做小腿内外旋活动。

（3）下蹲练习　两脚间距同肩宽，脚尖向前，两手自然下垂，两腿徐徐下蹲至半蹲位，以膝关节无疼痛为度。每组1分钟，每次3组，每天2次，可视病情循序渐进。

（4）按揉髌骨　对髌骨及蝈窝区压痛点进行按揉，每次1分钟，以能耐受为度。然后再用掌心按住髌骨上下左右按揉，幅度由小到大，用力柔和。

运动处方8　强膝法

研究人员发现，强化大腿肌肉的训练有助于保持双膝的健康。骨关节炎患者如果拥有强壮的股四头肌，其丧失关节保护性软骨的几率将下降60%左右。因此，进行正确的锻炼，才是根本的预防之道。以下三个步骤简单有效，可最大限度地使膝关节得到强度适中的锻炼。

（1）背部挺直坐在地板上，右腿伸向前方，左膝弯曲，足部平放；右腿尽量伸直，并用力向下压，保持10秒钟后放松。

（2）与第一步姿势相同，挑起脚尖，抬高右腿达15厘米左右，保持6秒钟放下右腿。

（3）坐在椅子上，双脚平放在地上，向前伸直右腿，抬起右脚，直到与地面平行，保持6秒钟后，再放下右腿。

以上动作分两组完成，每组做10次，每周做3～5次。

运动处方9　静蹲法

动作要领　患者背靠墙壁，头、背、臀、足贴墙，两腿分开，两脚之间的距离与肩同宽或稍宽。先向前伸出左足，伸前的距离以左足跟平右脚趾为度，保持腰背部贴墙，缓缓伸出右足，平齐左足。在保持背靠墙壁有稳定的支持下，慢慢屈膝下蹲，下蹲的角度大小以能引起双侧大腿膝上内侧肌肉感到绷紧，且又不至于引起膝痛为限。

临床观察发现，能持之以恒地进行类似的恰当锻炼，可增强膝关节附近相关肌群的力量，提高关节的稳定性，促进膝关节的血液循环和新陈代谢，起到消除局部肿胀、缓解疼痛的作用。

运动处方 10　五招护膝法

以下练习动作对"老寒腿"有显著的治疗和缓解症状作用。

（1）仰卧抬腿法　取仰卧位，将一腿伸直抬高 15～20 度，此时股四头肌收缩，膝关节拉紧固定。开始时，一次只能维持几十秒至数分钟，练习一段时间后，逐步达到 10～15 分钟，然后用脚挑一个枕头，增加力量，每天练习 2～3 次。

（2）轻柔屈伸法　起床前，轻柔缓慢地进行两膝关节的屈伸运动，经过数分钟的轻柔屈伸，可使僵硬的膝关节明显减轻症状。注意晚间睡觉时一定要保暖，不要受凉，否则会使关节僵硬程度加重。

（3）扶床下蹲压腿法　下床后，手扶床沿稳定身体重心后，屈双膝做下蹲动作，尽量使脚跟接近臀部，上下弹蹲数次，恢复立位。将一条腿搁床上，另一条腿立地上，弯腰俯身做直压腿动作，手尽量触及床上足尖部，增加膝关节的伸直活动范围，压数次后，换一条腿练习。常年坚持，必可防治老年性膝痛。

（4）转动膝部法　站立位，上身前屈，两腿弯曲，双手扶膝，分别沿顺时针、逆时针方向转动膝部，各转 10～20 次，注意转动时幅度尽量要大一点，长时间坚持可防治膝痛。

（5）高位半蹲法　两膝微弯曲 10～30 度，静蹲不动，两手平举，目视前方，意念专一，心平气和。开始只能持续几分钟，会感到两腿发抖，逐渐增加时间，一般可达每次 10～15 分钟，每天早晚各 1 次。

运动处方 11　肌力训练法

膝关节就像门轴一样，只要坚持科学锻炼，就会保持良好的功能。最适合骨性关节炎的功能锻炼就是肌力练习，在此基础上再进行增大关节活动范围的锻炼。

（1）直腿抬高　此动作主要是针对股四头肌等肌群收缩功能锻炼。骨性关节炎患者有时会觉得膝关节不稳，打软腿，特别是上、下楼梯时，这是因为腿部肌肉力量不足，不能很好地控制膝关节。如果关节周围的肌肉有了一定的强度，走路或进行日常活动时膝关节就会轻松和灵活许多。直腿抬高练习时，用力将腿伸直并尽力将足后跟往后蹬，坚持20～30秒，放下休息，再换腿。每次15～20分钟，每天3～5次。

（2）提踵训练　扶墙站立，脚跟抬起，脚尖站立，坚持20～30秒钟，放下休息。每次10～15分钟，每天3～5次。

（3）折返走　找一平整僻静处，快步向前走100米，再走回来。根据自己的体力状况决定反复次数，每天坚持走10～15分钟。

（4）抱膝锻炼　此动作能增加关节的活动范围，可减轻膝关节的疼痛肿胀。练习时取仰卧位，将一侧膝关节屈曲，尽量贴向胸部，用双手将膝关节固定15～30秒钟，然后逐渐伸直。两腿交替进行，重复进行30～50次，每天3次。

（5）坐位伸膝　坐在椅子上，将双足平放在地上，然后逐渐将一条腿的膝关节伸直，并保持直腿姿势5～10秒钟。身体交替进行，重复练习30～50次，每天3次。

（6）跪压法　跪在床上，自行向后跪压以增加屈膝角度，感觉小腿稍有麻胀感为止。每次1～3分钟，每天早晚各练习1次。

运动处方 12　膝关节被动屈曲法

动作要领　将有靠背的椅子对着墙壁放好，坐在椅子上用患腿脚尖顶住墙壁，双手支撑椅子，身体缓慢向前平移。随着膝关节和墙之间的距离缩小，屈曲的角度就越大。练习3～5分钟，然后仰卧在床上，双手抱住患侧大腿的膝关节后侧，让大腿垂直于床面，完全放松大腿的肌肉，让小腿在重力的作用下尽量下垂，持续 1~2 分钟后休息放松。每天早晚各练习 1 遍，利用外力拽拉膝关节，可起到预防肌肉韧带萎缩、粘连的作用，还会加大关节腔的空间，促进关节液的分泌以及软骨的再生。

运动处方 13　金刚跪坐法

"金刚跪坐"能有效地预防关节的病变。老年人在饭后两小时或者每天睡前练上 15 分钟，坚持一段时间，就会有舒适的感觉。

动作要领　取跪坐姿，屈双膝弯腿向后，臀部坐在脚跟上，保持腰背挺直。跪坐时上身尽量放松，主要锻炼肩膀及胸部的力量，注意收紧下巴，腰背挺直，眼半闭，均匀呼吸。

然后慢慢站起来，缓慢地吸气，感觉新鲜的气体能通过腿、脊柱到达头部，这也是一个恢复身体活力和能量的姿势，可以增强老年人身体的平衡和稳定感。

运动处方 14　强健膝关节法

骨性关节炎患者有时会觉得膝关节不稳，打软腿，特别是上下楼梯时，这是因为腿部力量不足，不能很好地控制膝关节。如果关节周围的肌肉有了一定的强度，走路或进行日常活动时膝关节就会轻松。

（1）**不倒翁伸筋法**　抱膝仰卧起坐。仰卧位，将膝部弯曲提起，双手抱在胸前，前俯后仰 10 次为 1 组，每天练 3 组。好比不倒翁，可逐步加大角度，熟练后越摆劲越大。

（2）练"飞燕"　俯卧在床垫上，慢慢抬起头部，尽量后仰，双腿并拢，双脚向后上抬起，形似飞燕。老人可先完成头部动作，再抬腿，逐步达到 10 个 1 组，每天 3 组。

（3）**伸懒腰**　仰卧在床上，尽可能向上伸臂，向下伸腿，舒展腰部，做左、右侧弯活动，犹如伸懒腰，反复 10 次，每天 3 遍。

（4）**空转呼啦圈**　双腿稍分开，站立，双手在头后交叉，身体如同旋转一个呼啦圈，左右扭转，使腰部肌肉、肌腱、关节得到伸展和牵拉。熟练后20个为1组，每天3组。

（5）股四头肌等收缩功能锻炼　直腿抬高，用力将腿伸直并尽力将足后跟往后蹬，坚持20~30秒，放下休息，再换腿。每次15~20分钟，每天3~5次。

（6）提踵训练　扶墙站立，脚跟抬起，脚尖站立，坚持20~30秒，放下休息。每次10~15分钟，每天3~5次。

（7）折返走　找一平整僻静处，快步向前走100米，再走回来。根据自己的体力状况决定反复次数，每天坚持走10~15分钟。

运动处方15　抬腿法

（1）平卧抬腿练习　自然仰卧平躺于床上，健康的腿屈膝（最后大于90度）立于床板上，患腿保持伸直状态，慢慢抬离床面约10厘米，保持约5秒钟，缓缓放下，重复20次左右，可以左右交替。

（2）侧卧抬腿练习　头侧方垫枕头侧卧于床上，健康的腿屈膝（约90度）在下贴于床板上，患腿保持伸直状态，慢慢抬离床面约10厘米，保持约5秒钟，缓缓放下，重复20次左右，可左右交替。

（3）坐位抬腿练习　身体稍前倾，坐在椅子的前半部。双手扶稳椅子，健康的腿屈膝舒适地安放于地面上，患腿保持伸直状态，慢慢抬离地面约10厘米，保持约5秒钟，缓缓放下，重复20次左右，可左右交替。

运动处方16　三盘落地

这是健身气功"易筋经"中的一式动作。

（1）自然站立，两脚开立比肩稍宽。屈膝下蹲，两掌在体侧下按，指尖向外，掌心向下，沉肩坠肘。第一次屈蹲不要太低，稍稍下蹲即可，下蹲的同时口吐"嗨"音。

（2）慢慢起身，同时转掌心向上，两掌上托，手的高度不要超过肩，两肘微屈，起身站立时徐徐吸气。

（3）站立姿势，转掌心向下，再屈膝下蹲，口吐"嗨"音。重复下蹲、起身，下蹲的幅度一次比一次大，直至全蹲。

下蹲时，两掌要像按水中的浮球；起身时，两掌如托千斤重物。下蹲依次加大幅度，年老和体弱者可灵活掌握。在下蹲过程中，膝关节周围的韧带肌肉反复牵拉、舒张，可改善膝关节的内部环境，加强韧带和肌肉弹性，并润滑膝关节。

运动处方 17　健腿

（1）弓腿运动　两臂伸直上举，右腿向前跨成弓步，尽可能下压。下压若干次之后，换另一条腿。

（2）甩腿运动　左手扶墙，左腿支撑身子，以右腿做前踢后摆的甩腿动作，动作的幅度越大越好。要求脚尖绷直，支撑的左腿勿弯曲。做数次后，换另一侧进行同样练习。

（3）蹬踏运动　仰卧于床或地板上，两臂伸直置于体侧，两腿抬高 30 厘米，像蹬自行车一样交替屈伸蹬转。

（4）下蹲运动　两臂前平举，手心向下，挺背姿势做下蹲动作，蹲时双膝稍稍分开。

（5）深蹲运动　深蹲锻炼大腿，刚开始锻炼的人应先做徒手深蹲，然后持轻杠铃深蹲（分前深蹲和后深蹲两种，前者将杠铃置于颈后斜方肌上，后者置于锁骨及肩上）。注意头及上体在下蹲和起立过程中要始终保持正直，动作不可太快太猛，足跟稍稍垫高，有助于身体平衡。

（6）抬腿运动　仰卧于床或地板上，手心向下双手置于体侧，两腿交替上下摆动，下摆时脚不触地，抬起时约离地 40 厘米。

（7）跳跃运动　单足跳跃前进，上体挺直，挺胸收腹。跳步以足尖着地，做完右脚跳再做左脚跳，也可以左右足交替跳，要求足尖着地。

（8）提脚跟运动　两脚并拢站立，两臂自然下垂，手放在臀部上，目视前方，慢慢提起脚跟。稍停，心中默数 1～10 或 1～15，还原，重复做 20 次以上。

以上 8 项连续做完，每项运动 5 分钟，每天早晚各 1 次。

运动处方 18　屈步行走

进入中年之后，人们会发现腿部力量下降了，腰部、膝关节的问题更是突出。因此，通过运动来缓解膝关节及腰部不适成为很多人关注的重点。屈步走旨在加强腰、腿、腹部肌肉和韧带的力量。

动作要领　直立，双手自然下垂于体侧，身体下蹲 15 厘米。保持下蹲姿势，左腿向前迈步，身体稍向前倾，左腿呈小弓步状态落地，注意要脚后跟先着地，重心再过渡到脚掌、脚趾，然后换脚迈步。步幅不宜过大，弓步时前后脚距离保持在 30 厘米左右。走路时上身直立，两肩放松，前臂弯曲随脚下步伐前后摆动。

此种走法可有效提高双膝和大腿的功能，缓解双膝的不适，比如膝关节疼痛、髌韧带劳损等，对老年人退行性膝关节疾病也有非常好的治疗和康复作用。同时，对单一腰部活动模式导致的腰部不适有非常好的缓解作用。

行走过程中要一直保持下身微屈的姿势。训练时间最好选择在下午，每次以膝部酸胀为宜，然后放松行走 1 ~ 2 分钟后做第二次，锻炼时间不少于 15 分钟。

运动处方 19　跪着走

跪着走就是跪膝法。

开始锻炼时，可以把沙发垫或别的软东西垫在膝下，先跪着，等跪两三天适应了，把垫拿走，再跪在床上，然后过两三天再跪行。每周锻炼 3 ~ 5 次，每次 20 分钟左右。

这一锻炼方法很适应膝关节僵硬、不能下蹲、不能正常上厕所的老年人。有不少老年人膝盖已经磨损而时时作痛，如果进行其他方法锻炼犹如雪上加霜，越练越坏。采用跪着走进行锻炼，就会发现气血轻而易举地跑到膝盖上来了，而且在跪着走时，腰部也在扭动，肾也跟着补了。

运动处方 20 钟摆腿

练习"钟摆腿"可以增加膝关节中的"润滑剂"——滑液，有助于预防膝关节的损伤或缓解一些因膝关节带来的痛楚，减少摩擦，所以说是一种很好的运动方法。无论是韧带撕裂、半月板受伤、膝关节退化或其他膝关节问题，只要练习这一基本的动作，就可以帮你缓解关节不适。

动作要领 坐在椅子上，用拳头或厚毛巾将大腿垫高，尽量放松双腿，前后摆动 1~2 分钟，每日练习 2~3 次。练习时注意保持呼吸均匀，不要憋气，摆动幅度不要太小。

运动处方 21 踮脚尖

踮脚尖是个不错的有氧运动，他不仅能使人的心率保持在每分钟 150 次左右，让血液可以供给心肌足够的氧气，有益于人的心脏、心血管健康，还能锻炼小腿肌肉和脚踝，防治静脉曲张，增强踝关节的稳定性。最重要的是，它可以避免损伤膝盖，这对很多膝关节不是很好的老年人来说，是个不错的锻炼方法。

（1）踮脚尖走路 每次走 30~50 步，稍稍休息一下，然后根据自己的身体状况再重复几组。速度可以自我调节，以感觉舒适轻松为宜。初始练习者可以扶着墙，熟悉以后就不用借助外物了。

（2）坐着踮脚尖 膝盖与大腿保持水平状态，可将两个矿泉水瓶放在大腿上，进行负重练习，每次踮 30~50 次，速度自我调节。

（3）躺着勾脚尖 卧床休息时，两腿并拢伸直，将脚尖一勾一放，可以两脚一起做，也可以进行单脚练习。如果感觉小腿不舒服，就停下来休息。每次做 20~30 次。

（4）站着踮脚尖 双脚并拢着地，用力抬起脚跟，然后放松，重复 20~30 次。

别看方法简单，可健身效果不错。踮脚尖时，双侧小腿后部肌肉每次收缩时挤压出的血液量，大致相当于心脏脉搏排血量。踮脚运动可使下肢血液回流顺畅。

第九部分　老年足跟痛

老年足跟痛是中老年人的常见病、多发病，祖国医学认为肾阳不足是致病的重要因素。引起该病的原因很多，主要是老年退行性老化、气血运行不畅、湿热下注、过度劳累、增长骨刺以及各种外伤等，导致足跟软组织损伤和退行性病变或继发无菌性炎症。引起足跟痛的常见病有足跟脂肪纤维垫炎、跖腱膜炎、跟部滑囊炎、跟腱腱围炎和跟骨骨刺。跟骨骨折、结核、骨髓炎、骨骺炎、痛风、肿瘤以及跖管综合征等均能引起足跟痛，中老年人足跟痛多由跟骨骨刺所引起。

跟骨骨刺就是由于附着在跟骨上的跖腱膜长期牵拉其在跟骨的附着点，引起该处慢性炎症、损伤以致骨质增生。该处增生的骨质外观像"玫瑰花刺儿"一样，故称为跟骨骨刺。当患有跟骨骨刺的病人行走时，骨刺就会扎跟部的软组织，引起疼痛，影响行走，临床上称为跟痛症。

足跟痛表现为站立或行走时，足跟及足底有酸胀疼痛感，严重时如针刺状疼痛，甚至靠拄拐杖行走，不仅影响走路和正常生活，也给人带来诸多不便和痛苦。足跟疼痛表面没有异常现象，足跟周围也不红肿，患足跟部轻轻一按，就会出现钻心似的疼痛，使人难以忍受。

足跟痛主要是指跟骨底面由于慢性损伤所引起的疼痛，常伴有跟骨结节部的前缘骨刺。临床起病缓慢，患者早晨起床站立时疼痛较重，行走片刻后疼痛减轻，但行走过久疼痛又加重，足根底部有压痛感。中医治疗大多采用活血止痛、补肾健骨等方法。

足跟痛症是跟部周围有急性或慢性损伤引起的一系列疼痛性疾病的总称，以足跟跖侧的疼痛为主，常伴有跟骨骨刺。足内在肌张力失常、跟骨内压力增高或局部炎症、跟部关节部损伤、骨质增生等，均可导致足跟痛。此病多发生于 40 ~ 60 岁的中老年人，妇女及肥胖的男性尤为多见，临床可分为跟后痛、跟下痛、跟痛病三类。机体功能下降、长期慢性劳损，以及某些持久的站立、行走的刺激，均可导致跟骨周围的疼痛，也有并无明显外伤史而逐渐发生的足跟痛。

运动处方1　足跟保健操

（1）下肢屈伸　仰卧位，下肢膝踝关节做屈和伸的动作，曲和伸都要做到最大限度，并维持一会儿。

（2）足踝转动　体位同上，两足踝部做顺时针方向和逆时针方向转动，各做20次。

（3）足内翻　盘坐位，用力将足向内侧翻转，维持一会，两脚交替各做10次。

（4）钩足趾　体位同上，将足趾向下钩紧，足心拱起，维持一会，然后放松，两脚交替各做10次。

（5）起踵　立正站，然后用两足尖抵地，足跟提起，要求逐渐提高，重复20次。

（6）足外缘走　使足内翻，用足外缘着地走路。此法可在原地来回走，至小腿肌肉酸胀为止。

刚开始做时，往往有肌肉酸胀疲劳感，坚持一周左右，反应会消失而渐见功效。

运动处方2　轻跺脚

跟痛症与足底跖膜炎关系最为密切。由于长时间站立、长途行走、体重增加或足力降低等情况，导致跖腱膜跟骨结节附着处，长时间受慢性牵拉而发生纤维组织炎症，最终在局部拉应力下形成骨刺，被包在跖腱膜的起点内，引起跖腱膜、趾短肌腱、拇展肌内侧张力增加，或引起滑囊炎，遂出现足跟痛。

中医认为"筋喜柔，不喜刚"，患者若能采用"轻轻跺脚"的自我按摩方法，能收到更多意想不到的效果。值得注意的是，跺脚的下压力应以患者自觉足跟及足底产生酸胀感为宜。随着症状好转，每次跺脚的下压力都会比上次稍重，直至足跟及足底的酸胀感消失或不明显了，即为痊愈。此法患者操作简便，无痛苦，而且效果更显著持久。

运动处方 3   磕碰走

磕碰行走有疏通经络、滑利关节、调整脏腑、疏通气血等功能，有利于足跟痛的康复。

（1）踢打腿肚子   主要是踢打腿肚子上的承筋、承山、落地等 3 个穴位，以防治老寒腿、腿肚子抽筋等病。练习时，用一条腿支撑地面，用另一条腿的脚面依次踢打以上 3 个穴位，然后换腿进行。边行走边练习，共做 50～60 次。

（2）踢打足跟部   主要是踢打复溜、太溪穴，以强健跟腱，防治眼病。步行间用一条腿支撑地面，用另一条腿的脚面踢打跟部，然后换腿进行，共做 50～60 次。

（3）嗑叩足趾   主要嗑叩脚趾第一趾节部分，对大脑、脑干、脑垂体、三叉神经、鼻等起到按摩健脑、安神、通鼻作用。步行间用一条腿支撑地面，另一条腿的足趾用力向后嗑叩一下（足五指的第一关节接近地面），然后换腿进行，共做 50～60 次。

（4）嗑撞足跟   主要是嗑撞水泉、仆参穴，以预防和治疗足跟痛、脚气病、腹中痛、小便不利、近视眼等病。练习时要倒行，一条腿支撑地面（身体后仰），另一条腿的足跟部（脚尖翘起）用力嗑撞地面 1 次，然后换腿进行，共做 50～60 次。

（5）双脚内侧碰撞   主要是对人体内甲状腺、胃、胰脏、结肠、小肠、膀胱等具有振动按摩作用。行进间一条腿支撑地面，用另一条腿的脚内侧用力碰撞支撑的腿脚内侧，然后换腿进行 1 次，共撞 50～60 次。

（6）振脚   主要振动全身经络、肌肉，以达到健脑、活化内脏、通筋活络、活血养气的作用。练习时，一条腿支撑地面，另一条腿的脚用力在支撑腿的脚侧跺一下，然后换腿进行，边行走边练习，共做 10～20 次。

运动处方 4   足跟走

中医学认为，人衰老的主要原因之一是肾气虚衰。走路时若能多用脚后跟，就能刺激肾经穴位，按摩足跟，不但除病延寿，还能治疗足跟痛。

（1）前进和倒走法　身体自然直立，头端正，下颏内收，目平视，上体稍前倾，臀部微翘，两脚成平夹角90度外展，两脚脚尖翘起，直膝，依次左右脚向前迈进，或依次左右脚向后倒走，两臂自由随之摆动。

（2）前进后退法　即进三退二，动作要求和要点与前相同，向前走三步后退二步，也可以左右走，或前后左右走。此法于室内、室外均可进行。

（3）下楼梯锻炼　身体自然直立，头端正，下颏内收，上体稍前倾，臀部微翘，两脚成平夹角90度外展，两脚脚尖翘起，直膝，精神集中，目视楼梯台阶，依次左右向下迈步。这样练习力度大，适于中年人，老人患者不宜练习此动作。

（4）脚跟走路与散步相结合锻炼法　脚跟走路与散步交替进行，更能调节情趣，提高锻炼效果。

运动处方5　踏石走

我们的祖先很早就发现脚步锻炼能够起到奇妙的保健作用，因此古人把护脚作为养生的一种重要方法。赤脚在鹅卵石上走就是一种很好的"护脚"方式。

踏石走，特别是有节奏地踩踏，可以使联系五脏六腑的穴位得到相应的刺激，从而达到经络畅通、血行通达，身体内环境高度和谐的效果。中医有"通则不痛，痛则不通"之说，坚持踏石可以舒展肢体，使肌肉富有弹性，体态变得优美。踏石还可以改善睡眠，增加食欲，身体变得轻便，保持血压正常。如果能坚持一段时间，锻炼者就会经常觉得有一股热流从脚底向上游走，并达到全身肢体各部，使全身感到舒畅。

踏石走对于男女老幼都是很适合的，一般可在早晨和晚上进行锻炼，每次20~30分钟。开始走时要慢，注意全脚着地，以利于脚底与卵石充分接触。在行走时大腿要比正常走抬得高一些，前脚踏稳之后，后脚再蹬石离地。随着锻炼水平的提高，可渐渐加快走步的速度和加大踏地的力度。长期锻炼以后，还可以在鹅卵石上进行跳跃等动作，效果会更加理想。

运动处方 6 弹着走

抬头挺胸，双臂随走步一前一后摆动。前臂摆动到胸前，后臂尽量向后摆动，迈出一只脚，脚掌与脚趾用力绷紧，加重前脚掌和脚趾蹬地的力量，落地时脚后跟先着地，然后脚掌、脚趾按顺序依次着地。在这只脚脚趾落地的瞬间，发力出另一只脚，感觉身体向上"弹"。

这种锻炼方法，强化了脚部肌肉的弹性和足部骨骼的质量，延缓了脚弓的退化，对足跟康复有一定帮助。

运动处方 7 提踵操

动作要领 双手扶椅，身体挺直站立，接着双足尖点地，抬起足跟保持，尽量让全身肌肉都能感到紧张感，保持一会儿慢慢还原，再抬起，大约做 10 分钟或做 100 次。如果能在前脚掌下垫一个 10 厘米左右的小平台，效果会更好。

提踵操对脚踝是一种综合锻炼，可有效提高脚踝能力，促进跟部的血液循环，对足跟也有很好的按摩作用，对老年人退行性脚部疾病有非常好的治疗和康复作用。

运动处方 8 伸展足弓

伸展足弓虽然只是一个简单的动作，但能有效缓解足底筋膜炎引起的疼痛。

足底筋膜是连接足后跟和足趾的软组织，损伤或使用过度时，会引起炎症、疼痛，令人行走困难。

动作要领 患者盘腿坐好，用手抓住一只脚的脚趾，把它朝脚腕的方向掰，以伸展足弓。通常掰 10 下为 1 组，每次重复 10 组，1 天至少要做 3 次锻炼。持续 3~6 个月，就能让 75% 的患者缓解疼痛，并完

全恢复活动能力，而且不需要进一步治疗。

运动处方9　缓解足跟痛三动作

足跟痛，主要表现为单侧或双侧足跟或足底酸胀，或针刺样疼痛，老年患者最为常见。常做以下3个动作可有效缓解足跟痛。

（1）足弓拉伸　平躺在床上，抬起并伸直腿，用1条毛巾把足前部裹起来，然后双手拉毛巾，拉伸大脚趾根部球状关节和脚踝，直到你的膝盖伸直，足部慢慢指向你的鼻子，这种方法可以有效地拉伸足跟腱膜。

（2）脚底蹬踏动作　平躺在床上，双脚伸直，模拟蹬自行车的动作，这个动作能增强跖腱膜的张力，加强其抗劳损能力，减轻局部炎症。

（3）脚趾夹物法　这个运动专门拉伸处于足底筋膜下的肌肉组织群，只要简单地把脚趾弯曲，做出宛如要夹住1支铅笔的姿势即可。

肥胖的老人要进行减肥，以减轻体重对足跟的压迫。足平的人可以在足底中央垫一软垫，软垫高度2~3厘米，并使内侧高外侧低，中央高前后侧逐渐变平，成斜坡状，以缓解脚痛。

运动处方10　穴位按摩

中医认为，足跟痛属于骨痹症范畴，主要与肾虚有关，可通过按摩内踝的大钟穴来缓解。

大钟穴为足少阴肾经络穴，位于内踝上后缘的凹陷处往下约1厘米处，此穴具有补益肾气、强腰壮骨的作用。经常按揉大钟穴，可激发肾气、调畅气血、滋养筋骨，有效缓解足跟痛。现代研究发现，刺激大钟穴能改善局部血液循环，提高感觉神经的疼痛阈值，从而达到止痛目的。用拇指指腹按揉，以感觉微痛为宜，每次10分钟，每日早晚各1次。

后 记

　　我们长期从事慢性病即老年病的防治工作，积累了大量治疗和预防老年病的经验。多年来，我们一直想把这些经验汇集成册，以期能为老年病患者提供有益的帮助。在各界朋友大力支持和广大老年病患者的强烈要求下，经过我们多年的奋斗和努力，《运动妙治老年病》一书终于同广大读者见面了。作为本书的编者，我们能为广大中老年朋友解除疾苦，贡献自己的微薄之力而感到无比高兴和自豪。

　　在本书的编写中，我们参考了《益寿文摘》、《老年文摘报》等医疗、保健书刊，借鉴和吸取了书刊中有关方面的新成果、新方法、新技术，为《运动妙治老年病》的付梓起到了重要作用。在此，我们谨向提供资料的作者，表示衷心的感谢！

　　由于编者的知识水平所限，虽然在编写中参考了不少专家、学者的意见，但是书中仍会有谬误或疏漏之处，敬请广大读者批评指正。

作者

2015 年 6 月